抑郁症的中医调护

主　编　孟宪军　郝重耀
副主编　陈文婕　杨发明

全国百佳图书出版单位
中国中医药出版社
·北　京·

图书在版编目（CIP）数据

抑郁症的中医调护 / 孟宪军，郝重耀主编．—北京：中国中医药出版社，2021.9

ISBN 978-7-5132-7134-9

Ⅰ．①抑⋯ Ⅱ．①孟⋯ ②郝⋯ Ⅲ．①抑郁症－中医治疗法 Ⅳ．① R277.794

中国版本图书馆 CIP 数据核字 (2021) 第 160885 号

中国中医药出版社出版

北京经济技术开发区科创十三街 31 号院二区 8 号楼

邮政编码 100176

传真 010-64405721

河北省武强县画业有限责任公司印刷

各地新华书店经销

开本 710×1000 1/16 印张 14 字数 231 千字

2021 年 9 月第 1 版 2021 年 9 月第 1 次印刷

书号 ISBN 978-7-5132-7134-9

定价 88.00 元

网址 www.cptcm.com

服务热线 010-64405720

购书热线 010-89535836

维权打假 010-64405753

微信服务号 zgzyycbs

微商城网址 https：//kdt.im/LIdUGr

官方微博 http：//e.weibo.com/cptcm

天猫旗舰店网址 https：//zgzyycbs.tmall.com

如有印装质量问题请与本社出版部联系（010-64405510）

《抑郁症的中医调护》

编委会

主　编　孟宪军（厦门大学）

　　　　　郝重耀（山西中医药大学）

副主编　陈文婕（厦门大学）

　　　　　杨发明（山西中医药大学）

编　委（按姓氏笔画排序）

　　　　　刘思宇（龙岩市中医院）

　　　　　李　鹏（厦门大学）

　　　　　杨郁鹏（山西中医药大学）

　　　　　陈依平（山西中医药大学）

　　　　　孟庆典（厦门大学马来西亚分校）

　　　　　赵季宇（山西中医药大学）

　　　　　黄文雅（厦门大学）

　　　　　程文静（厦门大学）

前言

抑郁症是一种常见的精神障碍性疾病，没有明确的生理病理现象或实验室检测指标，只能通过综合临床症状和抑郁量表给予诊断。抑郁症具有高患病率、高复发率和高致残率。据统计，我国抑郁症患者人数已超过总人口的2.1%，目前的抑郁症患者已超过3000万，且至少有9500万人曾经患过抑郁症。抑郁症是一种慢性疾病，会给患者、家庭及社会带来沉重的疾病负担和经济负担，人们也逐渐认识到该疾病对人类健康的影响。

抑郁症患者大多求治于精神病治疗医院，以西医治疗为主，较为单一，且疗效不明确，副作用大，易反复发作，而中医药方面对于治疗抑郁症存在相应的优势。本书主编从事中医临床和教学多年，在诊疗过程中深感抑郁症给患者及家庭带来的折磨和痛苦，并发现大多数人对抑郁症的认识并不全面，甚至存在误解，对患病具有无奈和害怕心理，故希望尽自己的绵薄之力帮助抑郁症患者、家庭摆脱抑郁症的困扰，通过携门下弟子共同编著了本书，用通俗易懂的语言让读者了解抑郁症，帮助患者一起战胜病魔，重拾面对生活的勇气与信心。

本书主要介绍抑郁症的发生发展、诊断、治疗、日常调护等方面。治疗方面，除了介绍临床上常用的抗抑郁西药疗法，还重点介绍了针灸、推拿、穴位敷贴等中医疗法，以及心理疗法、保健功法等其他疗法，给抑郁症患者和家人提供更多的治疗和调护方法选择。

孟宪军　郝重耀

2021年6月

内容提要

目前，抑郁症是影响人类生命健康的重要疾病。抑郁症除了给患者本人带来痛苦，也会影响到其家人、朋友，甚至社会。为帮助深受抑郁症迫害的相关人群摆脱抑郁症，本书对抑郁症进行了相对详细的介绍，本书共分为七章，从认识抑郁症、抑郁症的鉴别诊断、抑郁症的主要类别、抑郁症的西药疗法、抑郁症的中医调养、抑郁症的预防和护理以及患者日常生活建议与自我调节等不同方面介绍了抑郁症的相关知识，着重介绍了针灸、推拿、贴敷等中医特色疗法对抑郁症的治疗作用和心理疗法、食疗、气功对抑郁症的调养作用。

编者对抑郁症的认识、诊断、治疗部分进行了详细而相对专业的介绍，也用通俗易懂的语言对中医调养、预防与护理、日常生活建议与自我调节部分进行了大篇幅的介绍，书中还呈现了临床常用抗抑郁药的使用简表，通过彩图呈现了部分常用腧穴的简便取穴及相应的主治作用等。因此本书既可为从事抑郁症相关工作的专业人士提供参考，也能为抑郁症患者及广大群众提供了解抑郁症的渠道。

目录

第一章 认识抑郁症

第一节 抑郁症的概念与表现

抑郁症是一种常见的精神情绪障碍性疾病，以持续抑郁、自卑、无助和焦虑为特征，一些严重的病例可能会出现木僵状态或反复出现幻觉的状态，最终可能出现自杀行为，它具有较高的终生患病率，并具有较高的复发性。每个人都有可能患抑郁症，就像情绪患了感冒一样，可表现为单次或反复多次的抑郁情绪发作。

患者通常具有心境低落、兴趣和愉快感丧失、精力不济或疲劳感等典型症状。其他常见的症状有：①难以集中注意力；②自我评价降低；③自罪观念和无价值感（即使在轻度发作中也有）；④认为前途暗淡悲观；⑤自伤或自杀的观念或行为；⑥睡眠障碍；⑦食欲下降。病程持续至少两周。

1.心境低落 患者主要表现为显著而持久的情感低落，抑郁悲观。轻者闷闷不乐、无愉快感、兴趣减退，重者痛不欲生、悲观绝望、度日如年、生不如死。典型患者的抑郁心境有晨重夜轻的节律变化，在心境低落的基础上，患者会出现自我评价降低，产生无用感、无望感、无助感和无价值感，常伴有自责自罪，严重者出现罪恶妄想和疑病妄想，部分患者可出现幻觉。

2.思维迟缓 患者思维联想速度缓慢，反应迟钝，思路闭塞，自觉“脑子好像是生了锈的机器”“脑子像涂了一层糨糊一样”。临床上可见主动言语减少、语速明显减慢、声音低沉、对答困难等情况，严重者交流无法顺利进行。

3.意志活动减退 患者意志活动呈显著持久的抑制状态。临床表现行为缓慢，生活被动、疏懒，不想做事，不愿和周围人接触交往，常独坐一旁或整日卧床，闭门独居，疏远亲友，回避社交。严重时连基本的生理需要和个人卫生都不顾，蓬头垢面、不修边幅，甚至发展为不语、不动、不食，此称为抑郁性木僵，后仔细进行精神检查发现，患者流露痛苦抑郁情绪。伴有焦虑的患者，可有坐立不安、手指抓握、搓手顿足或踱来踱去等症状；严重的患者常伴有消极自杀的观念或行为。调查显示，我国每年有28.7万人死于自杀，其中63%有精神障碍，40%患有抑郁症。消极悲观的思想及自责自罪、缺乏自信心可让人萌发绝望的念头，认为“结束自己的生命是一种解脱”“自己活在世上是多余的人”，并会使自杀企图发展成自杀行为，这是抑郁症最危险的症状，应提高警惕。

4.认知功能损害 研究认为抑郁症患者存在认知功能损害，主要表现为不记得最近发生的事、难以集中注意力、说话断断续续、思维不灵活、眼手不协调、空间感不强等，而认知功能损害会影响患者的社会功能，甚至是疾病的预后。

5.躯体症状 主要有睡眠障碍、乏力、食欲减退、体重下降、便秘、身体任何部位的疼痛、性欲减退、阳痿、闭经等。躯体不适的主诉可涉及各脏器，如恶心、呕吐、心慌、胸闷、出汗等，在疾病前期阶段这些不适通常会加重。若存在睡眠障碍，其主要表现为早醒，一般比平时早醒2~3小时，醒后很难再入睡，这是抑郁发作的特征性症状。有的患者表现为入睡困难，睡眠过浅；少数患者表现为睡眠过多。有些患者出现体重减轻，但不一定是没有食欲，少数患者也会食欲增强，进而出现体重增加的情况。

第二节　抑郁症的不良影响

抑郁症是目前困扰人类的一大精神类疾病，严重影响人体健康。由于影响抑郁症发生、发展的因素和相关神经生理机制十分复杂，因此每位患者的临床症状表现出巨大的差异。除此之外，抑郁症还会对患者及其家庭带来许多不良影响，主要表现为以下三方面。

1.对生命安全的影响 抑郁症患者的自杀率、自残率都非常高，甚至已经成为世界上危害人类健康最大的疾病，这会造成严重的残疾和经济负担。目前抑郁症患者自杀的概率高达总人口的1/7左右，即大约有1/7的人最终会死于自杀，这是抑郁症产生的最大危害。

2.对于认知功能的损害 患者主要表现为记忆力下降、注意力下降，因此会造成工作能力下降。早醒甚至彻夜未眠是抑郁症特征性表现，也是患者出现认知功能损害的重要影响因素，长期的睡眠不足，再加上白天的工作、学习压力，身体一直处于向外耗散能量的状态，久而久之，记忆力会日渐下降，注意力越来越难集中，同时使工作、学习能力也会下降。

3.对于身体健康的影响 除了主症外，患者还可伴见许多躯体症状，比如心慌、手抖，甚至不明诱因出现身体上的各种不适、免疫力下降，甚至引起躯体疾病，包括高血压、甲状腺功能紊乱、哮喘、皮肤过敏等。

第三节 抑郁症的病因

抑郁症的发病机制十分复杂，涉及多种发病因素，包括性格和遗传因素、神经生化因素、心理社会因素等多个方面。

性格和遗传因素是导致抑郁发作的因素之一，研究发现抑郁型性格和悲观思维倾向都受包括生长环境在内的各种因素的影响。有家族史的患者患病率明显高于一般人群，且血缘关系越近，患病概率越高。近年来通过各种遗传研究证明，性格容易受遗传因素的影响，而且抑郁症的发病不仅与一个基因有关，与神经系统、血管系统、5-羟色胺、多巴胺等相关的基因均相关。

人的心理社会因素与抑郁症的发生、发展及预后有着极其密切的关联性。面对同样或者相似的应激事件，心态积极开朗的人往往不会表现出明显的精神情绪异常及波动，而心理承受力弱、内心悲观的人，更容易受到严重打击，罹患精神抑郁类疾病。这些心理因素包括性格软弱、性情内向、自我评价低、不善于社交、不积极主动以及对外界事物依赖性极强等。通常情况下，大多数人在面对逆境时没有表现出明显的抑郁情绪，而有些人会优先关注，并倾向于夸大负面情绪，太过于害怕损失和不良后果而产生的焦虑或者抑郁的情绪。

抑郁认知因素也是影响因素之一，有些患者倾向于优先关注悲伤的面孔，并且似乎很难脱离这些情绪。

社会或家庭的压力事件也是导致抑郁障碍疾病发生发展的关键因素。例如，若从小就经常处于父母争吵、父母离异、家庭关系不和睦、精神或身体上受虐待、同龄同伴欺压等环境下，长期的压力会让这些孩子在长大后更容易出现抑郁情绪。除此之外，父母的抑郁也会导致后代出现抑郁倾向，不仅因为遗传原因，更主要的是儿女在整个成长发育过程中长期处于压力之下。

在成人世界里，社会压力如职业经济压力、婚姻不和谐、来源于同事或上司的性骚扰等无法预测的压力事件的长期困扰也是造成抑郁症发病的关键社会因素。

第四节　抑郁症的评估与诊断

一、评定量表

评定量表是用来量化临床观察的一种测量工具，目前也是抑郁症临床评估的重要手段之一。评定量表可更加准确地评估和分析抑郁症的严重程度、治疗效果以及症状的变化等。抑郁症是一种以自觉心境低落为主的精神情绪障碍性疾病，将抑郁症的症状量化之后，可使其诊断更加客观化、可视化，从而也更加有助于疾病的诊断、治疗、预后。

评定量表按照评定人员的种类可分为自评量表和他评量表。后者的操作需由经过专门培训的研究人员实施，而前者可由患者自我评定，操作方便，有利于在抑郁症患者及其家人朋友群中推广应用。本书介绍的他评量表为汉密尔顿抑郁量表（Hamilton Depression Scale，HAMD 量表），自评量表为抑郁自评量表（Self-rating Depression Scale，SDS）和抑郁症状快速自评量表［Quick Inventory of Depressive Symptomatology（Self-report），QIDS－SR］。

（一）汉密尔顿抑郁量表

汉密尔顿抑郁量表（Hamilton Depression Scale，HAMD量表）由Hamilton于1960年编制，是临床上评定抑郁状态应用最为广泛的量表。HAMD量表总分能较好地反映疾病严重程度，该方法简便，有明确标准，且便于掌握，可用于抑郁症、躁郁症、神经症等多种疾病的抑郁症状的评定，尤其适用于抑郁症。

表1-1 汉密尔顿抑郁量表
（Hamilton Depression Scale，HAMD量表）

	项目	评分标准	无	轻度	中度	重度	极重度
1	抑郁情绪	0.未出现 1.只在问到时才诉述 2.在访谈中自发地描述 3.不用言语也可以从表情、姿势、声音或欲哭情绪中流露出这种情绪 4.患者的自发言语和非语言表现（表情、动作）几乎完全表现为这种情绪	0	1	2	3	4
2	有罪感	0.未出现 1.责备自己，感到自己已连累他人 2.认为自己犯了罪，或反复思考以往的过失和错误 3.认为疾病是对自己错误的惩罚，或有罪恶妄想情况 4.罪恶妄想伴有指责或威胁性幻想	0	1	2	3	4
3	自杀	0.未出现 1.觉得活着没有意义 2.希望自己已经死去，或常想与死亡有关的事 3.消极观念（自杀念头） 4.有严重自杀行为	0	1	2	3	4
4	入睡困难	初段失眠 0.入睡无困难 1.主诉入睡困难，上床半小时后仍不能入睡（要注意平时患者的入睡时间） 2.主诉每晚均有入睡困难	0	1	2	3	4
5	睡眠不深	中段失眠 0.未出现 1.睡眠浅、噩梦多 2.半夜（晚12点钟以前）曾醒来（不包括上厕所）	0	1	2	3	4
6	早醒	末段失眠 0.未出现 1.有早醒，比平时早醒1小时，但能重新入睡 2.早醒后无法重新入睡	0	1	2	3	4

续表

	项目	评分标准	无	轻度	中度	重度	极重度
7	工作和兴趣	0.未出现 1.提问时才诉说 2.自发地直接或间接表达对活动、工作或学习失去兴趣，如感到无精打采、犹豫不决，不能坚持或需强迫自己去工作或劳动 3.病室劳动或娱乐不满3小时 4.因疾病而停止工作，住院病者不参加任何活动或者没有他人帮助便不能完成病室日常事务	0	1	2	3	4
8	迟缓	迟缓指思维和言语缓慢，注意力难以集中或主动性减退 0.思维和语言正常 1.精神检查中发现轻度迟缓 2.精神检查中发现明显迟缓 3.精神检查进行困难 4.完全不能回答问题（木僵）	0	1	2	3	4
9	激越	0.未出现异常 1.检查时有些心神不定 2.明显心神不定或小动作多 3.不能静坐，检查中曾起立 4.搓手、咬手指、咬头发、咬嘴唇	0	1	2	3	4
10	精神性焦虑	0.无异常 1.问及时才诉说 2.自发地表达 3.表情和言谈流露出明显忧虑 4.明显惊恐	0	1	2	3	4
11	躯体性焦虑	指焦虑的生理症状，包括口干、腹胀、腹泻、打嗝、腹绞痛、心悸、头痛、过度换气和叹息，以及尿频和出汗等 0.未出现 1.轻度 2.中度，有肯定的上述症状 3.重度，上述症状严重，影响生活或需要处理 4.严重影响生活和活动	0	1	2	3	4
12	胃肠道症状	0.未出现 1.食欲减退，但不需他人鼓励便自行进食 2.进食需他人催促或请求和需要应用泻药或助消化药	0	1	2	3	4

续表

	项目	评分标准	无	轻度	中度	重度	极重度
13	全身症状	0.未出现 1.四肢、背部或颈部沉重感，背痛、头痛、肌肉疼痛、全身乏力或疲倦 2.症状明显	0	1	2	3	4
14	性症状	指性欲减退、月经紊乱等 0.无异常 1.轻度 2.重度 3.不能肯定，或该项对被评者不适合（不计入总分）	0	1	2	3	4
15	疑病	0.未出现 1.对身体过分关注 2.反复考虑健康问题 3.有疑病妄想，并常因疑病而去就诊 4.伴幻觉的疑病妄想	0	1	2	3	4
16	体重减轻	按A或B评定 A.按病史评定 0.不减轻 1.患者述可能有体重减轻 2.肯定体重减轻 B.按体重记录评定 0.一周内体重减轻0.5kg以内 1.一周内体重减轻超过0.5kg 2.一周内体重减轻超过1kg	0	1	2	3	4
17	自知力	0.知道自己有病，表现为忧郁 1.知道自己有病，但归咎伙食太差、环境问题、工作过忙、病毒感染或需要休息 2.完全否认有病	0	1	2	3	4
18	日夜变化	如果症状在早晨或傍晚加重，先指出是哪一种，然后按其变化程度评分，早上变化评早上，晚上变化评晚上 0.无变化 1.轻度变化 2.重度变化	0	1	2	3	4
19	人格解体或现实解体	非真实感或虚无感 0.未出现 1.问及时才主诉 2.自然叙述 3.有虚无妄想 4.伴幻觉的虚无妄想	0	1	2	3	4

续表

	项目	评分标准	无	轻度	中度	重度	极重度
20	偏执症状	0.未出现 1.有猜疑 2.有牵连观念 3.有关系妄想或被害妄想 4.伴有幻觉的关系妄想或被害妄想	0	1	2	3	4
21	强迫症状	强迫思维和强迫行为 0.未出现 1.问及时才诉述 2.自发叙述	0	1	2		
22	能力减退感	0.未出现 1.仅于提问时方引出主观体验 2.患者主动表示有能力减退感 3.需鼓励、指导和安慰才能完成病室日常事务或个人卫生 4.穿衣、梳洗、进食、铺床或个人卫生均需他人协助	0	1	2	3	4
23	绝望感	0.未出现 1.有时怀疑"情况是否会好转",但解释后能接受 2.持续感到"没有希望",但解释后能接受 3.对未来感到灰心、悲观和绝望,解释后不能排除 4.自动反复诉述"我的病不会好了"或诸如此类的情况	0	1	2	3	4
24	自卑感	0.未出现 1.仅在询问时诉述有自卑感(我不如他人) 2.自动诉述有自卑感(我不如他人) 3.患者主动诉述"我一无是处"或"低人一等",与评2分者只是程度上的差别 4.自卑感达妄想的程度,例如"我是废物"或类似情况	0	1	2	3	4
	总分						

1.注意事项

(1)适用于具有抑郁症状的成年患者。

(2)需由经过培训的两名评定者对患者进行HAMD量表联合检查评估。

(3)一般采用交谈与观察的方式,检查结束后,两名评定者分别独立评分。

(4)评定的时间为入组时或入组前1周和治疗后2~6周,可以比较治疗前后症状和病情的变化，以了解疾病的严重程度和治疗效果。

（5）HAMD量表中，第8、9及11项，依据对患者的观察进行评定；其余各项则根据患者自己的口头叙述评分；其中第1项评估者对患者的观察和患者的口头叙述需两者兼顾。另外，第7和22项尚需向患者家属或病房工作人员收集资料；而第16项最好是根据体重记录，也可依据患者主诉及其家属或病房工作人员所提供的资料评定。

（6）HAMD量表有17项、21项和24项等3种版本，21项版本少了第22~24项，17项版本少了第18~24项。临床上较为常用的为17项版本。

（7）完成一次评定时间为15~20分钟。这主要取决于患者的病情严重程度及其合作程度；若患者严重迟缓，则所需时间将更长。

2.测验计分　在计分上分总分和因子分。总分即所有项目得分的总和，当两个人同时评定时采用两者得分相加或算术平均数。在一般的心理咨询、治疗和药物研究中，往往用到一个人的评分。

依据各项目反应的症状特点，HAMD量表可分为7个因子，分别为：

（1）焦虑/躯体化，由精神性焦虑、躯体性焦虑、胃肠道症状、疑病、自知力和全身症状6项组成。

（2）体重，即体重减轻1项。

（3）认知障碍，包括自罪感、自杀、激越、人格或现实解体、偏执症状和强迫症状6项。

（4）日夜变化，即日夜变化1项。

（5）迟缓，由抑郁情绪、工作和兴趣、迟缓和性症状4项组成。

（6）睡眠障碍，由入睡困难、睡眠不深和早醒3项组成。

（7）绝望感，由能力减退感、绝望感和自卑感3项组成。

每个因子各项目得分的算术和即为因子分。

3.结果解释　总分能较好地反应病情的严重程度，即病情越轻，总分越低；病情越重，总分越高。通过总分在心理咨询或药物治疗前后的变化来衡量各种心理、药物干预的效果。在进行相关研究时，可把量表总分作为一项入组标准，以较为详细地了解研究对象症状的严重程度，用于不同研究结果之间的类比和重复。对于24项版本，总分超过（包括）35分可能为严重抑郁，超过（包括）20分可能为轻度或中度抑郁，小于（包括）8分为没有抑郁症状。在17项版本中则分别是24分、17分和7分。

因子分可以反映测试者的抑郁症状的特点，同时也可反映治疗前后症状的变化特点。

4.评分分析

（1）24项版本

	HAMD-24
正常	≤8
可能有抑郁症	9~19
肯定有抑郁症	20~34
严重抑郁症	≥35

（2）17项版本

	HAMD-17
正常	≤7
可能有抑郁症	8~16
肯定有抑郁症	17~23
严重抑郁症	≥24

（二）抑郁自评量表

抑郁自评量表（Self-rating Depression Scale，SDS）含有20个项目，分为4级评分的自评量表，其原型为W.K.Zung编制的抑郁量表（1965）。抑郁自评量表（SDS）是目前使用最广泛的抑郁症患者自我测量工具之一，尤其是在精神科和医学界。本量表的使用和计分简便易行，并可直观反映抑郁症患者的主观感受及其在治疗中的变化，主要适用于有抑郁症状的成年人，包括门诊和住院患者的初筛、情绪状况测定以及相关调查、科研等，但进一步使用需要有更多信度数据，特别是在测信度数据，并且目前还未证明SDS对少数有严重抑郁患者的测量效度，故尚不用于重度抑郁症的诊断。

表1-2 抑郁自评量表

（Self-rating Depression Scale，SDS）

题目		选项及得分	A	B	C	D
1	我觉得闷闷不乐，情绪低沉	A.很少 B.小部分时间 C.相当多时间 D.绝大部分时间	1	2	3	4

续表

题目		选项及得分	A	B	C	D
2	我觉得一天之中早晨最好	A.很少 B.小部分时间 C.相当多时间 D.绝大部分时间	4	3	2	1
3	我一阵阵哭出来或觉得想哭	A.很少 B.小部分时间 C.相当多时间 D.绝大部分时间	1	2	3	4
4	我晚上睡眠不好	A.很少 B.小部分时间 C.相当多时间 D.绝大部分时间	1	2	3	4
5	我吃得跟平常一样多	A.很少 B.小部分时间 C.相当多时间 D.绝大部分时间	4	3	2	1
6	我与异性密切接触时和以往一样感到愉快	A.很少 B.小部分时间 C.相当多时间 D.绝大部分时间	4	3	2	1
7	我发觉我的体重在下降	A.很少 B.小部分时间 C.相当多时间 D.绝大部分时间	1	2	3	4
8	我有便秘的苦恼	A.很少 B.小部分时间 C.相当多时间 D.绝大部分时间	1	2	3	4
9	我心跳比平时快	A.很少 B.小部分时间 C.相当多时间 D.绝大部分时间	1	2	3	4
10	我无缘无故地感到疲乏	A.很少 B.小部分时间 C.相当多时间 D.绝大部分时间	1	2	3	4

续表

	题目	选项及得分	A	B	C	D
11	我的头脑跟平常一样清楚	A.很少 B.小部分时间 C.相当多时间 D.绝大部分时间	4	3	2	1
12	我觉得经常做的事情并没有困难	A.很少 B.小部分时间 C.相当多时间 D.绝大部分时间	4	3	2	1
13	我觉得不安而平静不下来	A.很少 B.小部分时间 C.相当多时间 D.绝大部分时间	1	2	3	4
14	我对将来抱有希望	A.很少 B.小部分时间 C.相当多时间 D.绝大部分时间	4	3	2	1
15	我比平常容易生气激动	A.很少 B.小部分时间 C.相当多时间 D.绝大部分时间	1	2	3	4
16	我觉得做出决定是容易的	A.很少 B.小部分时间 C.相当多时间 D.绝大部分时间	4	3	2	1
17	我觉得自己是个有用的人，有人需要我	A.很少 B.小部分时间 C.相当多时间 D.绝大部分时间	4	3	2	1
18	我的生活过得很有意思	A.很少 B.小部分时间 C.相当多时间 D.绝大部分时间	4	3	2	1
19	我认为如果我死了别人会生活得好些	A.很少 B.小部分时间 C.相当多时间 D.绝大部分时间	1	2	3	4

续表

	题目	选项及得分	A	B	C	D
20	平常感兴趣的事我仍然照样感兴趣	A.很少 B.小部分时间 C.相当多时间 D.绝大部分时间	4	3	2	1
	总粗分					

1.注意事项

（1）患者在自我评定之前，应先了解量表的填写方法以及每个问题的含义，并且独立完成测评，因此本表对于有严重迟缓症状的抑郁患者的评定难度较大，同时文化程度较低或智力水平稍差的人使用效果不佳。

（2）关于抑郁症的分级，除参考量表分值外，主要还要根据临床症状，特别是主要症状的程度来划分，量表分值仅可作为一项参考指标而非绝对标准。

（3）在测评时，请患者根据个人近一周的实际感受做合适的选择。

2.测验计分　本量表包含10道反向计分题。正向计分题A、B、C、D按1、2、3、4计分；反向计分题按4、3、2、1计分。反向计分题号：2、5、6、11、12、14、16、17、18、20。指标为总分。将20个项目的各个得分相加，即得总粗分。标准分等于总粗分乘以1.25后的数值。抑郁严重度为总粗分除以80后得到的数值。

3.结果分析

（1）总粗分的正常上限为41分，分值越低状态越好。

（2）SDS标准分

	SDS标准分＝总粗分×1.25
有抑郁症状	≥50
轻度抑郁	53~62
中度抑郁	63~72
重度抑郁	≥73

（3）抑郁严重度

	抑郁严重度＝总粗分/80
无抑郁	＜0.5
轻微至轻度抑郁	0.5~0.59
中至重度抑郁	0.6~0.69
重度抑郁	≥0.7

（三）抑郁症状快速自评量表

抑郁症状快速自评量表［Quick Inventory of Depressive Symptomatology（Self-report），QIDS-SR］是于2003年编制，是一套设计严谨、内容简洁明了的抑郁症自评量表，测量者可通过此量表快速了解自身的抑郁程度。

表1-3　抑郁症状快速自评量表
［Quick Inventory of Depressive Symptomatology（Self-report），QIDS－SR 16］

请在下列每一题中，圈选最能描述您过去7天情况的选项。

项目		评分标准	选项得分			
1	入睡	0.我入睡从来不需要30分钟 1.我至少需要30分钟才能入睡，这种情况不到一半 2.我至少需要30分钟才能入睡，这种情况超过一半 3.我至少需要60分钟才能入睡，这种情况超过一半	0	1	2	3
2	夜间睡眠	0.我夜间几乎不会醒来 1.我每晚都睡得不安宁、睡得很浅，偶尔会短暂醒来 2.我晚上有时会醒来一次，但能够很快入睡 3.我几乎每个晚上都会醒来，要20分钟或更长时间才能入睡，至少一半的时间都是如此	0	1	2	3
3	醒来太早	0.大部分时候，我醒来的时间不会早于通常起床时间的30分钟 1.大约一半的情况，通常会在起床时间的30分钟之前醒来 2.一般我总会在通常起床时间1小时前醒来，但又会再次入睡 3.我常常在起床时间的1小时前醒来，再也不能入睡	0	1	2	3
4	睡眠过多	0.我每晚睡眠在7~8小时，白天不需要打盹 1.我在24小时内的睡眠不长于10小时，包括打盹 2.我在24小时内的睡眠不长于12小时，包括打盹 3.我在24小时内的睡眠比12小时还多，包括打盹	0	1	2	3
5	感到悲伤	0.我不感到悲伤 1.我大约有不到一半的时候感到悲伤 2.我大约有多于一半的时候感到悲伤 3.我几乎总是感到悲伤	0	1	2	3
		请选择第6题或7题作答（不可两题都答）				
6	食欲减退	0.我的食欲没有减少 1.我吃的比平时少了，有时候很少 2.我即使努力吃，进食量也比平常明显少了 3.我在24小时内几乎可以不吃，只有特别努力或有人劝说时才会吃一点	0	1	2	3

续表

项目		评分标准	选项得分			
7	食欲增加	0.我的食欲没有增加 1.我比通常吃得更多、更频繁 2.我的食欲比平常明显好，几乎总是吃得更多 3.无论是就餐时或者两餐之间，我都忍不住要吃很多	0	1	2	3
		请选择第8题或9题作答（不可两题都答）				
8	体重减轻（最近两周内）	0.我的体重没有减轻 1.我的体重好像减轻了 2.我大概减少了2斤或者更多 3.我大概减少了5斤或者更多	0	1	2	3
9	体重增加（最近两周内）	0.我的体重没有增加 1.我的体重有点增加 2.我增加了2斤或者更多 3.我增加了5斤或者更多	0	1	2	3
10	集中注意力/做决定	0.我集中注意力和做决定的能力和平常一样 1.我有时感到难以决定，注意力偶尔不集中 2.很多时候我都感到难以集中注意力，也难以做决定 3.我几乎不能阅读，做很小的决定都很难	0	1	2	3
11	自我评价	0.我觉得自己的想法和其他人一样是有价值的，值得尊重的 1.我比平常更容易责备自己 2.我几乎总觉得自己是麻烦制造者 3.我几乎总是想到自己的大大小小的缺点	0	1	2	3
12	想到死亡或自杀	0.我没有想到死亡或者自杀 1.我觉得生命空虚，有时会怀疑是否值得活着 2.我几乎每周都会有几分钟想到死亡或自杀 3.我一天中好几次都会深入地想到死亡或自杀，或者对自己做过具体的计划或曾经试图自杀	0	1	2	3
13	一般兴趣	0.我对他人和活动的兴趣没有什么变化 1.我注意到自己对他人和活动的兴趣减少了 2.我发现自己只对以前的一两项活动感兴趣了 3.我对以前喜欢的活动几乎没有任何兴趣	0	1	2	3
14	精力水平	0.我的精力通常没有什么变化 1.我比平时更容易疲劳 2.我要付出更多的努力来开始和完成通常的活动（如购物、学习、煮饭或上班） 3.我难以完成大多数日常活动，因为我没有这个精力	0	1	2	3

续表

项目		评分标准	选项得分			
15	感到迟缓	0.我的思考、说话和行动与平常一样 1.我觉得自己的思维变慢了，声音听起来也单调和沉闷 2.对许多提问我都需要思考好几秒才回答，我觉得自己的思维变慢了 3.如果不是特别努力，我对很多问题都反应不过来	0	1	2	3
16	坐立不安	0.我没有坐立不安 1.我经常烦躁不安、搓手或者在椅子上移动 2.我烦躁不安，总想四处动 3.我不能坐着，总要走来走去	0	1	2	3

1.注意事项

（1）量表只是起到一个参考数据作用，评估的是测量者一段时间内的状态，不能以此定性该测量者是否患了抑郁症。抑郁症的诊断需要结合临床访谈评估，以收集更多有效信息。

（2）测量者应根据最近一周的情况进行测评。

2.测验计分 该量表主要根据DSM－IV诊断条目来编制，有16项条目，只有9项计入评分，每项为0~3分的4级评分。计分原则如下。

序号	分数	计分原则
1		1~4关于睡眠条目中最高分
2		第5条目
3		6~9关于食欲和体重条目中最高分
4		第10条目
5		第11条目
6		第12条目
7		第13条目
8		第14条目
9		15~16关于精神运动条目中最高分
总分		范围0~27

3.结果分析

	QIDS－SR16
没有抑郁	≤5
轻度抑郁	6~10

续表

	QIDS－SR16
中度抑郁	11~15
重度抑郁	16~20
极重度抑郁	≥21

二、中医诊断

中医中没有可以完全概括现代抑郁症的病名，抑郁症在临床上可表现为传统中医学领域中“神志病”“郁证”“梅核气”“奔豚”“脏躁”“虚劳”等疾病的症状。

神志病指由神志活动异常、失常所导致的一类病证，包括魂、神、意、魄、志五脏神和怒、喜、思、忧、恐五脏情志异常、失常所致的病证。《素问·阴阳应象大论》曰：“人有五脏化五气，以生喜怒悲忧恐。”一旦患者出现神志异常症状，如悲郁善哭、精神恍惚等，则说明病机已由情郁的五脏气（情志）层面，深入发展到神郁的五脏神（神志）层面，进而导致神明失司，使道不通，神志不利，神机渐泯，出现严重的自杀冲动与行为。

中医学中的“郁”有广义、狭义之分。广义之郁源于《黄帝内经》（简称《内经》），发挥于朱丹溪《丹溪心法》中的气、血、痰、火、湿、食之郁，属广义之郁，又谓之因病而郁。狭义之郁有情志之郁和神志之郁之分，前者多由情怀不畅，所愿不得，情志怫郁，肝气郁结所致，以郁闷不乐、胸胁胀满、情绪躁扰、烦闷易怒为主症的情志异常类病变；后者多因情志久郁，神志渐损，神明失司，使道不通，神机渐泯，以郁郁悲悲、心常不乐、目光呆滞、自欲寻死为主症的神志异常类病变，又谓之因郁而病。

虽然中医古籍中对“抑郁症”病名没有明确的记载，但是传统中医的神志与脏腑、阴阳、气血相关理论均有以神志异常为主症的相关论述，其临床表现易混入癫、狂症状中，如《灵枢·癫狂》云：“狂始生，先自悲也，喜忘苦怒善恐者，得之忧饥。”“狂，目妄见，耳妄闻，善呼者。”《难经·五十九难》曰：“癫疾始发，意不乐，僵仆直视。”二书皆比较准确地描述了郁证患者所表现出来的兴趣缺乏、快感缺失、妄想幻听、抑郁性木僵等症状。《医学入门·癫狂》言：“癫者，异常也，平日能言，癫则沉默，平日不言，癫则呻吟，甚则僵仆直视，心常不乐。”《证治百问·癫狂》云：“癫呆不语……宛若无病，唯叹息愁闷，怏怏失志，恐怖畏惧。”名虽言癫，实则描述了郁证的典型表现。《丹溪心法·癫狂》曰：“癫者，神不守舍，狂言如有所见。”较为清晰地描述了郁证的妄想、幻觉、幻视等精神意识功能异常症状。

由以上论述可知，古人对郁证的认识经历了一个从广义到狭义、从混沌到精准、从形郁到情郁、从情郁到神郁的逐渐明晰完善的过程。历代医家对郁证的症状表现、疾病特点都有细致的观察和精确的描述，但由于时代的局限性，未能与癫狂、痴呆等疾病明确区分。综合各家的观点，本病的病机多责于窍闭神郁、脑神不主，五脏虚劳、心神失养，阳虚不展、温煦无权及情志过极、气机紊乱等病因，病位则以心、脑、肝、肾为主。现在中医临床实践表明，将抑郁症按辨证分型来治疗可取得较好疗效，以下是抑郁症的主要中医分型。

1.肝气郁结型 精神抑郁，情绪不稳定，悲观厌世，常常唉声叹气，情绪起伏时会有胸闷，胁肋疼痛，痛处不固定，腹胀，打嗝，胃纳不佳，苔薄腻，脉弦细。

2.气郁化火型 平时性格急躁易怒，胸部及两胁胀满，口干而苦，头痛目赤，耳鸣，胃内嘈杂，口中吞酸，大便秘结，舌红苔黄，脉弦数。

3.心脾两虚型 思虑过多，疑心较重，头晕，精神不济，底气不足，胆小怕事，失眠健忘，胃口差，面无光泽，大便稀溏，舌质淡，苔薄白，脉细。

4.心肾阴虚型 情绪不宁，心慌，健忘，失眠，多梦，心烦，手足心热，夜间盗汗，口咽干燥，舌红少津，脉细数。

5.痰气郁结型 精神抑郁，胸部满闷，胁肋胀痛，咽中如有异物梗塞，吞之不下，吐之不出，苔白腻，脉弦数。

6.气滞血瘀型 心中烦闷不舒，有自杀企图，情绪不宁，胸胁闷痛，痛有定处，入夜尤甚，妇女或有闭经，思维联想缓慢，运动迟缓，舌质暗，或有瘀斑，脉沉涩。

7.心神惑乱型 精神恍惚，情绪低落，兴趣索然，终日郁郁，唉声叹气，懒言少动，对生活失去信心；或心神不宁，多疑易惊，悲忧善哭，喜怒无常，或常打呵欠，或手舞足蹈，骂人喊叫等，存在多种症状，重则有自杀观念和行为；脑力体力均感下降，乏力腰酸。舌质淡，脉弦。男性多伴有阳痿，遗精；女性多有月经不调，性欲缺乏。

三、西医诊断

对疑为抑郁症的患者，除进行全面的体格检查及神经系统检查外，还要注意辅助检查及实验室检查。迄今为止，尚无针对抑郁障碍的特异性检查项目。因此，目前的实验室检查主要是为了排除器质及躯体疾病所致的抑郁症。有两种实验室检查具有一定的意义，即地塞米松抑制试验（dexamethasone suppression test，DST）和促甲状腺激素释放激素兴奋试验（thyrotropin-releasing hormone stimulation test，TRHST）。

地塞米松抑制试验（DST）是一种通过摄入一定量的地塞米松，观察身体中肾上腺皮质激素的水平变化，进一步评估下丘脑-垂体-肾上腺轴（hypothalamic-pituitary-adrenal axis，HPA axis）功能的测试方法。地塞米松是一种可以抑制垂体、下丘脑中促肾上腺皮质激素和促肾上腺皮质激素释放激素分泌的外源性类固醇，可以引起肾上腺皮质激素分泌减少，因此可以用此方法了解下丘脑-垂体-肾上腺轴功能是否高于正常水平。抑郁症的发病机制复杂，而HPA轴功能紊乱是抑郁症中公认的生化改变之一，在使用地塞米松后，正常人的肾上腺皮质激素分泌会明显减少，而抑郁症患者表现为肾上腺皮质激素分泌完全不受抑制或受到的抑制作用较小，故DST可用于抑郁症的检查与诊断。

促甲状腺激素释放激素兴奋试验（TRHST）可用于鉴别腺垂体（垂体前叶）功能减退系垂体性还是下丘脑性。先取血测定基础促甲状腺素（TSH），然后静脉注射500μg促甲状腺激素释放激素（TRH），于注药后15、30、45、60分钟抽血测定TSH水平。常人注药后血清中的TSH会提高10~29 mIU / mL，而抑郁症患者对TRH的反应较迟钝，上升低于7 mIU / mL，异常率可达25%~70%，且女性患者的异常率更高。因此常将DST与TRHST结合应用于抑郁症的检查与诊断。

抑郁症的诊断主要根据病史、临床症状、病程以及体格检查和实验室检查，典型病例诊断一般不困难。国际上通用的分类标准一般有国际疾病分类（international classification of diseases，ICD）第10次修订版（ICD-10）和精神疾病诊断与统计手册（diagnostic and statistical manual of mental disorders，DSM）第四版（DSMIV）两种。

国际疾病分类（ICD）是WHO制定的国际统一的疾病分类方法，是根据疾病的某些特征，按照规则将疾病分类，并用编码的方法来表示的系统。ICD-10是本系统的第10次修订版。精神疾病诊断与统计手册（DSM）是由美国精神医学学会出版的一本在美国与其他国家中最常用来诊断精神疾病的指导手册。DSMIV是DSM的第四版。目前我国主要采用ICD10中的抑郁症评定标准，是指首次发作的抑郁症和复发性抑郁症，不包括双相障碍中的抑郁状态。

1.国际标准　国际疾病分类（ICD）规定的抑郁发作一般标准有3条：

（1）抑郁发作须持续至少两周。

（2）在患者既往生活中，不存在足以符合轻躁狂或躁狂标准的轻躁狂或躁狂发作表现。

（3）需除外的最常见情况：由于使用精神活性物质或任何器质性精神障碍所致的发作。

2.症状　抑郁发作的症状分为两大类，可以粗略地将之分别称为核心症状和附加症状。

抑郁发作的核心症状有3条：

（1）抑郁心境，对个体来讲肯定异常，存在于一天中大多数时间里，且几乎每天如此，基本不受环境影响，持续至少两周。

（2）对平日感兴趣的活动丧失兴趣或愉快感。

（3）精力不足或过度疲劳。

抑郁发作的附加症状有7条：

（1）自信心丧失和自卑。

（2）无理由自责或过分和不适当的罪恶感。

（3）反复出现死或自杀想法，或存在任何一种自杀行为。

（4）主诉或有证据表明存在思维或注意能力降低的情况，例如犹豫不决或踌躇情绪。

（5）精神运动性活动改变，表现为激越或迟滞。

（6）任何类型的睡眠障碍。

（7）食欲改变（减少或增加），伴有相应的体重变化。

轻度抑郁发作：具有核心症状中的至少两条，核心与附加症状共计至少4条。

中度抑郁发作：具有核心症状中的至少两条，核心与附加症状共计至少6条。

国际疾病分类（ICD）中还列举了一系列所谓躯体综合征症状，在含义上与DSM－IV的伴忧郁或经典分类中的内源性抑郁症类似。这些症状包括以下几条。

（1）对平日感兴趣的活动丧失兴趣或失去乐趣。

（2）对正常时能产生情感反应的事件或活动缺乏反应。

（3）比通常早醒两小时以上。

（4）早晨抑郁加重。

（5）具有明显的精神运动性迟滞或激越的客观证据（他人的观察或报告），食欲明显丧失。

（6）体重减轻（上月体重的5%以上）。

（7）性欲明显丧失。

要符合躯体性综合征的条件，上述症状必须有其中的4条。

重度抑郁发作分为不伴精神病性症状和伴有精神病性症状两型。其抑郁表现需具有全部3条核心症状，核心与附加症状共计8条，伴有精神病性症状者需存在以下几条。

（1）妄想和幻觉。患者会出现妄想和幻觉，但不应有典型精神分裂症性的幻觉和妄想。典型的精神分裂症性的幻觉和妄想指的是完全不可能的想法或与文化不相适应的妄想，以及对患者进行跟踪性评论的幻听或第三人称的幻听。抑郁症患者常见的妄想内容为带有抑郁、自罪、虚无、自我援引及被害内容的妄想；伴有精神病性症状者又分为与心境相协调型和与心境不协调型两类。与心境相协调的精神病性症状包括罪恶妄想、无价值妄想、躯体疾病或大祸临头（灾难）妄想、嘲弄性或谴责性的听幻觉；与心境不协调的精神病性症状包括被害或自我援引妄想，没有情感色彩的幻听。

（2）抑郁性木僵。抑郁性木僵是指患者意志活动减退，对工作、生活失去兴趣，缺乏主动性，态度消极，不喜与人接触、说话，不食不动。抑郁性木僵往往是逐渐发生的，常在严重抑郁发作阶段出现。

第五节　抑郁症的研究现状

一、发病率

抑郁症是目前严重困扰人类的一大疾病，影响着全世界16%以上的人口，对个人、家庭、社会发展造成严重的影响。根据最新数据统计，全球抑郁症平均患病率在4.4%左右，有超过3.5亿人患抑郁症。抑郁症也是一种高风险致残的疾病，若保持此趋势，不考虑社会经济水平、国家信仰、文化及宗教等因素的影响，预测到2030年，抑郁症患者总数将超过所有心血管疾病患者的总和，成为致残的第一大诱因。

女性的发病率高于男性，其中女性的平均发病率为5.1%，高于男性的3.6%。并且发病率随着年龄的增长而增长，60~64岁女性为高危人群，发病率接近8%。

据世界卫生组织（WHO）公布的最新统计数据，在全球抑郁症患者中，有接近一半人数生活在东南亚地区和西太平洋地区，包括印度和中国，其中大部分是中国的抑郁症患者，中国已经成为全球抑郁症患者最多的国家。

中国抑郁症的患者群占比超过了中国总人口的2.1%，目前患者数超过3000万，在我国抑郁症的终身患病率超过6.9%，一个月患病率超过3.6%，据此数据估计，到目前为止，中国有至少9500万人在一生中的某个时间段患上抑郁症。其中，中国女性抑郁症患者占65%，除此之外，女性患者在通过身边亲友、病友社群、各种社交渠道上分享和主动寻求治疗的意愿也比男性患者高；35岁以上患者占据了总患者比例的67%，但低龄患者通过搜索引擎等渠道对抑郁症的了解意愿正在高速增加，存在患者低龄化的趋势和隐患。

从患者人群的地域分布看，不同地区的患者人数存在明显差异。据相关调查研究数据显示，除内蒙古、新疆等地无数据外，陕西、甘肃、福建等地区的重度抑郁症患者占比最高，江苏、上海等地重度抑郁症患者占比相对较少；四川地区抑郁症患者人群占比较高，而山东、江苏和黑龙江等地患有抑郁症状的人群占比相对较低，从另一个角度来看，这些数据也可说明低收入地区的抑郁症发病率高于其他地区。

根据一项从1997~2015年的关于中国大学生群体研究数据显示，中国学生群体的抑郁发病率为23.8%，WHO也曾提出超过1/4的中国大学生成人有过抑郁症状。

二、治疗方法

有对抑郁症患者追踪10年的研究发现，有75%~80%的患者多次复发，故抑郁症患者需要进行预防性治疗。若患者重复发作3次以上，应坚持长期治疗，甚至终身服药。多数学者认为，维持治疗药物的剂量应与治疗剂量相同，患者本人以及家属们应尤其注意本病的定期门诊随访。治疗方面以药物治疗、心理治疗和康复治疗为主，药物治疗的主要方法有抗抑郁药，常用的是盐酸舍曲林片、氟西汀、帕罗西汀、艾司西酞普兰等。心理治疗主要的方法有认知行为治疗、正念疗法、人本主义疗法等，这些方法主要是通过和心理治疗师建立比较良好的长期、稳定关系，让患者学会接纳自己，改变不良认知，最终走出抑郁症。

诸多古今文献和现代研究表明，中医对情志疾患具有良好的调节作用，且临床疗效优于西药，成为近年来国内外治疗抑郁症的常用手段之一。中医治疗抑郁症涉及多种机制，包括对神经内分泌、多种神经递质和不同信号转导通路之间的影响。中医疗法包括内服中药、中药贴敷、针灸、推拿、刮痧等，而无论何种方法，都能够有效地、几乎无副作用地改善抑郁症状，并且让机体整体达到良好状态，很大程度上弥补了西药治疗抑郁症容易产生不良副作用的缺陷。临床上也常用中西医疗法结合治疗抑郁症，疗效普遍高于单纯西药治疗，并可在一定程度上缓解西药带来的不良副作用，以提高治疗效果。但同时我们也要认识到中医抗抑郁机制研究中仍然存在着一些问题，比如：①评估指标不一致；②面对众多检测指标，如何选择与中医抗抑郁研究机制密切相关的指标需要更进一步探讨；③要将动物实验研究与临床疗效研究相协作。

三、预后

心理治疗和社会支持对预防本病复发有非常重要的作用，这些治疗和支持能在一定程度上减轻或解除患者过重的心理负担和压力，帮助患者解决生活和工作中的实际困难及问题，提高患者应对能力，并积极为其创造良好的环境，以防复发。运用针灸、推拿、中药贴敷、内服中药等中医治疗方法让患者预后良好，副作用极少。在疾病康复的过程中，患者除了求助医生外，自身的饮食营养、情绪调摄、家庭日常看护等方面也不容忽视，据相关文献和临床实践经验，在配合医生治疗的同时，拥有稳定心态、合理营养以及良好的家庭护理的患者会有更好的康复效果。

第二章　抑郁症的鉴别诊断

第一节　抑郁情绪与抑郁症

抑郁情绪是抑郁症的表现之一，在得到较好的调适之后可自行缓解，但若是不重视日常心情调摄、任由负面情绪影响，可进一步发展为抑郁症。

生活中，人们在遭遇精神压力、生活挫折、生老病死等重大变故时也会产生抑郁情绪，但并不等于患上了抑郁症。如正常人在季节变化时可能也会出现情绪波动的情况；在一个月中，特别是女性，随着月经周期变化，情绪也易波动起伏；在一日内，由于体内激素水平的波动，早、中、晚的情绪也会不同；处于更年期的男女也常表现为情绪不稳定，这些都可能是正常的生理现象导致的情绪变化，故不用紧张，这些情绪变化持续时间较短，或者随着环境或生理条件的改变，会慢慢消失。但是如果抑郁持续时间较长，超过两周，并且严重影响工作、学习、生活，就应高度怀疑抑郁症的可能，特别是伴有早醒或失眠、对任何事都提不起兴趣、思维缓慢迟钝、不喜外出喜独处等症状时，应及时就医诊治。

人们在遭遇感情失败、亲人亡故等负面生活事件时，出现悲伤、烦躁、郁闷等情绪也是人之常情，随着时间延长，上述的不良情绪会逐渐减轻甚至消失，且不会对工作、学习、生活造成严重影响。从抑郁情绪中缓解所需的时间是因人而异的，往往视个人的性格、社会适应能力、情绪调节能力、既往经验、家庭支持情况以及环境改变等多种因素而定，但通常不会超过6个月。如果在遭遇重大变故等负性事件后，抑郁情绪持续超过6个月，且日常工作、学习、生活受到严重影响，甚至不得已停止工作，应考虑抑郁症的可能。

第二节 中医鉴别诊断

抑郁症患者的临床表现差异较大，抑郁症的中医治疗可根据“郁证”“百合病”“脏躁”“梅核气”“奔豚气”“虚劳”等疾病来选择相应的理法方药。但临床上，抑郁症的诊断、调护、转归、预后等应与这些疾病进行鉴别，即这些疾病并不能完全与抑郁症相同。抑郁症的症状可轻可重，应在确诊的基础上，对应不同的中医病名并予以相应的中医治疗手段，再配合相应的饮食营养、日常起居、情绪调摄、家庭护理等，以达更好的康复效果。以下为与抑郁症相关的不同中医疾病的鉴别诊断。

1.郁证 患者常见心情抑郁，情绪不宁，胸胁胀满疼痛或表现易怒易哭，或咽中如有异物梗塞，吞之不下，咯之不出等特殊症状；患者大多有忧愁、焦虑、悲哀、恐惧、愤懑等情志所伤史。常反复发作，时轻时重，并且病情的反复常与上述情志因素密切相关；多发于青中年女性。无其他病证的症状及体征。

2.百合病 患者精神症状明显，自觉异样感受较多，但无客观体征可查，常出现精神恍惚，默默无语，欲行不能行，欲卧不能卧，如寒无寒，如热无热，食欲时好时差等莫可名状的自觉症状。

3.脏躁 患者病前有精神刺激史，突然出现表情忧郁、神志恍惚、悲伤欲哭、喜怒无常的临床表现，排除了器质性病变，即可诊断本病。

4.梅核气 古籍中“梅核气”的症状描述如“咽中如有炙脔”“咽喉不利”“咽喉中如有物噎塞”“咽中介介如梗状”等。归结起来，梅核气指主观感觉咽喉中似有异物梗阻，咯吐不出，吞咽不下，实际吞咽无阻的病证，因感觉如梅核塞于咽喉而得名。其中，情志变化是导致梅核气的主要原因。

5.不寐 即失眠、睡眠障碍。抑郁相关睡眠障碍是抑郁症临床常见的症状，由于情志因素可诱发不寐，借助对失眠及抑郁症两者病机的分析和讨论，有助于更好地认识和把握抑郁症的中医病理机制。睡眠障碍本就是一种抑郁症的临床表现，但是单纯的情志因素并不直接导致不寐，当出现以五脏为核心的身体功能失衡时，才易受外部不良刺激的影响，导致情志失衡而失眠。关于不寐的更多内容详见本章第三节。

6.奔豚气　《金匮要略》所述奔豚气与《难经》所述“肾积奔豚”不同，此为精神因素所引起的气病。故凡因精神情志因素引起的发作性气上冲和由于气上冲而出现的精神不安，如烦闷、心悸、惊恐、眩晕、呕吐、呃逆、腹胀痛、肠鸣、脐下跳动等表现，均可按奔豚气辨证治疗。患者多疑善虑，有精神刺激因素存在，而后出现发作性的冲逆症状，发作后一如常人。

7.虚劳　又称虚损、劳损，是由多种原因导致的，可表现为身体消瘦、活动减少、食欲不佳、全身疼痛不适等脏腑功能衰退、气血阴阳不足、五脏虚弱的临床症状，是多种慢性虚弱性疾病的总称。在抑郁症的发展过程中出现的各种虚损症状，可在其他疗法辅助的基础上结合虚劳的治疗方法进行治疗。

第三节　西医鉴别诊断

一、抑郁症与失眠症

（一）失眠症概述

抑郁症是指以显著而持久的情绪低落、活动能力减退、思维与认知功能迟缓为主要临床特征的一类心理障碍，其发病率、自杀率高，危害性大，对家庭和社会造成严重损失。抑郁症的临床表现复杂多样，既有精神障碍，又有躯体功能障碍。一般来说，主要的核心症状包括：抑郁心情晨重夜轻，兴趣丧失，精力减退或丧失，自我评价低，精神运动迟滞，出现自杀观念和行为，睡眠障碍，食欲缺乏，性欲减退等。

失眠症是指尽管有充足的睡眠机会和合适的睡眠环境，但对于睡眠时间和/或质量并不满足，并且影响到日间社会功能的一种主观体验。其主要表现是入睡困难、睡眠维持困难和易醒，睡眠时间及睡眠深度的不足。患者轻则入睡困难、时睡时醒或醒后不能再睡，重则整夜不能入眠。

失眠在中医上称“不寐”，《内经》中又称为“不得卧”或“目不瞑”，其认为是邪气客于脏腑，卫气行于阳，不能入阴所得。汉代张仲景的《伤寒论》

及《金匮要略》将不寐的病因分为“外感”和“内伤”两大类，正常情况下，卫气白日行于阳，行于外，夜晚则入于阴，入于内，故能使人白天精神，夜晚眠安。而邪气，无论“外感”“内伤”，客于脏腑，导致夜间卫气仍行于外，行于阳，不入阴，不入内，则使人白昼嗜睡或者精神不振，夜晚睡不着。

（二）诊断

诊断失眠症有4个标准：

1.想睡，却难以入睡。

2.每周失眠次数在3次以上，并持续1个月以上。

3.影响学习、工作和生活。

4.不存在造成失眠的其他因素。

失眠持续时间不足1个月者，为短期失眠，称为失眠；超过1个月者，为长期失眠，称为失眠症。短期失眠，为应激性失眠，是继发性的，多为心理或生理原因引起，如考试之前，旅行之中，环境改变，大喜、大悲、大怒的精神刺激，睡前饮浓茶或咖啡，妇女经期等，这些情况导致的均不必治疗。而长期失眠，即失眠症，多为原发性，应引起关注并及时治疗，同时，也应避免让失眠进一步发展成为失眠症。

失眠症的诊断，主要根据患者的主观症状，通过问诊获得，并结合客观检查而明确之。此外，必须弄清是真性失眠还是假性失眠，假性失眠的认识上的误区值得注意：一是每天睡眠时间少于6~7个小时即认为是失眠，而未意识到衡量正常的睡眠时间要以本人平时睡眠习惯作为认定标准；二是把睡眠时间在正常范围内的变动当作失眠，如老年人比年轻人睡眠少，外界因素和精神刺激引起的暂时失眠等；三是自我感觉上的误区，把睡眠质量很好之后仍产生的疲乏无力认为是失眠。患者对待失眠的错误态度和认识，是一些失眠患者后期失眠或失眠久治不愈的主要原因。

（三）鉴别

失眠症有生理性和病理性之分。生理性失眠常因睡眠节律紊乱或情绪因素影响所致；病理性失眠常见于老年人中枢神经系统疾病，如高血压、糖尿病、冠心病、帕金森病等全身性疾病，并且抑郁、焦虑、谵妄等精神性疾病及其他药物性因素也可产生影响。

抑郁症属于常见的精神疾病，失眠是抑郁症诊断标准中的重要一项。在临床上，心理量表评估的应用较为普遍，对失眠与抑郁的诊断有着重要的作用。抑郁量表的测评项目包含对患者失眠情况的评估，说明两者存在一定的相关性。研究人员通过匹兹堡睡眠质量指数量表（PSQI）与抑郁自评量表（SDS）对失眠患者伴抑郁的情况进行分析，发现抑郁可以伴失眠出现，失眠也可以引起抑郁的发生，抑郁症状又可加重失眠。约90%的抑郁症患者存在失眠的症状，有超过60%的失眠患者同时会伴有不同程度的精神障碍，如抑郁与焦虑。因此失眠与抑郁呈复杂的双向关系。

在众多导致失眠的原因中，精神因素所占的比例是很大的。长期的失眠可能是精神疾病的早期警告，在那些有至少1年失眠问题的患者中，发生抑郁的概率很高。长期处于失眠状态易造成注意力不集中，记忆力减退，判断力和日常工作能力下降，严重者合并焦虑、强迫、抑郁等。可以这么理解，睡眠就像往银行里存钱，日常活动就好比花钱，睡眠太少就会造成“睡眠债务”，就像在银行里透支一样，最终身体将要求这个债务一定要偿还。我们似乎不能适应睡眠的时间比需要的时间少，即使我们可能习惯了用减少睡眠来完成日常工作安排，但我们的判断力、反应能力以及其他能力仍会被削弱，甚至会造成更严重的情绪障碍，其中最主要的表现是抑郁。张仲景也提出了“虚劳虚烦不得眠”的观点，表明精神与情志因素对睡眠有重要影响。白日情志不遂，难以排解，则夜卧不安，反过来影响白昼的情志活动甚至生活与工作。

抑郁症患者多由于心境低落、忧思抑郁、心思不安、心神不守，每每到床上辗转难眠；而失眠症患者则因为欲睡不得睡，或眠浅，或多梦，总归是睡眠质量差，心神不得养，继而影响心情，郁郁不欢。由于失眠症和抑郁症的临床症状具有类似特点，患者自身较难判断。

为了让患者或者有此烦恼的人能够更清楚地了解两者的区别，多从以下几方面进行分辨。

1.发生时间 失眠症、抑郁症虽然都会让人心情低落，郁郁寡欢，但两者发生的时间不同。抑郁症患者常见有晨重暮轻的发病规律，早晨起床，想到新的一天会遇到各种烦恼，心情难免低落，而在下午往往会感到轻松，头痛、头昏等自觉症状也在傍晚得到缓解，甚至在晚上达到一种兴奋的状态。从西医学角度来看，可能与中枢神经系统5-羟色胺昼夜分泌节律有关，早上最低，从早到晚逐渐升高；而从中医的角度来看，“郁证”“脏躁”“梅核气”“奔豚气”

等症状的描述与抑郁症的症状多有相似之处。郝万山老师认为抑郁症的病机是心胆阳虚、气虚，致脑神失养，肝气郁结，痰蒙神窍。郝老师尤对晨重夜轻之现象进行了深入的分析。《素问·生气通天论》说："阳气者，一日而主外，平旦阳气生，日中而阳气隆，日西而阳气已虚，气门乃闭。"这揭示了人体阳气与脏腑活动有昼夜盛衰的自然时间节律。对大多数人来说，清晨是人体阳气由潜闭内敛转为外发隆盛的时候，既要借助肝阳、肝气的疏泄，也要依赖少阳相火、少阴君火的温煦养护。而心与肝胆阳气虚衰者，得时当旺而不旺，当疏泄而不能疏泄，机体耗能却增加。因此，脑神失养，痰浊蒙蔽，精神抑郁，思维迟钝之症必然加重。至暮则耗能降低，气机内敛，心与肝胆的负担减轻，故其症或可缓解。

失眠症患者的初期心理变化规律与抑郁症正好相反，白天往往情绪、精神较好，能够进行正常工作，但到了晚上自觉症状常常加重；失眠日久更会严重影响情志，导致白天情绪、精神渐差，甚至对日常工作造成严重影响，也会使失眠的症状日益加重。反过来说，平时的精神紧张、心情抑郁、生气和愤怒又都会引起失眠，可谓恶性循环。

2.失眠表现 抑郁症患者出现的失眠症状具有显著的特点，可见总睡眠时间减少，快速动眼期提早到来，眠浅，凌晨起身，醒后就再难以入睡；也有的表现为多次从睡眠中醒来，感到一夜未眠，常伴失望与无助感，自尊心弱，注意力不集中，胃口变小，性欲低等；也可见总睡眠时间增加，白天睡眠过多，常感觉忧愁，有不正常的昏睡，醒后仍感疲惫不堪，甚至有自杀倾向和/或行为等表现。

失眠症的主要表现为：①入睡困难：从上床开始睡觉到入睡时间超过30分钟；②早醒：睡眠觉醒次数太多或时间太久；③眠浅：睡眠深度不足；④早醒：醒后无法再入睡，睡眠醒来时比平时早60分钟以上；⑤频频从噩梦中惊醒，自感整夜都在做噩梦；⑥睡眠结构失调：快动眼睡眠／慢动眼睡眠小于3和／或比例失调；⑦睡眠时间过短；⑧睡过之后精力没有恢复。失眠日久，进而影响到情志，可伴有如在睡觉前会出现明显的焦虑情绪，甚至抑郁。

3.心理问题 抑郁症患者会毫无原因地对以往感兴趣的事物和活动丧失兴趣，心中充满孤单、悲哀、无助和绝望。随着抑郁症状的发展，患者常会无端向家人发脾气或产生悲观、自责等情绪，甚至想到死亡，这些通常都是失眠症患者不会遇到的情况。失眠症患者可能会出现由于不能入睡而引起的焦虑情绪，担心是否能入睡，总为是否吃药犹豫，认为尽量不吃药，但不能入睡时又产生更加强烈的抑郁情绪。

正是由于抑郁与失眠的“相互依存”，所以在治疗时也需要综合考虑。比如在失眠患者的诊断和治疗过程中，医生就会关注患者的情绪状态，一旦发现有抑郁问题，就需要对此进行治疗。当抑郁症治愈后，失眠的症状自然会随之改善。

在临床上，许多患者初期是以失眠为主诉去就诊，羞于将自己有抑郁情绪的病情告诉医生，此时医生应结合患者的总体症状及体征进行相应的检查、诊断及治疗，以防抓小放大，延误病情；大多数抑郁症患者羞于面对自己患病的事实而选择隐瞒，这对于患者甚至是患者家属来说是极不利的，疾病既然已经发生，就应该试着去面对，并接受相应的治疗，只有这样，才能干预病情，让身心早日恢复健康；作为抑郁症患者的家属，应尽量做到理解患者，在日常生活中给予患者适当的帮助，并协助患者早日接受治疗。

二、抑郁症与焦虑症

（一）焦虑症概述

焦虑症是一种常见的精神障碍性疾病，患者主要表现出焦虑情绪，临床上可分为慢性及急性两种，慢性焦虑症又称为广泛性焦虑，有明显的自主神经功能紊乱症状、肌肉紧张、不安等；急性焦虑症表现为突然发作的惊恐症状，伴有濒死感或失控感，故也称为惊恐障碍。

（二）鉴别

抑郁症和焦虑症常共同出现，有33%~95%的抑郁症患者同时合并焦虑症状。但它们是不同的临床综合征，抑郁症以“情绪低落”为核心，焦虑症以“害怕、恐惧、担忧、着急”为特点，这两种精神障碍常共存几种症状，如躯体不适，注意力难以集中，易激惹，睡眠紊乱，心、肺和胃肠等方面不适和疲劳等。且经研究表明，三环类抗抑郁药、单胺氧化酶抑制剂及部分5-羟色胺再摄取抑制剂（如帕罗西汀）对二者均有效。说明二者在发病机制、症状表现等方面确实具有很多相同之处。

然而二者又必须进行鉴别，不能混淆。焦虑症的焦虑症状较为突出，当有潜在抑郁症时鉴别诊断较为复杂；焦虑症患者的情感表达以焦虑、脆弱为主，有明显的自主神经功能失调及运动性不安表现，患者的自制力良好，症状波动性大，求治心切，病前往往有明显引起高级神经活动过度紧张的精神因素。

抑郁症常出现头晕、头痛、无力和失眠等躯体化主诉或者躯体化焦虑的临床现象，易误诊；但是抑郁症以心境低落为主要临床表现，患者自我感觉不佳，觉得痛苦、厌倦、疲劳，躯体化症状较重的患者也可伴有疑病症状，需要根据症状的主次及其出现的先后顺序来进行鉴别。

焦虑和抑郁的鉴别可从以下两个方面入手：

1.起病年龄 焦虑症中的惊恐障碍首发年龄为18~35岁，平均27岁，一般不超过35岁，抑郁症首发年龄无任何限制。

2.症状 抑郁症患者心境低落，厌烦与人接触，但不害怕突然发生的人际接触；惊恐障碍患者常在无特殊的恐惧性处境时突然感到一种无缘由的惊恐体验，怕社交，怕去公共场所；抑郁症患者有明显悲观厌世情绪，严重的有自杀观念，而焦虑症患者多以过度关心健康、恐惧疾病和死亡为主。抑郁症患者对家属、朋友冷淡，兴趣降低或消失，而焦虑症患者保持正常。

由于抑郁症的自杀率高、危害性较大，因此临床诊断有一个抑郁症优先的原则，即当患者既有抑郁症状又有焦虑症状时，如若抑郁症状足够诊断抑郁症，不论其焦虑症状有多重，是否符合焦虑症诊断，均应先诊断为抑郁症。只有当抑郁症状不足以诊断抑郁症时，可观察其是否符合焦虑症的诊断标准。遵循这项原则一方面可以避免抑郁症的漏诊，另一方面可以及早对抑郁症进行治疗，防止自杀、自伤等后果发生。

三、抑郁症与强迫症

（一）强迫症概述

强迫症是以强迫思维和强迫行为为主要临床表现的一种神经症，以有意识的自我强迫与有意识的自我反强迫同时存在为特征。多发病于青春期，1/3的患者症状出现于10~15岁，75%的患者起病于30岁前，平均发病年龄在20岁左右。男性的发病高峰年龄在青春期，而女性在20~24岁，男女患病率相当，常在无明显诱因下缓慢起病。强迫症的症状包括：强迫观念，强迫情绪，强迫意向，强迫行为。其中，强迫观念包括强迫怀疑、强迫回忆、强迫性穷思竭虑等；强迫情绪指的是一种不必要的担心；强迫意向指的是患者感到有一种冲动要去做某种违背自己心愿的事；强迫行为包括强迫检查、强迫洗涤、强迫计数、强迫性仪式动作等。多数患者有多种强迫观念和强迫动作，强迫行为是对强迫观念的典型反应。

大多数患者认为强迫性观念和行为是没有必要或异常的，是违反自己意愿的，强迫与反强迫的强烈冲突使患者感到焦虑和痛苦，但无法摆脱，病程迁延患者可表现出仪式行为，此时焦虑和精神痛苦情况减轻，但社会功能严重受损。

强迫症的特点如下：①患者体验到某种思想或内心在驱使自己，它们是患者主观活动的产物，但其身体有受强迫的体验；②患者主观上感到必须对强迫意识加以抵抗，内心存在强烈的心理冲突，这种反强迫与自我强迫是同时出现的；③患者有症状自知力，即患者感到这是不正常的，甚至是病态的，至少患者希望能消除强迫症。

强迫症的诊断标准：①强迫意识必须是患者自己的思维或冲动；②至少有一种观念或动作被患者徒劳地加以抵制；③实施动作的想法本身应该是令人不愉快的（单纯的紧张或焦虑、并非自身意愿的愉快）；④观念、心理表象或行为的冲动必须是一种一再出现的令人不快的情绪；⑤以上表现影响到患者的社会功能；⑥患者的强迫症状至少持续3个月；⑦排除其他精神障碍（如精神分裂症、抑郁症或恐惧症等）或器质性疾病，特别是基底核病变继发的强迫症状。

强迫症的亚型包括：①以强迫思维或穷思竭虑情绪为主：可表现为观念、心理表象的偏执或行为的冲动，涉及的内容总是令患者痛苦。该项与抑郁情绪关系密切，仅当不存在抑郁表现或继续存在穷思竭虑情绪时，才可考虑诊断为强迫症。②以强迫动作（强迫仪式）为主：大多数强迫行为涉及清洗动作（特别是洗手）、反复检查等，以保持有序和清洁。该项与抑郁情绪关系不密切，行为治疗更易于改善。③混合性强迫思维和动作：如果强迫观念及强迫行为表现突出程度等同，应诊断为此亚型。

（二）鉴别

临床上抑郁症与强迫症的关系密切，两者的分辨可从以下几方面进行。

1.主要症状群　许多抑郁症患者伴有强迫症状，但是以心境低落、思绪难解等抑郁症状为主，伴有睡眠紊乱、体重降低、性欲下降、晨重晚轻等症状，甚者会出现自伤、自杀观念和/或行为。

强迫症患者也可能会体验到严重的广泛性焦虑，反复发作的惊恐体验，无力回避的感觉以及严重的抑郁情绪等，而这些情绪症状会与强迫症的症状同时发生，它们之间相互影响、加重、重叠，使患者痛苦不堪。比如有的强迫症患者脑子里反复出现“死”这个字，只要站在稍微高一点的地方，就难以控制地反复联想自己从高处坠落的情景；也有不少强迫症患者因为病情，整天唉声叹气、愁眉苦脸，情绪比较低落。

2.强迫观念与抑郁性沉思 两者的区别在于思维内容以及对思维抵制程度的不同。强迫症患者不是真正地从内心深处想自杀轻生，更不会付诸行动，只是无法控制自己的思维和观念。强迫症的情绪低落是由病情引起的，如果没有强迫行为出现，也就不会感到那么忧郁和痛苦，行动和思维也不会变得迟钝，人际交往一般都不会出现太大的障碍。

抑郁性沉思与强迫观念不同，抑郁性沉思的内容是悲观的，最后陷入沉思，而且抑郁性沉思的人不太会努力压抑这些悲观的想法，而强迫观念者会努力压抑这些想法。但需要区分的是，患有抑郁症的患者经常认为治疗是无效的，这种观点会影响患者对治疗进展的正性评价，影响患者的积极性，此与强迫症无关，但在治疗中也需要得到干预治疗。

四、抑郁症与精神分裂症

（一）精神分裂症概述

精神分裂症是一种临床常见的精神障碍性疾病，主要表现为精神、情绪以及行为障碍。该病的发生一般从25岁之前开始，可终生得病，社会各阶层人群均有患病可能。精神分裂症包括认知症状、情感症状和攻击性症状等，一般将其临床症状分为急性和慢性两个阶段：急性阶段以情绪躁动、妄想、言语或行为混乱、紧张行为为主，又称阳性症状；慢性阶段以思维贫乏、情感淡漠、意志缺乏和孤独内向、缄默不语、木僵、快感不足等为主，又称阴性症状。这种区分是相对的，患者可能两种症状都有。

（二）鉴别

精神分裂症患者出现抑郁症状有3种情况：①伴发抑郁症状。抑郁症状作为精神分裂症症状一部分，精神分裂症起病后6个月内有一半的患者可能出现抑郁症状，但是随着时间的推移，精神分裂症特征性症状日益明显，抑郁情绪日渐消失或不明显，此时较容易将两者区分开。②继发抑郁症状，即分裂症后抑郁。随着精神分裂症患者自知力逐渐恢复以及病耻感的存在，外加面对外界压力时出现的自卑、失落情绪，会感到前途暗淡无光，出现抑郁，并且抑郁的累计患病率可达80%，有些患者甚至出现自杀的严重后果，需要引起临床重视，及早干预。③药源性抑郁。一些抗精神病药物如属于丁酰苯类药物的氟哌啶醇，属于吩噻嗪类药物的氯丙嗪等均可引起抑郁，还有部分苯二氮䓬类药物若长期服用也可引起抑郁。

精神分裂症与抑郁症主要鉴别要点如下所示。

1.情绪表达的不同：痛苦与淡漠　抑郁症与精神分裂症的情感表达方式是不同的。抑郁症患者给人的第一印象为患者自觉痛苦、愁眉苦脸、忧心忡忡。当了解、检查病情后，会明显让医生感觉患者的痛苦程度与症状不符，认为患者具有夸张和情绪渲染色彩，这会使医生按照“精神异常”进行判定。这种特殊的痛苦状态是抑郁症心境低落、自卑等基本症状的体现。精神分裂症患者则表现为严重的情感障碍，就诊时多表现为茫然、淡漠、木僵，无论医生怎样发问，患者要么不回答，要么答非所问。除此之外，有些精神分裂症患者表现为情感高涨或情感倒错情况，但一般没有为病所急、为病所痛的情感表现。

2.患者思维的区分：意念和妄想　在思维内容方面，抑郁症患者的主要临床表现为具有消极悲观的意念，如困难、挫折、失败、自责、自罪、自杀等不良念头。重症抑郁症患者的消极悲观意念可达到近似于妄想的程度，但与精神分裂症的妄想症状有所区别，主要表现在以下两方面：一是抑郁症患者的意念并非凭空而来，而是与所处环境及事件有关，如青年的学习压力、交往障碍等；中年的家庭、事业问题；老年的多病、孤寂等。二是抑郁症患者有自知力，承认自己脑海中的消极悲观意念是主观片面、不真实、不可取的，但是自然而生，无法摆脱。精神分裂症患者的妄想症状多种多样，或接近现实，或荒谬离奇，共同特征是无事实根据的，与患者所受的教育水平相去甚远；并且有些精神分裂症患者可把妄想内容描述得生动逼真，并坚信自己的描述正确，他人无法说服。

3.就医过程的不同：主动与被动　主动求医是抑郁症区别于精神分裂症的一个标志。抑郁症患者主动求医的方式与其他躯体病患有所不同，他们由于不清楚自身疾病，抑或有意无意地回避心理问题，所以不会选择就诊心理（精神）专科，多是选择了大内科、中医科等，就诊过程中也会频繁转科。在医生面前，虽然他们常语少，吞吞吐吐，表达困难，但他们却想说全讲透，一吐为快，可又怕词不达意，被误解，因此不少患者沉默寡言，被误认为是不主动合作，其实是等待医生为他们开启心扉。还有些患者把事先想好的内容写在纸上，以书面的形式向医生诉说，这也是抑郁症患者主动求医的一种特殊方式。精神分裂症患者求医是被动的，因为他们对自身的疾病状态缺乏正确的认知，甚至否认患病，大多数患者并非主动求医，不愿配合医生检查。

4.治疗效果的不同：有效与无效 抗抑郁药与抗精神病药是两类作用不同的精神类药，当给患者使用其中某种药物后，可通过观察药物对两种疾病的疗效对比来判断是否诊断有误。抑郁症患者使用抗精神病药物治疗是无效的，或有较大副作用，甚至加重病情。而抗抑郁药对抑郁症更具针对性，疗效显而易见，且副作用相对较小。精神分裂症患者服用抗精神病药物可有效缓解症状，而抗抑郁药对本病无明显疗效。

5.同一症状在两种疾病中的表现不同 少语：精神分裂症患者由于思维贫乏会出现少语的表现，而抑郁症患者也会存在欲说不能的情况，其因为思维迟缓所致。笑容较少：精神分裂症患者的笑容减少是由于感情迟钝甚至淡漠所致，而抑郁症患者通常因负性情感增强，情绪低落所致。少动：精神分裂症患者的少动表现是因为意志行为缺乏、社会性缺乏、性格内向导致，而抑郁症患者是由于意向活动缓慢、减少，缺乏精力才导致其活动减少。木僵状态：是指在没有意识障碍的情况下出现的言语、动作和行为的抑制。精神分裂症紧张型与抑郁症中均有木僵状态的表现，前者精神活动与环境不协调，常伴有违拗、被动性服从、蜡样屈曲、紧张性兴奋的表现，后者常呈现昼重夜轻的表现。

大致来说，抑郁症患者清楚自己存在情绪上的问题，内心非常痛苦，但是思维和意识都很清晰，但精神分裂症患者不清楚自己患有疾病，分辨不出痛苦，意识和思维不太清晰。然而此为多数情况下的相对比较，不论是抑郁症还是精神分裂症，患者都不能以单纯的症状表现来进行自我诊断，需要到医院综合检查以便确诊。

抑郁症和精神分裂症是两种不同的精神障碍，患者不会同时患上这两种疾病。精神分裂症可能合并抑郁情绪，抑郁症也可能有精神病性症状，但并不等于患者既有精神分裂症又有抑郁症，既符合精神分裂症的症状标准又符合情感性精神障碍的症状标准，分裂症状和情感症状同时存在又同样突出的是分裂情感性精神病。分裂情感性精神病和精神分裂症都是精神病性障碍。精神病性障碍与情感性精神障碍不同。精神分裂症、分裂情感性精神病和抑郁症是不同的疾病。

那么抑郁症反复发作，长期没有治愈，是否会转化为精神分裂症呢?

从医学角度上说，此种情况可能会存在，任何人都可能会患上抑郁症或者精神分裂症，两者的发生没有特定的时间先后顺序，可共病，也可单独出现，因此临床上医生和患者都应对两者进行区别，并进行相应治疗。

五、抑郁症与双相障碍

（一）双相障碍概述

双相障碍属于心境障碍的一种类型，发作时包含躁狂发作及抑郁发作。双相障碍病因未明，生物、心理与社会环境诸多方面因素参与其发病过程。生物学因素主要涉及遗传、神经生化、神经内分泌、神经再生等方面；心理学方面与双相障碍关系密切的易患素质是环性人格；而应激性生活事件是重要的社会心理因素。以上这些因素并不是单独起作用的，目前强调遗传与环境或应激因素之间的交互作用以及这种交互作用的出现时点在双相障碍发生过程中具有重要的影响作用。

（二）鉴别

抑郁症的诊断的主要依据是临床表现及病程情况，而50%以上的双相情感障碍患者的首发症状为抑郁症状，研究人员发现从第一次出现心境症状到被确诊为双相障碍的时间平均约为10年，特别是轻躁狂发作，由于其发作时间相对短暂，程度相对轻微，患者和家属常不认为其为异常表现，结果造成很多患者被误诊。最常见的误诊是单相抑郁，通常仅给予抗抑郁药物治疗，造成情绪更加不稳定，使得治疗难度增大，疾病反复发作、迁延不愈，极其影响患者的生活质量和社会功能。

双相障碍被误诊为单相抑郁的常见原因包括：反复出现以抑郁发作为先发症状的假性单相抑郁；轻躁狂发作被误认为正常境遇性心境变化；转躁后诊断归属不明、躁狂或轻躁狂症状被共患精神障碍掩盖等。

双相障碍患者（尤其女性）多以重度抑郁发作方式发病，抑郁反复发作后才出现躁狂或轻躁狂发作症状，甚有少数患者数年后才展露双相本质。轻躁狂发作时，其特点是持续时间较短、症状程度较轻、对社会功能影响较小，有时难以与正常心境的境遇性变化明确分开；患者对这种异常心境的自觉认识程度也很低，家属也难以引起重视，故而在提供病史时易于被忽略，使本质上属双相Ⅱ型的患者，因轻躁狂发作的漏诊而误诊为单相抑郁。DSMIV规定使用抗抑郁剂所致的转相应该诊断为药物所致精神障碍，此广受诟病。2013年推出DSM V后，重新评估了抗抑郁药物及电休克治疗后出现的躁狂发作或者轻躁狂发作的地位，并将他们从单相患者中区分出来，将其诊断为双相障碍患者，从而使这一局面得以改善。

相关研究表明50%的双相障碍患者合并对酒或药物等方面的依赖，47.7%的双相障碍患者合并至少一种人格障碍，主要类型包括：边缘型、强迫型、冲动型、妄想型、表演型人格，同时合并各种焦虑障碍者也十分常见。上述情况均容易掩盖或混淆轻躁狂症状，使得双相障碍被漏诊。

另外，双相抑郁可能的预测指标有：①早年（25岁以前）发病；②女性；③抑郁频繁发作；④双相障碍家族史；⑤情感旺盛气质或循环气质；⑥不典型发作、伴精神病性症状或季节性发作；⑦共病物质滥用或边缘型人格障碍。当抑郁发作的患者符合上述情况，应慎重诊断。

总之，双相情感性障碍是指患者既有躁狂或轻躁狂发作，又有抑郁发作的一类心境障碍。躁狂发作时，表现为情绪高涨、思维奔逸、活动增多；抑郁发作时则出现情绪低落、思维迟缓、活动减少等症状。两者常交替发生，中间有正常间隔期（至少两个月），但也可见在同一病期中两者混合发作。双相情感障碍的抑郁发作相与抑郁症症状表现是无法鉴别的，只有病史可以鉴别，患者家属应多关注患者的情感变化，医生也应仔细询问患者，以确定既往是否曾有躁狂或轻躁狂发作的病史。

六、抑郁症与创伤后应激障碍

（一）创伤后应激障碍概述

创伤后应激障碍（posttraumatic stress disorder，PTSD）是一种严重的心理障碍。PTSD常在一个人暴露于一个或多个创伤性事件后产生，如重大的刺激、性侵犯、恐怖事件等。其主要症状包括不安，躲闪，对事件的回避或记忆麻木，警觉性增高等。当患者创伤性事件发生后症状表现持续1个月以上时方可诊断为PTSD。

（二）鉴别

抑郁症和创伤后应激障碍有一定的相关性，两者具有相似的人格特点，还具有部分相似的临床症状，并且通常会共病。抑郁症患者很容易罹患创伤后应激障碍，而创伤后应激障碍患者也会随着病情发展出现抑郁症状，但两者发病机制不同，危险因素也不同，创伤后应激障碍强调的是异乎寻常的、强烈的精神刺激。

目前，在对这两种疾病的研究中，发现两者的脑功能和结构的改变具有一定的相似性。创伤后应激障碍与抑郁症的鉴别要点在于以下几点。

1.前者常发生在严重的、灾难性的、对生命有威胁的创伤性事件后，如强奸、被虐待等，情感改变以焦虑、痛苦、易激惹为主，情绪波动性大，无晨重夜轻的节律改变，多怨天尤人，而很少责备自己。抑郁症患者有兴趣下降、与他人疏远隔离、感到前途渺茫等表现，也有悲伤的体验、回忆等表现。但重度抑郁障碍患者不会出现与创伤性事件相关联的闯入性回忆与梦境，也不会回避某种特定主题或场景。诱发抑郁障碍患者产生抑郁心境的因素涉及消极的兴趣爱好、对个人前途的担忧等方面。此外患者也常感到自卑，甚至出现自残、自杀念头。患者除了抑郁症状，还伴有睡眠障碍、性欲低下等生物学症状，有晨重夜轻的节律改变。

相关研究也表明应激反应的负反馈机制在二者的发病过程中起了关键作用。同时表明，二者虽具有部分相似的症状和性格特点，但其发生机制却各有不同，脑区变化也有特异性标志。

2.创伤后应激障碍患者的精神症状与心理因素关系紧密，临床症状充分反映心因内容，也易受外界影响。抑郁症患者多表现为情绪低落，郁郁寡欢，初期受外界影响较大，后期容易沉浸在自己的抑郁心境中，难以走出。

3.前者的精神活动迟钝不明显，后者思维与认知功能逐渐迟缓。

4.前者睡眠障碍多表现为入睡困难，常做与创伤有关的噩梦，后者以早醒为主要症状。

5.创伤后应激障碍患者常会重新体验到创伤事件，反复出现闯入性回忆，容易受到惊吓等，而抑郁症患者无此种体验。

第三章　抑郁症的主要类别

第一节　反应性抑郁症

一、概述

反应性抑郁症又称心因性抑郁症，是由强烈的精神刺激或持久的精神紧张等应激因素作用导致的。临床表现以突出的抑郁情绪为主要特征，同时也存在认知、行为和躯体调节功能等多方面的障碍，表现为记忆力下降、思维缓慢、行动迟缓、心慌、出汗等症状，这些症状表现容易被人理解，且与精神刺激因素有明显的关联，病程可长可短。

二、病因

对于有些人来说，生活中遭遇的不良事件，超过了他们的心理承受能力时就会出现心理障碍，因此通常认为未被解决的心理冲突是反应性抑郁症发病的基础。突发的生活事件如交通事故、离婚、丧偶、失业、自然灾害等可以使人患反应性抑郁症。慢性应激也可使人发病，在当今社会发展进程中，生活节奏加快，竞争激烈等均增加了人们的精神压力，慢性的紧张性生活使人长期处于精神紧张状态，并且发病后以焦虑性抑郁居多。因中年人遭遇的生活事件最多，他们既要负责家庭的经济来源，又要负责照顾老人和孩子，所以中年以上患此病者较多。

人们在经受同样的应激事件后，有的人没有明显的精神异常表现，有的人却患了反应性抑郁症，这是因为每个人的心理素质不同，对外界精神刺激的承受能力有很大差异，通常是性格内向、社交能力差、软弱、依赖性强的人容易发病。面对应激源，人的应对方式也与是否发病有关，具有易感素质的人往往认为应激事件超过了自己能力所能处理的范围，进而导致他们在认识和行为上普遍存在着非积极的应对策略，如否认、逃避、认识歪曲，其应对方式也往往带有情绪，常常怨天尤人、内心充满愤懑怨恨和谴责。另外，在面对冲突性生活事件时，是否发病还与不同的人格、社会的支持、本人的健康状况等多种因素有关，其中良好的社会支持，对缓冲心理压力，减少发病具有重要意义。

三、症状

反应性抑郁症主要表现为情绪低落、沮丧、烦闷、懊恼乃至愤恨，还伴有焦虑症状和紧张激越，即使刺激因素时过境迁或问题已得到解决，抑郁情绪也不能缓解。反应性抑郁症分为三种主要类型，第一类型是抑郁-癔症型，最多见，可以产生于癔症性激性发作之后，有抑郁样激烈情绪，如大声号叫、哭泣、抓自己的头发、打自己，有时有夸张的疑病倾向，他们少有自责，通常以责备周围的人来为自己辩护，并可过渡到癔症性木僵状态。第二类型是抑郁-妄想型，系逐渐发展产生被害妄想或关系妄想，还可有人格解体、非现实感。第三类型是抑郁-虚弱型，以虚弱和无力为主，也可发展为木僵状态，病程较持久。

四、鉴别

1.反应性抑郁症与悲伤情绪 正常人的悲伤情绪往往能在短时间的发泄后迅速恢复正常；而反应性抑郁症则不同，它是以现实的心理冲突为基础而发病的，患者本人内心无法克服这种冲突，导致对心理有持续性的影响，使抑郁情绪加重，持续时间延长，只有达到使其心理功能下降或社会功能受到损害的程度才能诊断为此病。

2.反应性抑郁症与抑郁性神经症 反应性抑郁是由现实冲突引起的，而抑郁性神经症是由过去的、持续不断的、自身的心理冲突引起的，且抑郁性神经症的病程长。

3.反应性抑郁症与内源性抑郁症 内源性抑郁症发病无明显诱因，在严重的心境低落的同时还可出现活动减少，思维缓慢，存在自责、自罪等思维障碍等。患者的思维内容与环境无联系，其抑郁症状有朝重暮轻的特点，主要生物学症状包括失眠及早醒，食欲及性欲减退，体重在短期内明显减轻；反应性抑郁症缺乏内源性抑郁症的典型症状，它是在明显的社会心理因素作用下起病的，其临床症状可充分反映心因内容，与现实刺激联系密切，其情绪波动性大，易受环境的影响，患者表现愁眉苦脸，悲伤欲绝，反复倾诉内心的痛苦，对所遭受的不幸少有自怨自艾，反而怨恨及谴责他人，失眠多以入睡困难为主，无早醒表现。

第二节　青少年抑郁症

一、概述

青少年抑郁症是一种发生在青少年身上的心理病证，多由个人性格因素及较重的学业压力引起。青少年抑郁现象应广泛引起家长的重视，精神科专家提醒，若青少年抑郁症没有得到有效控制，后果不堪设想。

二、病因

青少年抑郁情绪的出现，一般都有一些心理或精神的促发因素，如青少年的父母死亡或离异、父母对子女采取排斥或漠不关心的态度；早年曾有严重的不幸经历，青春期后又碰到精神创伤，失恋、身患疾病、人际关系不协调、学习成绩不良或其他负性生活事件等均易诱发抑郁情绪。

性格内向，不爱交际，不喜欢出头露面，孤僻，多疑，常常注意事物消极面或遭受意外挫折的青少年，容易陷入抑郁状态。另外，急性抑郁发作的青少年，病前个性多倔强、违拗，或有被动攻击的特点。慢性抑郁的青少年病前多表现出无能、被动、好纠缠、依赖和孤独的特点。

家族遗传性因素对青少年抑郁症的发生起着重要作用。约50%抑郁青少年的父母，两人中至少有一人曾患抑郁症。对双生子的研究中也发现，同卵双生子的共同患病率达70%以上，而异卵双生子的共同患病率仅为19%。

三、症状

青少年是抑郁症的发病对象，多因个人性格因素和/或学习压力太大引起。青少年的发病率很高，其症状多种多样，表现复杂。

1. 似病非病　患者一般年龄较小，不会表述情感问题，只说身体上的某些不适。如有的孩子经常用手支着头，说头痛头昏；有的用手捂着胸，说呼吸困难；有的说嗓子里好像有东西，影响吞咽。他们的“病”似乎很重，呈慢性化，或反复发作，但做了诸多医学检查，又没发现器质性的问题，吃了许多药，“病”仍无好转迹象。

2. 坦途无悦　面对达到的目标、实现的理想、一帆风顺的坦途，患者并无喜悦之情，反而感到忧伤和痛苦。如考上名牌大学却愁眉苦脸、心事重重，想打退堂鼓，在大学学习期间，经常无故往家跑，想休学退学。

3. 反抗父母　患者在童年时对父母的管教言听计从，到了青春期或走上社会后，不但不跟父母沟通交流，反而处处与父母闹对立。一般表现为不整理自己房间，乱扔衣物，洗脸慢，梳头慢，吃饭慢，不完成作业等。较严重者表现为逃学，夜不归宿，离家出走，跟父母翻过去的旧账（童年所受的粗暴教育，父母离异再婚对自己的影响等），要与父母一刀两断等。

4. 自杀行为　重症患者利用各种方式自杀。对自杀未果者，如果只抢救了生命，未对其进行抗抑郁治疗（包括心理治疗），患者仍会自杀。因为这类自杀是有心理病理因素和生物化学因素的，患者并非心甘情愿想结束生命，而是被疾病所左右，身不由己。

5. 不良暗示　主要表现在两个方面：一是潜意识层的，会导致生理障碍。如患者一到学校门口、教室里，就感觉头晕、恶心、腹痛、肢体无力等，当离开这个特定环境，一切又恢复正常。另一种是意识层的，患者控制不住自己往负面猜测，如患者自认为考试成绩不理想；自己不会与人交往；自认为某些做法是错误，甚至是罪过，给别人造成了麻烦；自己的病可能是“精神病”等。

第三节　产褥期抑郁症

一、概述

产褥期抑郁症，又称为“产后抑郁症”，是指产妇在分娩后出现抑郁、悲伤、沮丧、哭泣、易激怒、烦躁，甚至有自杀或杀婴倾向，以此系列症状为特征的心理障碍，是产褥期精神综合征中最常见的一种类型。本病多于产后两周发病，于产后4~6周症状明显，病因不明，可能与遗传、心理、分娩及社会因素有关。

二、病因

引起产褥期抑郁症的病因比较复杂，主要与产后神经内分泌的变化和社会心理因素有关。

1.生物学因素　妊娠后期体内激素水平会发生较大变化，进而影响了大脑的活动，其中雌激素、黄体酮显著增高，皮质类固醇、甲状腺素等激素不同程度增加，分娩后这些激素突然迅速下降，黄体酮和雌激素水平下降，导致脑内和体内分泌的儿茶酚胺减少，从而影响脑活动。

2.社会因素　家庭经济状况、夫妻感情不和、住房困难、婴儿性别及健康状况等都是重要的诱发因素。

3.心理因素　对母亲角色不适应、性格内向、保守固执的产妇好发此病。

三、症状

产褥期抑郁症包含产后1年内发病的所有抑郁症，但大多数发生在产后最初的3个月内。本病的主要症状为情绪低落、落泪和不明原因的悲伤，但易激惹、焦虑、害怕和恐慌等症状也很常见，同时还有缺乏动力和厌烦情绪等症状。产褥期抑郁症的自主神经系统症状包括食欲低下、体重减轻、早睡、疲倦、乏力、便秘等。在认知方面，本病可引起注意力不集中、健忘和缺乏信心，较严重的病例还可有自尊心降低、失望感和自觉无用感等。对这类患者，家人、朋友应注意其有无自杀倾向。

四、鉴别

产褥期抑郁症主要与产褥期精神病相鉴别。产褥期精神病是与产褥期有关的重要的精神和行为障碍，绝大多数发生在分娩后前两周，但在产后6周内均可患病。其临床特征为精神错乱、急性幻觉和妄想、抑郁和狂躁交叉的多形性病程及症状易变性。产褥期精神病以分娩后7天内发病者最多，主要发生于高龄初产妇、多子女、低社会经济阶层妇女。对具有上诉病因、诱因和症状的产妇，应注意就诊精神科，还应做全身检查及实验室检查，以排除与严重躯体及脑部疾病有关的精神障碍。明尼苏达多相个性调查表、抑郁自评量表、焦虑自评量表等均可辅助了解患者的情绪状态。

过去的研究认为，激素特别是雌激素和孕激素的失衡可能是本病的病因，但其确切的机制尚未阐明。目前认为产褥期抑郁症的高危因素包括抑郁症病史（特别是产后抑郁情绪）、个性脆弱、缺乏社会支持、不良婚姻关系、家庭纠纷、意外生活事件、围生期母婴并发症和贫穷等。妊娠期存在抑郁症状者发生本病的可能性很高，表现为易激惹、恐怖、焦虑、沮丧和对自身及婴儿健康过度担忧等，常失去生活自理及照料婴儿的能力，有时还会陷入错乱或嗜睡状态。

第四节 围绝经期抑郁症

一、概述

围绝经期抑郁症，或称为“更年期抑郁症”，是发生在女性围绝经期间的一种以精神障碍为主的妇科疾病，是妇科的一种常见病、多发病，多发生在45~55岁适逢经断前后的妇女，且其发病率有呈逐年增高的趋势。约有40%的女性会在这一时期出现不同程度的抑郁情绪或症状，明显高于其他年龄组。由于女性由性成熟期逐渐进入围绝经期，卵子越来越少直至消耗殆尽，雌激素分泌递减，孕激素日益匮乏，卵巢功能渐进性衰退直至丧失，极易出现失眠多梦、情绪抑郁、烦躁易怒等症状，同时伴有潮热汗出、眼干耳鸣、口苦、头晕腰酸等更年期症状。

二、病因

为什么在围绝经期会患抑郁症？到底与哪些因素相关？知道了它发生的原因，消除对它的紧张和恐惧心理，才能以平和的心态度过这一时期！

首先卵巢具有分泌雌、孕激素的功能，在围绝经期，女性卵巢功能衰退，导致雌激素和孕激素降低，内分泌紊乱，导致免疫功能下降，精力逐渐减弱，故而出现烦躁、激动、焦虑、抑郁、潮热、出汗、心悸、失眠、头痛、关节疼痛等症状。其次，随着我国老龄化进程不断加快，社会、家庭压力越来越大，围绝经期妇女患抑郁症的比例也在不断上升。子女问题、婚姻质量、家庭收入、工作压力、慢性疾病等都能成为导致围绝经期妇女抑郁的重要因素。该病不仅影响围绝经期妇女的身心健康，更会显著降低其生活质量，因此对于已经进入围绝经期的妇女，应注意预防本病。

三、症状

围绝经期抑郁症包括围绝经期首次发作的抑郁症和既往有抑郁症病史者在围绝经期复发的抑郁症。围绝经期以性激素水平波动和一系列血管收缩症状、心理症状和身心症状为特征。围绝经期抑郁症除了典型的抑郁症状外（如缺乏愉悦感、做事提不起兴趣、记忆力下降、体倦乏力，或多疑、感到孤独、待人冷漠、挑剔寻衅、激动易怒等），还伴有围绝经期相关表现，如心烦、多梦、潮热汗出、眼干耳鸣、口苦、头晕腰酸等。从临床角度看，如果一个女性年龄适当（通常45岁以上）、月经周期改变且出现绝经的症状，可以认为其处在围绝经期。主要临床表现为：绝经后出现情绪低落、不愿与人交往、对生活中很多事情失去原有兴趣，伴见失眠、少动懒言、情绪易激动、自汗或盗汗、食欲下降、全身乏力，或可见肌肉、关节酸痛。临床可总结为以下8条：①持续两周情绪低落；②对日常活动无兴趣；③失眠或嗜睡；④自我评价过低，过分自责内疚；⑤无原因持续疲乏；⑥无法集中注意力；⑦有自杀念头；⑧各项体格检查及理化检查结果无明显异常。

第五节 老年性抑郁症

一、概述

老年性抑郁症是指老年人失去了某种其重视或追求的东西时所产生的情绪状态。老年性抑郁症是十分常见的抑郁症，在临床上，老年性抑郁症有两种情况，一种是在老年期阶段首次发病的抑郁症；另一种情况是在青壮年期就有过抑郁发作，到老年期，又再次复发的抑郁症。不管属于哪一种，老年性抑郁症都有着许多老年期的特点。相关研究表明，老年性抑郁症的患者在精神专科门诊以及各大综合医院的门诊、住院病房等地都十分多见，容易逐渐发展为21世纪流行疾病之一。

二、症状

1.躯体不适 以躯体不适为主要症状，主动要求治疗，对自己的身体疾病十分关注，但常否认有心情抑郁，有的老人承认情绪忧郁，却认为是因为身体素质差引起的痛苦，才使心情不好的。

2.过度关注 对身体疾病的关注超过了实际得病的严重程度，经常表现出明显的焦虑不安、过分的担心等。当医院进行各项检查的结果是阴性或者疾病程度不重时，会不相信检查的结果，要求反复、多次地重复检查，有的患者会埋怨医生检查不细致、不认真、不负责任等。

3.记忆减退 有的老人表现出的明显的记忆力下降情况，常会让患者产生紧张情绪，害怕发展为痴呆，为此极力要求就医诊治，对自己的情绪也有较大的影响。

4.兴趣减弱 有的老人表现出明显的对生活兴趣降低的情况，原来喜欢的事情、愿意参加的活动被逐渐放弃，什么都懒得干，甚至觉得生活变得枯燥乏味，生活没有意思，活着没有价值。

5.自卑自责 有的老人自信心会下降，认为自己是个失败者，对不起子女、亲人，对不起国家的培养等，或认为自己一无是处，甚至会自责，更严重的会认为自己有罪。

6.自伤自杀 在自认为无用、生活没有价值、自责、自罪的基础上，有的老人认为生活已了无希望，会产生自伤、自杀的念头，甚至会发生坚决的、有计划的、反复的自杀行为，作为患者的家人、朋友应高度注意并严加防范。

7.基础疾病 许多老年人的抑郁症与本来的各种身体疾病密切相关，有的会在此疾病基础上发病，如高血压、糖尿病、脑血管病等，如果此类疾病好转，心情也会好。

8.生活变故 有的老人发生抑郁症的起因与生活中的特殊变化有明显关系，如离婚、退休、迁居、子女的离家（上学、工作、结婚等）、亲朋好友以及配偶生病或去世等，都会成为造成抑郁症的心理因素。

三、诊断

要识别老年性抑郁症并不困难，只要发现老年人具有持续两周以上的抑郁、悲观、焦虑情绪，伴有下述9项症状中的任何4项以上者，都可能是老年性抑郁症。9项症状包括以下几方面。

1.对日常生活丧失兴趣无愉快感。

2.精力明显减退，无原因的持续疲乏感。

3.动作明显缓慢，焦虑不安，易发脾气。

4.自我评价过低、自责或有内疚感，严重感到自己犯下了不可饶恕的罪行。

5.思维迟缓或自觉思维能力明显下降。

6.反复出现自杀观念或行为。

7.失眠或睡眠过多。

8.食欲不振或体重减轻。

9.性欲明显减退。

第六节　继发性抑郁症

一、概述

在使用某种药物后或在患器质性脑病、严重的躯体疾病以及除情感性精神病之外的精神病基础上发生的抑郁症叫继发性抑郁症。随着医学模式的转变，心理医学受到重视，人们发现许多患有糖尿病、高血压等内科疾病的患者常诉有抑郁心境，其中内科门诊患者有抑郁征象者占12%~36%，住院患者约1/3有中等程度的抑郁症状，因此对于身患疾病的患者来说，除了关注自身疾病的同时，也应尽量学会疏导情绪，不让自己过度沉浸于抑郁情绪，以防继发性抑郁症的发生，若发现已经有抑郁症倾向，应及时治疗。

二、分类

1.药源性抑郁 在精神分裂症的治疗过程中常伴见抑郁症状，这是为什么呢？这有可能是由患者所服用的抗精神病药物引起的，或是由强效安定剂所导致的，一般来说停药或换药可改善患者的抑郁症状。

2.躯体疾病性抑郁 这种继发性抑郁症是各种躯体疾病伴发的抑郁症。如内分泌系统疾病、癌症、内脏器官疾病，以及流感、艾滋病、肝炎等疾病均可伴发抑郁。用躯体病史和检查资料可以鉴别。

（1）甲状腺功能减退继发抑郁 甲状腺功能减退的患者可有继发性抑郁症，患者往往行动迟缓、语流不畅、精力不足，原发病的症状与体征较为突出。

（2）癌症伴发抑郁 癌症患者伴发抑郁是常见的，至少有25%的住院癌症患者有抑郁症状，癌症患者具有复杂的心理因素，癌症一经确诊，对个体而言，突然的应激反应或面对灾难性生活事件，同时对疾病的绝望、疾病产生的疼痛、因长期住院带来的经济问题和家庭矛盾等因素，成为患者在患病后产生抑郁症状的重要原因。需要注意的是长期抑郁也是导致癌症的重要原因之一。

（3）流感伴发抑郁 流感患者在发热期或恢复期，可出现抑郁症状，患者有头痛、失眠、头晕、疲乏、嗜睡症状，同时伴有抑郁寡言、情感反应迟钝及精神运动性迟滞等症状。

3.脑器质性抑郁 脑动脉硬化、脑肿瘤、癫痫等脑器质性疾病均可能伴发较轻的抑郁症。

4.精神病后的抑郁 精神分裂症患者可患继发性抑郁症，如幻觉、妄想等。精神分裂症及其他精神病与抑郁症的鉴别详见第二章第三节。

第四章　抑郁症的西药疗法

第一节　抑郁症的治疗

一、抑郁症治疗原则

抑郁症治疗的目标是提高显效率和临床治愈率，最大限度减少病残率和自杀率，预防复发，最终达到提高生存质量，恢复社会功能的目的。目前抑郁症的治疗主要包括西药治疗、心理治疗、物理治疗、替代与补充治疗。受本身疾病严重程度、患者个体情况差异的影响，抑郁症的治疗较为复杂。一般认为，阈下抑郁及轻度抑郁建议采取非药物治疗，中重度抑郁推荐抗抑郁症药作为一线治疗选择，同时可考虑联合心理治疗、物理治疗及替代与补充治疗以达到最佳治疗效果。

抑郁症的治疗原则有以下几方面。

1.综合评估，个体化治疗。

2.患者开始治疗前知情同意。

3.尽可能单一用药，剂量逐步递增，达到最小有效量后足量足疗程治疗，抑郁症的治疗一般分三步，即急性治疗、持续治疗、维持治疗，应根据病程的不同特点采取相应的治疗方案。

4.治疗期间密切观察病情变化和不良反应并及时处理，尽可能采用量表形式定期评估。抑郁症为高复发性疾病（$>50\%$）。如有两次以上的复发，特别是近5年有两次发作者应维持治疗。如果患者出现3次或3次以上发作的情况，其维持治疗时间应该至少两年或两年以上，多次复发者主张长期维持治疗。

5.治疗效果不佳时应重新评估，可考虑换药、增药或联合治疗，但需要注意药物之间的相互作用。

6.可联合心理治疗、物理治疗及替代与补充治疗等。

7.积极治疗原发病与共发病。

二、药物治疗

药物治疗是抑郁症西医治疗中最重要的方法。目前有许多疗效好、副作用小的抗抑郁药物。这些药物能够使脑内的神经递质恢复到正常水平，从而有效缓解抑郁情绪。各种抗抑郁药物的疗效大体相当，又各有特点，药物选择主要取决于以下因素：①考虑抑郁症患者症状特点，如伴有明显激越的抑郁发作可优先选用有镇静作用的抗抑郁剂；②药理学特征，如镇静作用较强的药物对明显焦虑激越的患者可能较好；③既往用药史，如既往治疗药物有效且未出现禁忌证则继续遵医嘱使用；④药物间相互作用，注意有无药效学或药动学配伍禁忌；⑤患者躯体状况和耐受性；⑥治疗获益及药物价格。

抗抑郁药物起效具有延迟性，一般需要2~3周，在这段时间内，患者需坚持服药，使体内血药浓度达到一定的水平，等待药物起效，缓解症状。药物疗效因人而异，对病情有效的药物即是适合自己的药物。若持续服用6~8周的足够剂量药物无效，应考虑更换另一种药物。值得注意的是，氟西汀需停用5周以上才可换用单胺氧化酶的抑制剂（monoamine oxidase inhibitor，MAOI），其他选择性5羟色胺再摄取抑制剂（selective serotonin re-uptake inhibitor，SSRI）则需两周；MAOI停用两周后可换用SSRI。

抑郁症容易反复发作，因此在抑郁症状完全缓解后，需要继续服用至少6个月的抗抑郁药物以巩固疗效。停药应在医生的指导下缓慢进行，切勿自行停药，否则容易造成疾病反复。目前的抗抑郁药物都相对安全，副作用相对较小。疗效和副作用方面，疗效远远大于副作用，所以不需要过分担心药物副作用而完全反感使用抗抑郁药。若服药后出现不适，应及时咨询医生。

目前临床上常用的抗抑郁药物，可分为基于单胺类的抗抑郁药物、速效抗抑郁药物及其他的治疗方式等。上市的抗抑郁药物基本都是以单胺类神经递质为靶点，而这类抗抑郁药普遍存在着不良反应大、起效慢、疗效不显著等缺点。抗抑郁药的疗效和不良反应存在个体差异，这些差异在使用药物前很难预测。药物的选择主要取决于患者的躯体状况、疾病类型和药物不良反应方面，同时医生的个人经验也非常重要。

第二节　基于单胺类神经递质的药物

自从神经生理学发展以来，单胺类药物系统就是抗抑郁药物发展的主流。单胺类神经递质的信号网络从中脑核开始，传递至脑边缘、前额和海马区，与其他的神经递质通路构成了一个复杂的神经化学网络，协同作用于抑郁症的发生过程。大量的临床和研究表明抑郁症与大脑中的单胺类神经递质5-羟色胺（5-hydroxy tryptamine，5-HT），去甲肾上腺素（norepinephrine，NE）和多巴胺（dopamine，DA）缺陷有关。调节脑内突触的单胺类神经递质浓度即可在某种程度上缓解症状，甚至治愈抑郁症。目前，基于单胺类神经递质的药物作用机制不同，可分为三环类抗抑郁药物（tricyclic antidepressant，TCA）、单胺氧化酶的抑制剂（monoamine oxidase inhibitor，MAOI）、选择性5-羟色胺再摄取抑制剂（selective serotonin re-uptake inhibitor，SSRI）、选择性5-羟色胺和去甲肾上腺素再摄取抑制剂（selective serotonin and norepinephrine re-uptake inhibitor，SNRI）和其他共5类，下面将分别介绍其作用机制及临床应用。

1.第一代抗抑郁药物　第一代抗抑郁药物包括三环类抗抑郁药物（tricyclic antidepressant，TCA）和单胺氧化酶的抑制剂（monoamine oxidase inhibitor，MAOI），前者通过抑制5-HT和NE的再摄取，提高脑中5-HT和NE的含量以发挥作用，如丙咪嗪（米帕明）、氯丙咪嗪（氯米帕明）、去甲丙咪嗪（地昔帕明）、多塞平等；后者可抑制单胺氧化酶的活性，防止单胺类神经递质被降解，如苯乙肼、异卡波肼（闷可乐）、吗氯贝胺等。

由于这两类药物都存在着诸如抗胆碱能副作用（包括口干、消化不良、便秘、视物模糊等表现）、5-HT综合征（包括激越、焦虑、轻躁狂、意识模糊、昏睡、大汗等表现）等风险，已不再是临床的一线用药，但仍可用于其他药物治疗无效的重度抑郁症（major depressive disorder，MDD）。据相关文献报道，TCA对住院的MDD患者的治疗效果优于MAOI，MAOI对治疗门诊的轻度抑郁症患者更有效。此外有研究表明，在监护下，MAOI与食物相互作用的不良反应和风险远小于预计效果。因此在患者知情的情况下，医生可酌情使用这些药物进行治疗。

2.选择性5-羟色胺再摄取抑制剂（selective serotonin re-uptake inhibitor，SSRI） SSRI阻断突触前的5-HT转运蛋白（serotonin transporter，SERT），可瞬间升高突触的5-HT水平，是目前临床上应用最广泛的抗抑郁药物，包括氟西汀、帕罗西汀、舍曲林、氟伏沙明、西酞普兰和艾司西酞普兰。此类药物对NE和DA的影响很小。代表性药物帕罗西汀、氟伏沙明有轻度的胆碱能不良反应，但这些不良反应远比TCA和MAOI小。SSRI作为一线抗抑郁药物，也是女性在孕期最常用的抗抑郁药物，但若胎儿在围生期受SSRI影响，则在儿童时期易患上泛自闭障碍（泛自闭障碍指的是与自闭症相关联的、没有明显界线的一组症状）。抗抑郁药物在乳汁中也有少量分泌，故必须考虑对新生儿的风险，最好选择在服药期间暂停哺乳，若需要哺乳，则应选择对婴儿较安全的帕罗西汀和舍曲林。

3.选择性5-羟色胺和去甲肾上腺素再摄取抑制剂（selective serotonin and norepinephrine re-uptake inhibitor，SNRI） 除了抑制5-HT的再摄取之外，SNRI也能抑制对NE的再摄取。与SSRI相比，SNRI类药物更容易引起呕吐、失眠、口干等胆碱能不良反应，在某些情况下还会使血压升高。SNRI的代表性药物有文法拉辛、左旋文法拉辛、度洛西汀及左旋米纳普伦。左旋米纳普伦对抑郁症伴随脑功能减退，出现记忆力下降、难以集中注意力的症状，进而出现日常生活、工作等社会生活能力降低等表现患者的治疗效果强于其他药物。

4.基于单胺的新型抗抑郁药 此类抗抑郁药物也是通过影响单胺类神经递质发挥作用，但机制与SSRI和SNRI不同，故将其归为非典型的抗抑郁药物范畴。除了抑制5-HT转运蛋白（SERT）之外，这些药物还能调节5-HT受体的活性，或者通过抑制NE和DA的再摄取发挥作用。

（1）去甲肾上腺素能和5-羟色胺能特异性拮抗剂（noradrenergic antagonist-specific serotonin antagonist，NaSSA），代表药物是米氮平。与SSRI和SNRI相比，NaSSA能更好地提高脑内的神经递质水平，并且起效更快。米氮平易导致镇静效应，出现白天嗜睡和体重增加的不良反应，可单独用药也可与舍曲林联合用药，用于治疗老年性抑郁症。

（2）5-羟色胺拮抗剂和再摄取抑制剂（serotonin antagonist and re-uptake

inhibitor，SARI），代表药物是曲拉唑酮。与米氮平类似，曲拉唑酮也会导致镇静，它的抗焦虑和镇静作用可有效治疗伴随失眠和焦虑的抑郁症患者。另一代表药物奈法唑酮由于严重的肝脏毒性，已于2003年停止使用。

（3）去甲肾上腺素和多巴胺再摄取抑制剂（norepine-phrine-dopamine re-uptake inhibitor，NDRI），代表药物是安非他酮，它会引起患者的饮食紊乱，在临床上与纳曲酮联合用药，可针对肥胖问题。安非他酮过量会导致抑郁症患者的癫痫症状，目前主要是作为其他抗抑郁治疗的辅助用药，也作为戒烟的辅助用药。

（4）5-羟色胺部分激动剂-再摄取抑制剂（serotonin partial agonist re-uptake inhibitor，SPARI），代表药物是维拉佐酮，对抑郁症导致的性功能紊乱有一定缓解作用。理论上，维拉佐酮具有起效快、效果好、耐受性好的优点。维拉唑酮的不良反应是恶心、头痛、眩晕、口干和失眠。

（5）5-羟色胺调节/激动剂（serotonin modulator and stimulator，SMS），代表药物是沃替西汀。临床研究表明其治疗效果优于艾司西酞普兰、维拉唑酮、舍曲林、阿戈美拉汀等不同机制的药物。该药物在性功能、体重、镇静等方面的不良反应较小，并且沃替西汀调节的受体参与了谷氨酸的神经传递，可改善抑郁复发患者的认知障碍。

根据英国精神药理协会发布的2015版的《抗抑郁药治疗抑郁症指南》，患者对SSRI类药物有较高的耐受性，因此目前SSRI是治疗抑郁症的首选药物；当其他的抑郁症治疗方法失败时，可采用TCA和MAOI类药物治疗；若为了取得最优的治疗效果和较少的不良反应，则应考虑氯丙咪嗪、文拉法辛、艾司西酞普兰、舍曲林、阿米替林和米氮平。

第三节　速效抗抑郁药物

抑郁症被认为是由于压力破坏了情绪调节有关通路的结构和联系，需要可修复突触之间联系的抗抑郁药物来增加突触的可塑性，才能治愈抑郁症。单胺类的神经递质只具备神经通路的作用，不能促进突触的形成，并且需要在血液中达到一定的药物浓度才能显效，在治疗时间上存在延迟，而速效抗抑郁药物可以产生快速的和持续的抗抑郁效果，药物包括氯胺酮、雷帕替萘

（Rapastinel，GLYX-13）、东莨菪碱等。

速效抗抑郁药物主要有以下几种类型。

1. N-甲基-D-天冬氨酸（NMDA）受体的拮抗剂 这类药物的代表是氯胺酮，一方面可抑制中间神经元的N-甲基-D-天冬氨酸（NMDA）受体，提高啮齿类动物和人体中谷氨酸神经递质的含量；另一方面，氯胺酮激活了突触前的α-氨基-3-羟基-5-甲基-4-异噁唑丙酸（AMPA）受体，促进脑源性神经营养因子（brain derived neurotrophic factor，BDNF）的释放和Akt/ERK信号通路的信号传递。谷氨酸神经递质含量的升高及AMPA受体的激活可快速地激活哺乳动物西罗莫司靶蛋白复合物1（mammalian target of rapamycin complex 1，mTORC1）信号通路，以促进突触的生成，恢复突触连接损伤，巩固前额皮层的功能，解除对杏仁核的抑制。临床及实验表明，氯胺酮对慢性压力模型的啮齿类动物和抑郁症患者的症状均有缓解作用。

目前氯胺酮处于临床试验阶段，主要用于难治性抑郁症（treatment-resistant depression，TRD）的治疗。氯胺酮会使患者出现幻觉及行为分离，并有成瘾性，这些不足将在很大程度上限制其临床应用。

2. 选择性的含有NR2B亚基的NMDA受体拮抗剂 CP-101、606是非竞争性的NMDA受体的拮抗剂，可以快速恢复脑部的功能，并保护杏仁核、海马区和丘脑区域免受缺血带来的脑部损伤。目前该药物在临床试验阶段，主要用于治疗重度抑郁症。

3. NMDA受体甘氨酸位点的部分激动剂 雷帕替萘（Rapastinel，GLYX-13）是NMDA受体甘氨酸位点的部分激动剂，具有增强认知的效果。GLYX-13可直接刺激内侧前额叶皮层（medial prefrontal cortex，mPFC）的NMDA受体的NR2B亚基以产生抗抑郁效果，从而避免氯胺酮的不良反应。GLYX-13于2014年已获美国食品药品监督管理局（Food and Drug Administration，FDA）审批，用于治疗重度抑郁症和强迫症。

4. 乙酰胆碱-毒蕈碱受体拮抗剂 东莨菪碱是一种乙酰胆碱-毒蕈碱受体拮抗剂，与氯胺酮类似，其也能激活哺乳动物西罗莫司靶蛋白（mammalian target of rapamycin，mTOR）信号通路，增加突触的数量，巩固突触的功能，从而起到快速抗抑郁作用。5种不同亚型的毒蕈碱受体（M1~M5）中的M1和M2受体可能是东莨菪碱发挥抗抑郁作用的靶点。由于对M1受体有拮抗作用，东莨菪碱会导致认知缺陷，抑制突触前的5-HT3受体可以缓解这个不良反应。除了上述功能外，东莨菪碱还能调节中脑的DA神经元的活性。

（本章第二、三节的药物具体使用情况见附录 抗抑郁药物使用简表）

第四节　联合用药

在临床试验中，约40%的MDD患者对抗抑郁药物的单独治疗无反应，有将近五成的MDD患者药物治疗对他们并不能产生持续的效果，对于TRD患者，世界生物精神病协会联合会推荐了几种解决措施，其中包括联合使用两种不同机制的抗抑郁药物的方法，但一般不主张联用两种以上的抗抑郁药。

联合方案有以下几种。

1. MAOI与其他的抗抑郁药物联合使用可对20%的TRD患者产生治疗效果，但为了避免5HT综合征的发生，MAOI不能与SSRI、SNRI和氯丙咪嗪同用。

2. 将NaSSA类药物米氮平与SSRI类药物联合使用，抗抑郁效果是单独用药的两倍，且有超过一半的患者在6个月的时间里没有复发。

3. 在治疗方面，首选SSRI、米氮平、米安色林，次选SSRI、SNRI与安非他酮联用的方法。

4. 与单纯的抑郁症相比，双相障碍（bipolar disorder，BD）更难治疗，需要将镇静药物与SSRI联合使用以达到控制病情的目的。

5. 苯二氮䓬类药物起效快、半衰期长，是治疗焦虑症最优的选择，但部分患者对其有成瘾性，为防止药物滥用，可用非典型的镇静药物代替，比如食品药物管理局批准的奥氮平与氟西汀的联合用药，但长期使用会引起肢体不自主缓慢不规则运动或抽动等迟发性运动障碍的不良反应。

6. 由于SSRI会引起躁狂或者轻度躁狂的症状，因此对是否使用该抗抑郁药物治疗BD仍存在争议。

除此之外，还可以将抗抑郁药物与其他的治疗制剂联合使用，如甲状腺激素，与心理治疗、与非生物治疗手段联用，如光疗法等。目前记载的最有效药物治疗策略是将抗抑郁药物与锂、喹硫平、阿立哌唑联合使用的方法。

第五章　抑郁症的中医调养

抑郁症是西医学的病名，是多种原因引起的以情绪低落为主要症状的一组心境障碍或情感障碍，主要临床表现包括心中悲观、郁郁寡欢、兴趣丧失、情志萎靡等，多数不伴有器质病变。根据相关文献论述以及临床数据表明，目前的抗抑郁药物存在耐药性高、依赖性强、副作用大等诸多问题，患者依从性低，而中医药等其他替代疗法相应的副作用较小，在抗抑郁中发挥越来越大的作用。抑郁症患者在患病早期选择中医药疗法、心理疗法等方法治疗有较好效果，且患者依从性高、带来的副作用小；对于中重度的抑郁症患者来说，使用抗抑郁药物结合其他疗法进行治疗，也能在一定程度上缓解抑郁症状，此外还可改善患者及其家属的生活质量，缓解他们的心理压力和经济压力。除了可以在服用抗抑郁药物期间配合其他疗法治疗，在疗程结束，遵医嘱停药之后也可继续用中医药疗法进行平日的调理。其中有些方法，如推拿疗法，需要患者与其家属共同参与，这种互动可让患者感受到家人和朋友的陪伴，减少孤独感，患者更容易打开心扉，走出抑郁困境，让更多的抑郁症家庭重拾欢笑。

在本章中，编者主要介绍针灸、推拿、刮痧、拔罐、耳穴、足穴、手穴、穴位贴敷、常用中成药等中医方法，以期帮助抑郁症患者及其家属找到更适合他们的日常调理办法。

第一节　针灸疗法

早在《黄帝内经》中就有关于针灸治疗情志疾病的记载，如“善太息，取心胆二经灸刺之”“岐伯曰：‘忧思则心系急，心系急则气道约，约则不利，故太息以伸出之，补手少阴、心主、足少阳留之也。’”意思是忧思多属心病，悲愁忧思则心动，常叹气者予补手少阴心经、心主即手厥阴心包经、足少阳胆经。《针灸甲乙经》曰：“胸满善太息，胸中膨膨然，丘墟主之。”胸闷、常叹气者可以用足少阳胆经之原穴丘墟穴。《续名医类案》记载了针灸治疗郁证的医案：“一人功名不遂，神思不乐，饮食渐少，日夜昏默，已半年矣，诸治不效。此药不能治，令灸巨阙百壮，关元二百壮，病减半。”

现今的针灸医家在继承古代医家学术思想的基础上，通过临床实践，将之与西医学相结合，以经络辨治为主，取用与脑神相关的经络腧穴，结合脏腑学说治疗抑郁症。大量临床及实验研究均证实，针灸治疗抑郁症临床疗效明确且显著，操作安全，患者依从性好，易被广大患者及其家属所接受。

在正常情况下，经络可“行血气而营阴阳，濡筋骨，利关节”，能够传导感应，协调阴阳；在疾病发生过程中，经络具有抗御病邪、反映证候的作用。针刺或艾灸经络上的穴位，可调节相应脏腑的功能。经络的调节呈双向良性，也就是说，经络既可兴奋过于抑制的脏腑功能状态，也可抑制过于兴奋的功能状态，使脏腑功能趋向平衡协调。现代研究及临床证实，针灸能调整机体内环境，使之达到相对平衡状态，增强机体免疫力，调节机体神经内分泌功能，对全身各系统都能产生良性双向调节作用。

目前的抗抑郁药物仍然存在许多不容忽视的问题，如对认知功能、焦虑、躯体化症状的改善不明显，服药后易出现头晕、恶心、口干、便秘、焦虑、震颤等消化系统、中枢神经系统、自主神经系统等方面的副作用，且长期大量服用抗抑郁药会使机体产生耐药性，若患者不遵从医嘱私自停药或减少用药剂量，最终反而会加重病情。针灸治疗抑郁症的优势在于其可多靶点地、整体地调节机体状态，且无毒副作用、操作安全简便。针灸不仅可以缓解情绪低落的主症，还可以通过整体调节作用改善运动、消化、饮食、睡眠等多方面症状，因此将其作为一种可与药物治疗结合使用的一种替代疗法，甚至可作为一种在抑郁症治疗的后期、巩固期的长期治疗方法。

针灸治疗抑郁症的最佳时间是当患者处于轻、中度抑郁状态时。据相关研究表明针灸对轻度抑郁症疗效甚好。针灸治疗抑郁症大多从第 2 周开始起效，第 4 周疗效显著，治疗6周后患者症状较前明显改善。针灸治疗抑郁症疗程安排：每周3~5次，6~8周为 1 个疗程。

调神理气是针灸治疗抑郁症的根本原则。本病主要表现为精神情志的异常，因此改善精神情志异常是临床要解决的根本问题。《灵枢·本神》中指出："凡刺之法，先必本于神。"此处之"神"为"血、脉、营、气、精"的外在表现，即人的精神思维活动，指出了调神的重要性。《灵枢·九针十二原》中有"粗守形，上守神"之说，脑为元神之府，神志与脑密切相关，针灸治疗抑郁症首先要着眼于调节脑神功能，先使神气恢复正常，形体（躯体）症状才会得到改善。在临床上，不同医家所用的调神之法不尽相同，但大体上主要选用任督二脉上的经穴以及孙真人十三鬼穴；理气之法则主要从肝经选穴，以达到调神理气的效果。

一、取十三鬼穴治鬼怪之疾

十三鬼穴相传为扁鹊所创，首次记载于《备急千金要方·小肠腑方》，后经历代医家完善发展而来，尤以唐代孙思邈整理为著，故后世称为孙真人十三鬼穴。孙思邈十三鬼穴具体包括人中、少商、隐白、风府、海泉（舌下中缝）、颊车、承浆、大陵、劳宫、申脉、上星、会阴（女玉门）、曲池。古人将变幻莫测者谓之神，阴险为害者谓之鬼，故对于一些发病突然、行为怪异的精神、神志病证归为鬼怪作祟，十三鬼穴的名称也由此得来。

临床常用的孙思邈十三鬼穴中，除去海泉穴外，剩余十二穴中，正好是六穴为阳经穴（人中、申脉、风府、颊车、上星、曲池），六穴为阴经穴（少商、隐白、大陵、承浆、劳宫、会阴），其中督脉三穴，任脉二穴，心包经二穴，肺、大肠、脾、胃、膀胱经各一穴。由此看来，所分属的六经在阴阳上是对等的，此为其调整阴阳之妙。因此，针刺上述腧穴具有调理全身阴阳平衡的作用。"阴阳者，天地之道也……治病必求于本"，疾病发生都涉及阴阳的失衡，神志类疾病的产生，归根结底是人体阴阳失衡，因而调节阴阳也成为治疗神志病的主要方向。

在十三鬼穴组成中，督脉三穴、任脉二穴，督脉主循行于后背正中，其功能为"总督诸阳"。督脉与各阳经都有密切联系，又称之为"阳脉之都纲"。因其循行于背部正中线，两旁并行膀胱经，向上入络于脑，"脑为元神之府"，所以人的神志活动、脏腑功能均与督脉有关。当督脉经气失常，阴阳失调时，可能出现大人癫病，小儿风痫的情况。任脉行于腹部正中，与诸条阴经都有交汇，故称之为"阴脉之海"，任督二脉合用则调和一身之阴阳。现代研究也表明针刺任督二脉具有双向调节作用，可通过神经、内分泌、免疫等系统调整大脑皮层中兴奋和抑制过程，使脑内神经突触间相关神经递质达到平衡，起到治疗神志病的目的。心包二穴，代心受邪，心主神志，故心包与神志的关系密切。肺与大肠相表里，大肠与胃为腑，主降主通，若腑气不通，则上扰神志，故取肺、大肠与胃三经。《丹溪心法》载："癫属阴，狂属阳……大率多因痰结于心胸间。"指出神志病多与痰饮相关。脾为生痰之源，肺为储痰之器，故取脾、肺二经，以理运脾肺之气以化痰开窍。《难经·二十难》云："重阴者癫，重阳者狂。"这说明神志病与阴阳平衡密切相关。十三鬼穴包含六阴穴、六阳穴，通调一身之阴阳，可能是治疗神志疾病的作用机制之一。

孙思邈十三鬼穴在临床上常用于治疗精神情志疾患，如西医学的抑郁症、焦虑症、痴呆、昏迷乃至围绝经期综合征等，所治之病或为七情致病，或主症离奇古怪，不为一般方药能治愈的"鬼怪"之疾，便可取鬼穴治之。古文献对十三鬼穴的记载，也主要用于治疗神志精神疾病，早在晋代《针灸甲乙经》记载："癫疾互引，水沟（人中）及龈交主之。"《千金翼方》云："百邪所病者，针有十三穴也。"宋代王执中《针灸资生经》中亦载有应用孙思邈十三鬼穴治疗癫狂："配大陵治嬉笑不止。"明代《针灸大成》《针灸聚英》均载有应用鬼穴治疗情志病的医案，如"梦魇不宁，厉兑相谐于隐白"，风府主"伤寒狂走欲自杀，目妄视，头中百病"等。

随着现代医疗技术水平的发展和提高，对孙思邈十三鬼穴的研究也更加深入，在现代临床实践中，越来越多的医家运用鬼穴来治疗鬼怪之疾，并且疗效显著，这明确证实了十三鬼穴对鬼怪之疾的可喜疗效。丁德正根据精神分裂症的分型配以部分鬼穴，取得较好疗效。盛国滨等治疗脑卒中后焦虑症仅选用头部扬刺法针鬼堂上星，明显改善患者焦虑状态。林益全观察针刺孙思邈十三鬼穴治疗中风后抑郁临床疗效，因临床实际操作不便，或患者配合程度较差而剔除海泉与会阴两穴，结果依然显示针刺鬼穴治疗中风后抑郁比常规针刺疗效更佳。李志刚提出"通督启神"法，运用鬼宫人中，与百会、印堂等督脉穴位作为组穴，配合辨证取穴治疗抑郁症取得良好疗效。段君毅等观察针刺十三鬼穴治疗抑郁症后通过汉密尔顿焦虑量表（Hamilton Anxiety Scale，HAMA量表）评分，实验结果表明：针刺组、针药组与西药组有效率相当。胡静等运用针刺十三鬼穴治疗抑郁症患者的认知功能障碍具有较好的临床疗效。孙静怡等给予治疗组情志护理配合按摩"十三鬼穴"，对照组予口服氟西汀胶囊，实验结果表明：两组均能降低患者汉密尔顿抑郁量表（Hamilton Depression Scale，HAMD量表）评分，且治疗组HAMD量表评分值显著低于对照组。王存伟等运用平补平泻针法针刺十三鬼穴，以口服氟西汀片治疗为对照组，治疗组疗效优于对照组。林杰文等将60例脑卒中后抑郁患者随机分组，对照组口服药物百忧解，治疗组除口服用药外，按《针灸大成》所载鬼穴顺序针刺，海泉穴点刺放血，以平衡阴阳、调理气血，有效率达90%。另在辨证论治基础上配穴，佐以心理疏导与暗示，标本兼治，共奏调神益智之功。

根据十三鬼穴整体配穴可调节阴阳的意义，加上单个穴位的特有功效以及病情需要来巧妙选穴，可提高临床疗效，使得穴少而精、穴有专攻，避免大面积、多角度针刺，以减少患者的痛苦及负担，但若病情复杂，难以治愈，亦宜遵循“针灸与方药并治之”的原则。

《针灸大成》中提到鬼穴的特殊操作顺序及方法，肝气左升右降，故认为男从左起针，女从右起针。编者查阅文献并结合临床医案发现各医家对鬼穴的针刺操作方法各不相同，有遵循古法不同性别不同刺法，也有按照人体解剖位置由上至下的顺序针刺，而大部分则是基于疾病病因病机，围绕脏腑、气血、阴阳病机特点从十三鬼穴中选择几穴与他穴配伍，使用传统针刺方法进行治疗，均取得良好疗效。因此，临床医生对鬼穴的运用应当取其精华、去其糟粕，不必拘泥原文，枉然投用十三鬼穴治之，而应结合十三鬼穴所属经脉、脏腑、位置及腧穴的性能，运用辨证辨病思维据证选取十三鬼穴组方；在临床中针刺操作顺序不必遵循古书，亦可辨证、辨病施治，如此治疗抑郁症、焦虑症、精神分裂症等精神情志疾患效果更加突出，且可减轻患者经济负担，减少过度选穴带给患者疼痛不适和心理压力等弊端。

二、取任督经穴以健脑调神

《针灸大成》中提道：“以人之脉络，周流于诸阳之分，譬犹水也，而督脉则为之都纲，故名曰海焉。”指出督脉为阳脉之海，总督一身之阳气，统领诸经，进而联系五脏六腑，对各经脉脏腑病变均有调整作用，针之可振奋人体阳气，达到“益火之源以消阴翳”的目的；督脉与诸阳经均有联系，阳经与阴经会合于头项部，同时通过经脉之间的相互交叉联系奇经八脉，因此具有调节整体的作用。《难经·二十八难》记载：“督脉者，起于下极之俞，并于脊里，上至风府，入属于脑。”故针刺督脉上的穴位有助于启闭通窍，清理头目，调理脑神，恢复神机，使外界的刺激可以顺利到达脑神，脑神的指令也能畅达头目诸窍和四肢百骸。

任脉循行于腹部正中，精血阴津皆灌注于内，上通于脑。其循行贯穿上中下三焦，联系胸腹腔诸脏腑，协助脾胃之运化、肝之疏泄、肾之藏精及肺之肃降等，对机体气的布散和调节起到非常关键的作用。

任督二脉一阴一阳，同出于胞中而异行，为肾所主，上连神明之府（大脑），下贯十二经脉，联络肝、心、肾等诸脏，相交于承浆，共同参与协调平衡人体阴阳。阳气导阴精上承，阴精引阳气下潜，二者相交于脑部，阴升阳降，循环灌注，是谓水火既济、阴阳平衡，脑府元神得以充养。因此，通任督除可启闭通窍、调脑神外，还可平衡阴阳，使脑神及各脏腑功能恢复“阴平阳秘”的健康状态，使得精神乃治，保证脑神得到充分的滋养而神机健旺不衰。抑郁症主要累及脑、肝、心、脾、肾等脏器，通调任督二脉可使脏腑恢复正常生理功能，使脑神自宁，脏腑皆安。同时，足厥阴肝经与任脉会于中极、关元，肝经与督脉会于颠（巅）顶，因此针刺任督二脉经穴可达到疏导郁结之肝气的作用。

“悲哀愁忧则心动，心动则五脏六腑皆摇”，针刺督脉上的经穴具有宁心安神的作用。《灵枢·海论》有云：“脑为髓之海，其输上在于其盖。”其中“盖”多认为是百会穴，百会为诸阳经与督脉及足厥阴肝经之会，位居头之颠（巅）顶，犹天之极星居北，为百脉聚会之处，针之可调补中气，健脑宁神，是宁心调神之要穴。《针灸大成》中记载其主“心烦闷，惊悸健忘，忘前失后，心神恍惚”。脑为神志之所在，元神之府，神庭穴位于额上，脑海之前庭，同时又分布在头顶部督脉循行路线上，因此可以治疗抑郁症所致精神不振、思维反应迟钝等。《圣济总录》中就有神庭主“烦闷恍惚，喜怒无常”之症的观点。印堂位于督脉上，同样具有调神醒脑之功效。神聪四穴居于颠（巅）顶，为阳之位，前后二穴在督脉循行线上，左右二穴旁及足太阳膀胱经脉，而足太阳膀胱经“上额，交巅”“从巅入络脑”（《灵枢·经脉》），故针四神聪能补益元气、振奋元阳、益脑安神。临床常用四神聪治疗各种神志病，尤其对于负性情感的调整具有较好效果。故可将百会与印堂、神庭与四神聪组成两组处方，交替使用以治本病。

任脉为“阴脉之海”。承浆穴，是任脉和足阳明胃经的交会穴，胃经为

“水谷之海”。同时，任、督、冲脉一源三歧，彼此联系，督脉为“阳脉之海”，冲脉为“十二经之海”，又称“血海”，选一穴可通“四海”。膻中，心包经募穴，八脉交会穴之气会，位于两乳之间，气所回旋之处，又名“上气海”，其行气之力强，使血行痰化。中脘，胃经之募穴，胃与神志的关系甚为密切，为气血生化之源，胃和则卧安。神阙之穴在脐，脐为先天之结蒂，又为后天之气舍，是神气同行的门户，此间元气常存，灸之可以壮补一身之元阳，调理神机，兼调先后天，令人神清气健，体力充沛，阳气充足，阴郁自消。阴交者，元阳之气，相交于阴，癸水之精，合于阴气，上水分穴，合于任水之精，阳气从上而下，与元阴相交注丹田，水火既济，故名阴交。脐下气海、关元等穴处为人体生命之本，精气之源。针刺上述任脉穴位，可行气通络、养血安神，使气血定则心神安。

对于任脉经穴，临床上常用灸法或针灸并施的方法。《续名医类案》记载了针灸治疗郁证的医案：“一人功名不遂，神思不乐，饮食渐少，日夜昏默，已半年矣，诸治不效。此药不能治，令灸巨阙百壮，关元二百壮，病减半。”《灵枢·根结》云：“厥阴根于大敦，结于玉英，络于膻中。”故针刺膻中穴，可调达肝经气机。谷世喆教授通过临床实践证明针刺膻中穴对改善抑郁症状疗效显著。徐师在临床上对于神阙穴多用灸法来治疗抑郁症等神志病，因灸此穴可沟通人体与天地之气，以借天地之气来调人之本神。

三、重视疏肝解郁以调情志

抑郁症属于中医“郁证”范畴。无论是历代医家还是现代的中医名家，大多数人都认为郁证的发生与肝密切相关，其次涉及心、脾。“肝者，将军之官，谋虑出焉”（《素问·灵兰秘典论》），喜条达而主疏泄。长期肝郁不解，情怀不畅，肝失疏泄，可引起五脏气血失调，可表现为各种脏腑功能不适。肝气郁结，横逆乘土，则出现肝脾失和之证，如生气后纳食不佳，或情绪紧张时常伴见腹泻。肝郁化火，可致心火偏亢，表现为心中郁而烦闷、易激惹等。忧思伤脾，思则气结，既可导致气郁生痰，又可因生化无源，气血不足，而形成心脾两虚或心神失养之证，如健忘、眠浅、胸闷、心慌等。

不良情绪与脏腑功能相互影响。《素问·本病论》载：“人或恚怒，气逆上而不下，即伤肝也。”指出愤怒的情绪会损及肝。《医学正传》载：“又气郁而湿滞，湿滞而成热，热郁而成痰，痰滞而血不行，血滞而食不消化，此六者皆相因而为病者也。”说明了气郁的情志表现最终会影响脾胃的运化功能。朱丹溪曰：“气血冲和，万病不生，一有怫郁，诸病生焉。”也着重指明情志不畅对人体脏腑阴阳气血失和的影响。高振东等认为肝主疏泄，调情志，其功能正常，则气机调畅，气血调和，心情开朗；肝失疏泄，气机不畅，则出现郁郁寡欢，失眠；情志不得发泄，气机阻滞，导致肝气郁结，肝气犯胃，郁证日久，则可以出现食欲减退。栗锦迁认为“土得木则达”，肝疏泄不及，或木旺克伐脾土，则脾胃运化失常，气血生成匮乏，肝体不得脾气散精濡养，则肝之疏泄功能失调；木火刑金，致肺主治节失常，伤耗肺气，肺气虚则易悲伤。

因此从肝入手，疏肝解郁以调情志是治疗本病的关键。本病的针灸治疗主要选取与疏肝理气有关的经穴。太冲为肝经原穴，“五脏有疾，当取之十二原”（《灵枢·九针十二原》）。此穴为肝经原气输注之处，主“胸胁支满……终日不得太息”，对于肝气郁滞所致的疾病有良好的治疗作用。足厥阴肝经与督脉交于颠顶，说明两经脉气相通，太冲位于肝经上，亦可以治疗神志病。合谷为手阳明大肠经原穴，与手太阴肺经相表里，又因肺主气，故最善行气开郁，调畅一身气机，太冲常与之配合使用，即“开四关”，行气活血，通畅周身气机而达解郁安神的目的。肝俞穴为肝之背俞穴，配合四关可增强疏肝行气的作用。期门穴位居乳头之下，第七、八肋间，邻近肝，为肝经募穴，是肝经经气在腹部聚集之处。足厥阴之脉，布胁肋，内属于肝，期门位于肝经之上，因此可以治疗诸如肝气郁结、气滞血瘀、肝气乘脾等表现出的胁肋胀痛、胸脘满闷症状。该穴位既可减轻胸胁部症状，如胁肋胀痛以治标，同时又为肝经募穴，可疏理肝气以治本。

四、辨证分型以调节整体

精神思维障碍是抑郁症患者最主要的临床表现和迫切需要解决的问题，然而由于包括个体差异在内的多种因素的影响，疾病的发生发展过程也不尽相同。肝气不舒，可导致实证，如气郁痰凝、郁久化火、上扰脑窍等；也可导致虚证，如肝郁脾虚、心脾两虚、火郁伤阴。抑郁症虽然是神志疾病，在治疗上应注重调神，但是涉及的脏腑较多，临床表现各异，也必须辨证分型论治，从调节整体的阴阳平衡出发，以取得更好的治疗效果。通过辨证论治，整体调节，逐步改善患者的体质，以提高针灸治疗总体效果，减少复发。

（一）针刺治疗抑郁症的辨证处方

1.肝气郁结型

（1）症状：精神抑郁，情绪不稳定，悲观厌世，常常唉声叹气，情绪起伏时会有胸闷，胁肋疼痛，痛处不固定，腹胀，打嗝，胃纳不佳，苔薄腻，脉弦细。

（2）治则：疏肝解郁，健脾和胃。

（3）治法：以足厥阴肝经和任脉穴为主。

（4）处方：膻中、中脘、期门、内关、公孙、太冲。

（5）随症配穴：月经不调者，加三阴交、蠡沟。

（6）操作要点：医生对诸穴施以常规泻法，期门穴用斜刺或平刺法，不可直刺、深刺，避免伤及肝脏。

2.气郁化火型

（1）症状：平时性格急躁易怒，胸部及两胁胀满，口干而苦，头痛目赤，耳鸣，胃内嘈杂，口中吞酸，大便秘结，舌红苔黄，脉弦数。

（2）治则：清肝泻火，解郁和胃。

（3）治法：以足厥阴肝经、足阳明胃经穴为主。

（4）处方：期门、行间、阳陵泉、内庭、支沟。

（5）随症配穴：吐苦水者，加日月穴；呕恶、口苦者，加中脘、解溪穴。

（6）操作要点：诸穴常规泻法，期门穴刺法要点同上。

3.心脾两虚型

（1）症状：思虑过多，疑心较重，头晕，精神不济，底气不足，胆小怕事，失眠健忘，胃口差，面无光泽，大便稀溏，舌质淡，苔薄白，脉细。

（2）治则：健脾益气，养血安神。

（3）治法：以手少阴心经、足太阴脾经穴和背俞穴为主。

（4）处方：神门、心俞、脾俞、三阴交、足三里、中脘、章门。

（5）随症配穴：兼郁闷不舒者，加内关、太冲穴。

（6）操作要点：针用补法，可加灸心俞、脾俞、足三里穴。

4.心肾阴虚型

（1）症状：情绪不宁，心慌，健忘，失眠，多梦，心烦，手足心热，夜间盗汗，口咽干燥，舌红少津，脉细数。

（2）治则：滋阴养血，宁心安神。

（3）治法：以足太阴脾经、足少阴肾经和背俞穴为主。

（4）处方：三阴交、太溪、太冲、神门、心俞、肾俞。

（5）随症配穴：烦躁易怒者，加四神聪、阳陵泉穴。

（6）操作要点：针用补泻兼施法。

5.痰气郁结型

（1）症状：精神抑郁，胸部满闷，胁肋胀痛，咽中如有异物梗塞，吞之不下，吐之不出，苔白腻，脉弦数。

（2）治则：疏肝解郁，健脾化痰。

（3）治法：以任脉为主，肝、脾、胃三经为辅，毫针用泻法。

（4）处方：天突、公孙、丰隆、内关、太冲、中脘、阳陵泉。

（5）随症配穴：暴喑加廉泉、通里穴，失明加攒竹、风池穴，耳聋加听会、翳风、中渚穴。

（6）操作要点：鱼际、丰隆穴用泻法，其余穴位用平刺针法。

6.心神惑乱型

（1）症状：精神恍惚，情绪低落，兴趣索然，终日郁郁，唉声叹气，懒言少动，对生活失去信心；或心神不宁，多疑易惊，悲忧善哭，喜怒无常；或常打呵欠，或手舞足蹈，骂人喊叫等，重则有自杀观念和行为；脑力体力均感下降，乏力腰酸；舌质淡，脉弦。男性多伴有阳痿，遗精；女性多有月经不调，性欲缺乏。

（2）治则：缓急养心安神。

（3）治法：以手少阴心经、足太阴脾经穴为主。

（4）处方：神门、通里、足三里、内关、三阴交、膻中、心俞。

（5）随症配穴：善惊易恐者，加胆俞、肝俞穴。

（6）操作要点：针用平补平泻法，背俞穴注意进针角度和深度，避免损伤肺脏。

（二）艾灸治疗

抑郁症患者常表现为情绪低落、无精打采、思想悲观、善惊胆怯、少气懒言、行动力低下、纳差及怕冷等，多为五脏虚衰、功能不足或阳气不足、阳郁不展所致。艾者，《本草纲目》谓“生则微苦太辛，熟则微辛太苦，生温熟热，纯阳也”，入足太阴、厥阴、少阴经，具有温通经脉、祛寒除湿、温阳补虚、活血化瘀、开郁散结等作用。《神灸经纶》云：“夫灸取于人，火性热而至速，体柔而刚用，能消阴翳，走而不守，善入脏腑，取艾之辛香做炷，能通十二经，走三阴，理气血，治百病，效如反掌。”根据《灵枢·官能》“针所不为，灸之所宜”的理论，抑郁症属中医虚证，除可针治之，亦可灸治之。艾灸对人体有良好的补益作用，能提高免疫力，具有兴奋作用，可有效纠正抑郁障碍。

1.具体灸法

（1）选穴：百会、中脘、神阙、气海、足三里。

（2）艾条灸：患者仰卧，术者手持艾条，将火头距离穴位3cm左右进行熏烤，使火力温和缓慢透入穴下深层，以皮肤温热舒适而无灼痛感为宜。每穴灸10~15分钟，至皮肤稍起红晕即可。每日灸1次，5~7次为1个疗程。

（3）艾炷灸：在施灸穴位涂少许凡士林油以黏附艾炷，用直径约一钱币的中小艾炷置其上，点燃艾炷，灸至皮肤感到灼热时即可扫除艾炷，更换新艾炷以续灸，连灸3~7炷，以穴位及穴周皮肤充血红晕为度，每日或隔日灸1次，7~10次为1个疗程。

（4）艾炷隔姜灸：穴上放2mm厚，直径3~5cm的姜片，中穿数小孔，姜片上放艾炷（艾炷直径小于姜片直径），点燃施灸，火灭后用镊子去除旧艾炷，更换新艾炷，灸法同前，每次选3~5穴，每穴灸3~10炷，每日或隔日灸1次，7~10次为1个疗程。

2.临床应用 在临床中，医家重视艾灸神阙穴以提高疗效。神阙之穴在脐，脐为先天之结蒂，又为后天之气所在之处，是神气同行的门户，此间元气常存，灸之可以壮补一身之元阳，调理神机，并且兼调先后天，令人神清气正，体力充沛，阳气充足，阴郁自消。百会穴是治疗脑部疾病、精神性疾病的重要穴位，从临床观察来看，灸百会与抗抑郁药物阿米替林疗效相当，但阿米替林有不同程度的副作用，如头晕、口干、便秘、视物模糊等，而灸百会无毒副作用，且方法简便，在疗效指数方面灸百会优于阿米替林，因此患者更易接受这种无损伤的纯自然疗法。

3.艾灸后反应 在艾灸治疗抑郁症过程中可能会出现排病反应，以烦躁易怒，悲伤易哭等情绪变化症状为主，多伴有呃逆、肛门排气等反应。轻者可不予处理，一般随着继续艾灸治疗可自愈，重者可以找人倾诉，或大哭或大喊，尽量发泄出来，不要闷在心里，免得徒增新疾。

很多人在艾灸后会出现口干舌燥、喉咙异常干痛等表现，这些也是艾灸的一种反应，这是病邪（寒邪）逐渐外发时的表现，表明阴阳正在调整，这时可少饮喝温开水，不必停灸，继续施灸，咽干口燥症状自会消失。

4.艾灸禁忌证 艾灸虽好，但也应注意不宜使用艾灸疗法的情况。脉压较大（>40mmHg）的患者不宜使用灸法。过饱、过劳、过饥、醉酒、大渴、大惊、大恐、大怒者，慎用灸疗。另外，对艾叶过敏的患者可采用刮痧、推拿等其他穴位刺激法治疗。

5.注意事项 灸疗虽然方法简便，但在临床应用时，尚须注意以下各点，以保证其安全有效。

（1）术者与患者都尽量专心于施灸一事，以取得事半功倍的效果。

（2）术者要辨证选方，施灸时取穴要准，患者应充分暴露施灸部位，采取舒适的且能长时间保持的体位。灸穴宜精而少，火力均匀，切忌乱灸、暴灸。艾灸疗法应遵循由内向外、由上向下、由左至右的顺序，施灸时既要注意施灸顺序，又要灵活掌握。

（3）要保持诊疗室内空气畅通，避免施灸时冒出的艾烟过浓，导致空气浑浊，使人呼吸不舒畅而引起咳嗽等。

（4）在艾条灸治疗后，务必将艾条熄灭，避免引起火灾。艾灰积压过多时，须将艾条移开人体，用嘴吹去，或用手指轻掸艾条，或用艾条轻击存灰杯口，除去艾灰后再灸。

（5）艾条要与皮肤保持适当距离，以施术部位皮肤温热为度；持艾条手要稳而有力。在靠近燃端处的衣服，要用布或纸遮住，防止灼烧衣服。

（6）治疗期间应保持清淡饮食，忌酒、鱼腥及刺激性食物，因为这些食物能助湿化热、生痰助风、刺激皮肤出现不良反应。

（7）艾灸过后2~3个小时方可用温水洗澡。

（本书所述穴位简便取穴表5-1常见穴位定位图示表）

第二节　推拿疗法

中医推拿是以中医的脏腑、经络学说为理论基础，并结合西医的解剖和病理诊断，用特定的手法作用于人体体表的特定部位以调节机体生理、病理状况，达到理疗目的的方法，从性质上来说，它是一种物理疗法。古代称推拿为“按摩”“按跻”“乔摩”等。关于推拿的应用，从古至今皆有，如《素问·血气形志》记载：“形数惊恐，经络不通，病生于不仁，治之以按摩醪药。”用按摩、中药治疗情志病、经络病等；再如《素问·异法方宜论》记载：“中央者，其地平以湿，天地所以生万物也众，其民食杂而不劳，故其病多痿厥寒热，其治宜导引按跻。”中土之人因饮食、环境等因素，多病中风或畏寒、发热，常用导引按跻法。

推拿治疗是中国起源很早的一种防病治病的养生术，因其简单、方便、经济、效佳的特点，近年来受到广大患者的欢迎。在抑郁症的诸多疗法中，推拿治疗有着重要的地位和作用。运用一定的手法按摩身体特定的部位可以激发机体兴奋性，引发一系列机体自我调控反应，从而改变机体的抑郁状态，并能改善因抑郁导致的不良反应症状，如头痛、失眠、心悸等；按摩是一种无创疗法，无副作用，不受外界客观条件的限制，而且按摩需要身体的接触，因此尤其适宜家庭成员之间相互操作，可在保健身体的同时，增进亲人间的感情交流，而这种情感交流又是摆脱抑郁状态的“心灵鸡汤”，因此很适合在患者以及患者家属中推广。

由于抑郁症患者全身关节、软组织内脏等多无病理性改变，其躯体不适往往来自情感障碍，所以在实施推拿疗法时施力要以柔和为主，术者以轻柔、细腻、有节律性的手法作用于皮肤感受器，通过神经的刺激作用，引起大脑皮层对全身功能的调整，使患者感到舒适。

按摩时常可用介质以增强疗效、润滑和保护皮肤。常用介质的种类有以下几种。

1.水汁剂 水、姜汁、中药水煎液等。

2.酒剂 将药物置于75%的乙醇或白酒中浸泡而成，可用樟脑酒、椒盐酒、正骨水、舒筋活络药水等。

3.油剂 由药物提炼而成，常用的有麻油、松节油等。

4.散剂 把药物曝干、捣细、研末为散，常用摩手散、滑石粉等。

5.膏剂 用药物加适量的赋形剂（福尔马林等）调制而成。历代处方众多，应用也较为广泛。

影响疗效的因素：辨证不准确，选穴不准确，手法选择不当，手法治疗量不足或太过，个体差异，治疗的时机把握不当，疗程设置不合理等。因此术者可通过询问患者的推拿体验感来调整施术穴位、手法、力度等，以期达到更好的保健、康复效果。

本节主要从医生与患者的辨证推拿方法、患者与家属的基本推拿方法以及患者自我推拿方法三个部分展开介绍。

一、医生与患者的辨证推拿方法

（一）常用手法

为便于更好地理解手法的轻重程度，本篇采取分层法来加以阐述。分层法就是将治疗部位的皮肤到骨骼的距离分10层，皮肤为1层，骨骼为10层，其间分别为2~9层，将每种手法的力度大小用层数来表示。我们可以这样去理解这种方法：把右手拇指指腹放在左手虎口部肌肉丰满的地方，当拇指指腹部无任何压力时为0层，其后逐渐加到1层、2层、3层……直到压到骨膜无法再压下去为止就是10层，那么介于其中的力度就可以理解为2~9层，2~3层为着力浅的摩法，4~6层为着力较深的推法，7~9层为着力更深的弹拨法。在实践中可以按照用力深度来理解掌握手法的力度。

1.推法

（1）操作：用指、掌、肘等部位着力，在一定的部位上进行单方向的直线运动。操作时指、掌、肘等部位要紧贴体表，缓慢运动，力量均匀、渗透。

（2）力度：按照以上对手法力度的分层理解法，推法着力的深度在4~6层。

（3）作用：具有消导除滞、缓急止痛、活血化瘀、通经理筋的功能，可提高肌肉兴奋性，促进血液循环。

2.拿法

（1）操作：拇指和食、中两指，或拇指和其余四指相对用力，在一定部位和穴位上进行一紧一松的捏提。力量应由轻而重，连续而有节奏，缓和而连贯，接触点应在指腹而不应在指尖，腕部放松。

（2）力度：5~7层。

（3）作用：拿法刺激性较强，常配合其他手法应用于额部、颈项、肩部和四肢等部位，具有活血行气、缓解痉挛、消除肌肉酸胀和解除疲劳的作用。

3.捏法

（1）操作：大拇指和食、中两指，或拇指和其余四指相对用力挤压肌肤。用力要求均匀而有节奏。

（2）力度：4~5层。

（3）作用：本法具有舒筋通络、行气活血、调理脾胃的功能，常用于头面、腰、背、胸胁及四肢等部位。

4.按法

（1）操作：用指、掌、肘等按压体表。力量应由轻而重，间而持续，垂直向下，不可使用蛮力，着力点应固定不移。

（2）力度：5~7层。

（3）作用：按法是一种较强刺激的手法，有镇静止痛、开通闭塞、放松肌肉的作用。指按法适用于全身各部分穴位；掌按法常用于腰背及下肢部；肘按法受压力最大，多用于腰背、臀部和大腿部。

5.点法

（1）操作：用指端或肘尖，集中力点，作用于施术部位或穴位上。操作时要求部位准确，力量深透。

（2）力度：6~8层。

（3）作用：本法具有开通闭塞、活血止痛、解除痉挛、调节脏腑功能的作用。适用于全身各个部位及穴位。

6.摩法

（1）操作：以指、掌等附着于一定部位上，做旋转动作。肘关节应自然屈曲，腕部放松，指掌自然伸直，动作缓和，保持一定节奏。

（2）力度：2~3层。

（3）作用：本法刺激轻柔和缓，具有消除紧张、缓解疼痛的作用。

7.一指禅推法

（1）操作：以拇指指端螺纹面或偏锋为着力点，前臂做主动摆动，带动腕部摆动和拇指关节屈伸活动。肩、肘、腕、指各关节必须自然放松，拇指要吸定在皮肤上，不能摩擦及跳跃。力量均匀渗透，保持一定的压力、频率及摆动幅度，频率每分钟120~160次。总的来说，本法操作要领在于一个“松”字，只有将肩、肘、腕、掌各部位都放松才能使功力集中于拇指，做到“蓄力于掌，发力于指，着力于螺纹”，使手法灵活，力量沉着，肌肉有力，刚柔相济，才能称之为一指禅推法。

（2）力度：3~5层。

（3）作用：本法具有调和营卫、行气活血、健脾和胃、调节脏腑功能的作用。

8.㨰法

（1）操作：用腕关节的屈伸运动和前臂的旋转运动带动空拳运动。侧掌㨰法：肩、肘、腕关节自然放松，以小指掌指关节背侧为着力点，吸定于治疗部位，不应拖动或跳跃，保持一定的压力、频率和摆动幅度。握拳㨰法：手握空拳，用食、中、无名、小指四指的近端指间关节突出处着力，附着于体表一定部位，腕部放松，通过腕关节做均匀的屈伸和前臂的前后往返摆动，使拳小幅度来回㨰动（滚动幅度应控制在60°左右）。

（2）力度：4~6层。

（3）作用：㨰法压力较大，接触面较广，适用于肩背、腰及四肢等肌肉发达部位，具有缓解肌肉和韧带痉挛、增加肌筋活力、促进血液循环、缓解肌肉疲劳的作用。

9.揉法

（1）操作：以前臂和腕部的自然摆动，通过手指、鱼际、手掌等部位对一定部位或穴位旋转施压。

（2）力度：3~5层。

（3）作用：本法轻柔缓和，刺激量小，适用于全身各部位，具有舒筋活络、活血化瘀、消积导滞、缓解痉挛、软化瘢痕的作用。

10.擦法

（1）操作：以手掌或大鱼际、小鱼际附着在一定的部位，进行直线往返摩擦运动。运动的幅度较大，紧贴皮肤，力量应较小，运动均匀，频率每分钟100次左右。

（2）力度：2~4层。

（3）作用：本法可提高局部温度，扩张血管，加速血液和淋巴循环，具有温经通络、行气活血、消肿止痛的作用。

11.抹法

（1）操作：用单手或拇指螺纹面紧贴皮肤，做上下或左右往返运动。动作宜轻巧、灵活。

（2）力度：3~4层。

（3）作用：本法具有开窍镇静、清醒头目、行气活血的作用，常用于头部、颈项部。

12.拍法

（1）操作：用虚掌拍打体表。手指自然并拢，掌指关节微屈，用力均匀而有节奏。

（2）力度：3~4层。

（3）作用：本法具有舒筋活络、解痉止痛、消除疲劳的作用，适用于肩背、腰臀及下肢部。

13.击法

（1）操作：用拳背、掌根、掌侧小鱼际、指尖或器具叩击体表。用力快速、短暂、垂直向下，速度均匀而有节奏。

（2）力度：5~6层。

（3）作用：本法具有调和气血、安神醒脑、消除疲劳的作用。拳击法常用于腰背部；掌击法常用于头顶、腰臀及四肢部；侧击法常用于腰背及四肢部；指尖击法常用于头面、胸腹部；棒击法常用于头顶、腰背及四肢部。

（二）治疗方法

采用推拿治疗抑郁症，其总治则为宁心解郁、平衡阴阳。在治疗上，使用基本治法和辨证治法相结合的方法。

1.基本治法

（1）头面及颈部操作

①取穴及部位：印堂、神庭、太阳、睛明、攒竹、鱼腰、角孙、百会、风池、安眠。

②手法：一指禅推法、抹法、按揉法、拿法。

③操作：患者坐位或仰卧位。医者行一指禅小“∞”字和大“∞”字推法，反复分推3~5遍。继之指按、指揉印堂、攒竹、睛明、鱼腰、太阳、神庭、角孙、百会、安眠等穴，每穴1分钟；结合抹前额3~5遍；从前额发际处至风池穴处做五指拿法，反复3~5遍；指尖击前额部至头顶，反复3~6遍。

（2）腰背部操作

①取穴及部位：心俞、肝俞、脾俞、胃俞、肾俞、命门，督脉，华佗夹脊穴等部位。

②手法：㨰法、捏法、掌推法。

③操作：患者俯卧位。医者用㨰法在患者背部、腰部操作，重点作用于心俞、肝俞、脾俞、胃俞、肾俞、命门等部位，时间约5分钟。自下而上捏脊，3~4遍。自上而下掌推背部督脉，3~4遍。

2.辨证治法 在辨证治疗时，根据证型的不同，予以以下相应的治疗手法。

（1）肝气郁结型

①症状：精神抑郁，情绪不稳定，悲观厌世，常唉声叹气，情绪起伏时会有胸闷，胁痛，痛处不固定，腹胀嗳气，不思饮食，苔薄腻，脉弦细。

②治则：疏肝解郁，理气畅中。

③处方：膻中、期门、中脘、太冲、三阴交。

④操作：点按法。患者仰卧，术者用拇指指腹分别点按以上穴位，每穴操作3分钟。

（2）气郁化火型

①症状：平时性格急躁易怒，胸部及两胁胀满疼痛，口干而苦，头痛目赤，耳胀耳鸣，嘈杂吞酸，大便秘结，舌红苔黄，脉弦数。

②治则：疏肝解郁，清肝泻火。

③处方：神阙穴。

④操作：掌振法。患者仰卧，腹部放松，术者右掌按压在患者腹部，掌心对准神阙穴，施以振动，使治疗部位产生温热的感觉。频率要求为每分钟150~200次，时间5~10分钟。掌振法通常有镇静的作用。尤其适合于心烦气躁的抑郁症患者。

（3）心脾两虚型

①症状：思虑过多，疑心较重，头晕乏力，底气不足，胆小怕事，失眠健忘，胃口差，面色无华，大便稀溏，舌质淡，苔薄白，脉细。

②治则：健脾养心，益气养血。

③处方：头维、印堂、中脘、神阙、三阴交。

④操作：点按法、一指禅推法。患者仰卧，术者先点按双侧头维穴2~3分钟，再用一指禅推印堂穴3分钟，然后按揉中脘、印堂、神阙、三阴交穴各2~3分钟。

（4）心肾阴虚型

①症状：情绪不宁，失眠健忘，多梦盗汗，心慌心烦，手足心热，口咽干燥，舌红少津，脉细数。

②治则：滋阴养血，补心安神。

③处方：印堂、安眠、太溪、涌泉。

④操作：一指禅推法、按法、揉法。患者仰卧，术者先用一指禅推印堂穴3分钟，再按揉双侧安眠、太溪穴各3分钟，最后揉涌泉穴5分钟。此型抑郁症患者最好选择在睡前进行按摩。

（5）痰气郁结型

①症状：精神抑郁，胸部满闷，胁肋胀痛，咽中如有异物梗塞，吞之不下吐之不出，苔白腻，脉弦数。

②治则：行气开郁，化痰散结。

③处方：膻中、丰隆、公孙、行间。

④操作：点按、掌擦法。患者仰卧，术者先点按膻中穴2~3分钟，然后双手拇指对膻中穴处，其余手指伸开，双手掌根贴于胸腹部皮肤，沿胁肋方向由内上向外下做掌擦动作，并逐渐由上向下移动。如此反复操作5分钟。再点按双侧丰隆、公孙、行间穴，各操作2~3分钟。

（6）气滞血瘀型

①症状：心中烦闷不舒，有自杀企图，情绪不宁，胸胁闷痛，痛有定处，入夜尤甚，妇女或有闭经，思维联想缓慢，运动迟缓，舌质暗，或有瘀斑，脉沉涩。

②治则：活血化瘀，理气解郁。

③处方

a：大椎穴。操作：拍振法。患者俯卧，术者双手五指并拢成凹形掌，操作时腕先抬，指后落。先沿腰背部5条线拍振，要求轻拍、快移各3遍；然后重点在大椎穴及腰骶部连续重拍各500次，频率每分钟60~80次，共计5~10分钟。拍打的目的在于疏通气血、活血化瘀、强筋壮骨。（背部五线见图5-2-1）

b：曲泉穴。操作：患者屈曲右膝关节，术者将拇指置于膝内侧皱褶处，正好在膝关节下方，可以嘱患者屈伸大腿数次以达到该点，按压1分钟，左侧曲泉穴操作如前法，每日左右各做2~3次。

（7）心神惑乱型

①症状：精神恍惚，情绪低落，兴趣索然，终日郁郁寡欢，唉声叹气，懒言少动，对生活失去信心，或心神不宁，多疑易惊，悲忧善哭，喜怒无常，或手舞足蹈，骂詈喊叫等多种症状，重则有自杀观念和行为；脑力、体力均感下降，腰酸乏力，舌质淡，脉弦。

②治则：缓急，养心安神。

③处方：百会、神庭、印堂、涌泉。

④操作：按法、揉法、一指禅推法。患者仰卧，术者先点按百会、神庭穴各2~3分钟，然后用一指禅推印堂穴2~3分钟，最后和缓地揉涌泉穴，每侧5分钟。

此外，肝郁脾虚型患者，点按膻中穴1分钟，按揉章门、期门穴1~2分钟，并搓擦两胁肋；心胆气虚型患者，擦热背部膀胱经与督脉，按揉足三里、内关穴各半分钟，再配合捏脊3~5遍；肝胆湿热型患者，直擦背部督脉，横擦腰部肾俞、命门，以透热为度，按揉血海、三阴交，每穴约1分钟；忧郁伤神（脏躁）型患者，全腹顺时针按摩5分钟，再以手掌置于关元穴处振动1~3分钟；肾虚肝郁型患者，指按、指揉肾俞、命门、腰阳关、气海、关元、太溪，每穴2分钟，擦背部督脉、腰骶部，以透热为度；心肾不交型患者，指按、指揉心俞、肾俞、膈俞穴各1~2分钟；点按神门、内关、太溪穴各1~2分钟，以酸胀为度。

二、患者与家属的基本按摩方法

（一）基本操作

患者俯卧，裸背放松，术者站在患者右侧。在背部划分五道线，脊柱正中为第一条线，此连线上的穴位属督脉；督脉左右各旁开1.5寸的两条线为第二、三条线；督脉左右各旁开3寸的两条线为第四、五条线；二、三、四、五道线上的穴位属足太阳膀胱经。在五条线上施拨、摩、叩、捏、拍5种手法，每种手法各操作3~6遍，每种手法2~3分钟，共计10~15分钟（图5-2-1背部五线）。

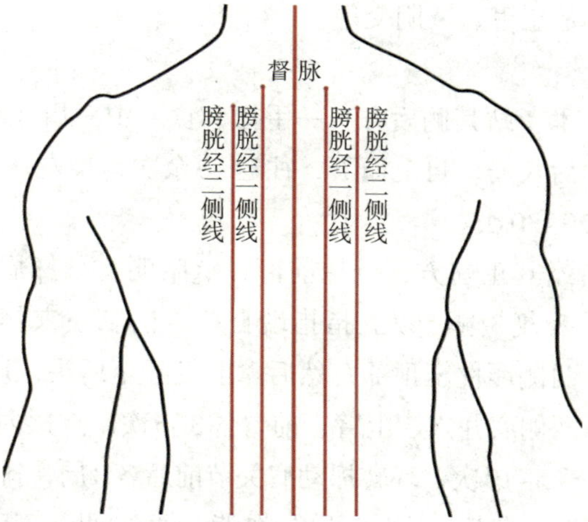

图5-2-1　背部五线

（二）基本手法

1.拨法　术者用四指分别在五条线的位置由上向下施拨法（如拨算盘珠子）3次，使表皮发红，拨法可以刺激督脉和足太阳膀胱经的腧穴。

2.摩法　术者用双手指掌在五条线的位置上往返各抚摩3次，摩法可以促使督脉和足太阳膀胱经气血循行更通畅，两腰窝处更需反复摩挲。

3.叩击法　术者用双手或一手五指并拢成梅花针形，以腕部自然的上、下摆动，屈、伸带动手指端，使之垂直于患者体表，着力于施治部位，力量要均匀和缓，呈小鸡啄米状。沿五条线由上向下轻快地叩击，每条线各3次。击打是通过强力刺激督脉和足太阳膀胱经以及周围的皮肤、肌肉、穴位、神经，使其兴奋并达到治疗目的的一种手法。

4.捏法　术者分别在五条线的位置，用双手的拇指、食指以及中指提捏皮肤并由上向下移动3次，经第三、四腰椎时，用力高提3次（此时可听见响声）。

5.拍法　此法与叩击法相似，拍的轻重、快慢程度不同，可取得“兴奋”或“镇静”的不同效果，如叩、敲、打等重快的手法可起到兴奋紧张的作用，如拍、小击等轻慢的手法可起到平和舒缓的镇静作用。

（三）基本方法

1.方法一

（1）施术部位：百会、风池、大椎、睛明、迎香、人中、承浆、肩井、内关、神门、八髎、足三里、三阴交等。

（2）操作程序

①患者坐位，术者站其侧后方，一手拇、食、中三指指腹扶持其前额，另一手捏拿风池及颈后大筋，自上而下，往返10余次，推左、右桥弓（即双侧胸锁乳突肌），每侧20~30次。

②继上，术者站其正前方，分抹前额，点睛明，分抹眉弓、迎香、人中、承浆穴各3~5次，反复3遍。以五指指端自率谷向脑空穴扫散颞部20~30次，以两掌小鱼际平推两侧颞枕至顶部，然后拿前发际至后头，反复3~5遍。

③术者双手拿两侧肩井穴、上臂、前臂各3~5次，点揉内关、神门穴各1分钟，平推上臂、前臂5~10次，环转摇动肩关节前后各3周，抖上肢1~2分钟。

④术者站于患者身后一侧，平推胸背、两胁肋、上腹部、腰骶部各20~30次。

⑤患者俯卧位，术者以掌心振百会、拳背振大椎以及八髎各3次，背部施以捏脊法3~5遍，揉拿足三里、三阴交穴各2分钟结束。

2.方法二

（1）施术部位：百会、大椎、风池、脾俞、心俞、肾俞、中脘、合谷、劳宫、足三里等。

（2）操作程序

①患者先取坐位，术者点按百会穴2分钟，然后沿其督脉向后推至大椎穴，重叩大椎穴5~10次，擦后颈部两侧，每侧20~30次，点揉风池3~5分钟，擦背部膀胱经20~30次。

②患者改俯卧位，术者以一指禅推心俞、肾俞、脾俞各3分钟，横擦腰骶、叩脊3~5次。

③患者改仰卧位，术者以一指禅推中脘穴2分钟，后以掌根揉腹部10~20分钟。上肢从肩抹向肘至腕，按揉合谷、劳宫穴各2~3分钟，下肢重捏足三里穴2分钟，然后用抖、摇法放松肢体。

3.方法三

（1）施术部位：印堂、人中、百会、肝俞、少商、大陵、鸠尾、丰隆、大椎等。

（2）操作程序

①患者先取坐位，术者由印堂穴向两侧颞部抹5~10次，用力适中，点揉

人中2分钟，中等强度力道，以患者能耐受为度，然后沿其督脉从印堂推至百会，再至大椎，反复5~10次，以拳背振大椎3次。

②术者五指分叉放松如梳头状给患者由前至后梳理头部10~20次，至患者脑部有热胀感为度。

③患者改俯卧位，术者着重点按其肝俞穴3分钟，叩脊3~5次。

④患者改仰卧位，术者沿胸骨自上而下推擦、点按鸠尾穴3~5分钟，上肢沿手三阴经循行路线推擦20~30次，点揉大陵、少商各2~3分钟；下肢沿足三阳经循行路线推擦20~30次，点揉足三里、丰隆各3~5分钟，然后用抖、摇、搓法放松肢体。

各法均每日1次，10次为1个疗程。

三、患者自我按摩方法

由于抑郁症病程较长，易受各种条件限制，当医生、家人、朋友都无法帮助患者的时候，患者可学习自我按摩手法，坚持日久即见效。具体如下（患者取坐位）。

1.干洗脸　双手掌于整个颜面部循环轻柔搓洗，共10次。

2.指梳头　双手十指张开，用十指指腹从前额沿头顶及两侧梳至颈部，共10~20次。

3.推胸胁　先将双手掌置于胸部，双手均五指并拢分置于胸骨，自胸骨上凹陷处用力推至剑突处，共10~20次。再将双手置于同侧胸胁部，双侧同步往返推擦10~20次。

4.推少腹　双手平置于少腹左右侧，五指并拢，沿两侧腹股沟往返推擦10~20次。

5.拍打胸腹　双手掌心略凹，五指微并，轻轻拍打胸、胁、肋、腹等处。

第三节　刮痧疗法

刮痧是中医学的优秀成果之一，可集针灸、按摩、拔罐、点穴之优势，通过运用刮痧板或其类似物刺激人体相关经络腧穴，而达到活血化瘀、疏经通络、清热解毒、健脾和胃、强身健体之目的。西医学将刮痧疗法视为一种特殊的物理学疗法，通过对特定皮肤部位的刮拭，使人体末梢神经或感受器产生效应，进而增强机体的免疫功能，对循环、呼吸中枢具有镇静作用，促进神经体液调节，促进全身新陈代谢。总之，刮痧疗法行气活血，镇静安神，可对抑郁症患者起到全身良性调节作用。选择抑郁症相关穴位进行刮拭，能活血行气，疏肝解郁，平衡脏腑阴阳，使高级神经活动恢复平衡，从而改善抑郁情绪，同时可治疗与抑郁症伴发的失眠、呕吐、纳差等症状。

一、具体方法

刮痧的具体操作方法如下。

1.患者取舒适体位，充分暴露施治部位，并用温水洗净局部。

2.用刮痧板或边缘光滑的汤匙（或铜币等）蘸上刮痧介质（如麻油、菜籽油、花生油、豆油、清水等），在需要治疗的部位单向重复地刮痧，施术期间可多次添加刮痧介质以保证局部润滑，防止皮肤刮破。

3.刮痧方向一般是由上而下，由内向外，由中间刮向两侧，单向刮拭，不可来回刮动。每次每处需刮大约20下，直到皮肤出现深红色痧痕为止。

4.刮痧部位大多选在患者背部或颈部两侧，也可根据病情需要，选择特定的穴位进行刮痧。在特定穴位施以刮痧疗法，除可疏通经络、行气活血外，还具有该穴本身的作用。刮拭的顺序：先面部，之后依次为背部、腰部、腹部、腕掌侧、手背、小腿内侧、小腿后侧。

5.每一部位可刮出2~4条或4~8条痧痕。刮痧时避开骨头凸起处，按部位不同，痧痕可表现为直条或弧形。

6.刮痧补泻法。“虚者补之，实者泻之”是中医治疗的基本法则之一。在抑郁症的刮痧治疗中，也要遵循一定的补泻原则。对于实证，可使用泻法，即刮痧按压力大，速度快，刺激时间较短。对于虚证，则要求采取补法，即刮痧按压力小，速度慢，刺激时间长。

二、辨证治疗

1.肝气郁结型

（1）症状：精神抑郁，情绪不稳定，悲观厌世，常唉声叹气，情绪起伏时会有胸闷，胁肋疼痛，痛处不固定，腹胀，打嗝，胃纳不佳，苔薄腻，脉弦细。

（2）治则：疏肝解郁，健脾和胃。

（3）部位：胆经：双侧肩井；膀胱经：双侧肝俞至胆俞；任脉：膻中；肝经：双侧期门、章门；三焦经：双侧支沟至外关；胆经：双侧阳陵泉至外丘。

（4）操作：患者坐位，先刮肩井，次刮背部膀胱经，再刮腹部穴位（任脉、肝经），最后刮上肢、下肢穴位（三焦经、胆经）。刮痧前先涂刮痧润滑剂以保护皮肤，刮痧力度宜大，用泻法，隔日1次。

2.气郁化火型

（1）症状：平时性格急躁易怒，胸部及两胁胀满，口干而苦，头痛目赤，耳鸣，胃内嘈杂，口中吞酸，大便秘结，舌红苔黄，脉弦数。

（2）治则：清泻肝火，疏理肝气。

（3）部位：督脉：大椎；膀胱经：膈俞、肝俞、胆俞、神堂等穴；肝经：行间、太冲；心包经：内关；心经：神门。

（4）操作：患者俯卧，重刮大椎、膈俞、肝俞、胆俞等穴，即用泻法刮痧；行间、太冲亦用泻法；神堂、内关、神门用补法刮痧，要求轻柔缓慢。每穴刮拭2~3分钟，以皮肤潮红或瘀紫为度。隔日1次。

3.心脾两虚型

（1）症状：思虑过多，疑心较重，头晕，精神不济，底气不足，胆小怕事，失眠健忘，胃口差，面无光泽，大便稀溏，舌质淡，苔薄白，脉细。

（2）治则：益气养血，健脾养心。

（3）部位：膀胱经：心俞、脾俞；任脉：中脘；胃经：足三里。

（4）操作：用补法刮痧，即力度轻，速度慢，给予持久刺激。每穴刮拭3~5分钟，每日或隔日1次。

4.心肾阴虚型

（1）症状：情绪不宁，心慌，健忘，失眠，多梦，心烦，手足心热，夜间盗汗，口咽干燥，舌红少津，脉细数。

（2）治则：滋肾清心，交通心肾。

（3）部位：膀胱经：心俞、肾俞；心经：神门；肾经：太溪；脾经：三阴交。

（4）操作：用补法刮痧，力度轻，速度慢，给予持久刺激。刮痧前先涂刮痧润滑剂以保护皮肤。每穴操作3~5分钟，每日或隔日1次。

5.痰气郁结型

（1）症状：精神抑郁，胸部满闷，胁肋胀痛，咽中如有异物梗塞，吞之不下，吐之不出，苔白腻，脉弦数。

（2）治则：理气解郁，化痰散结。

（3）部位：任脉：膻中；心包经：双侧内关至大陵；胃经：双侧丰隆；膀胱经：双侧心俞至脾俞。

（4）操作：先刮背部膀胱经和腹部任脉穴位，再刮上肢穴位（心包经），最后刮下肢穴位（胃经）。刮痧前先涂刮痧润滑剂以保护皮肤，刮痧力度要大，用泻法，隔日1次。

6.气滞血瘀型

（1）症状：心中烦闷不舒，有自杀企图，情绪不宁，胸胁闷痛，痛有定处，入夜尤甚，妇女或有闭经，思维联想缓慢，运动迟缓，舌质暗，或有瘀斑，脉沉涩。

（2）治则：疏肝理气，活血化瘀。

（3）部位：督脉：印堂、百会、上星至神庭穴；膀胱经：双侧心俞至膈俞。

（4）操作：用泻法刮痧，即力度要大，刮拭速度快。每穴刮拭2~3分钟，头部穴位可用牛角梳来代替刮痧板，隔日1次。

7.心神惑乱型

（1）症状：精神恍惚，情绪低落，兴趣索然，终日郁郁，唉声叹气，懒言少动，对生活失去信心；或心神不宁，多疑易惊，悲忧善哭，喜怒无常；或常打呵欠；或手舞足蹈，骂人喊叫等，重则有自杀观念和行为；脑力体力均感下降，乏力腰酸；舌质淡，脉弦。男性多伴有阳痿，遗精；女性多有月经不调，性欲缺乏。

（2）治则：缓急，养心安神。

（3）部位：夹脊穴。

（4）操作：患者俯卧，用补法刮痧，即刮痧力度轻，速度慢，刺激持久。在患者夹脊穴刮痧可起到镇静安神、调整神经系统功能、缓解肌肉紧张痉挛的作用，尤其适合心神惑乱型抑郁症患者。

三、注意事项

1.刮痧应避开皮肤黑痣、肿块、手术瘢痕等部位。

2.体部有孔处，如肚脐、眼、鼻、口、乳头、生殖器等部位不宜刮痧。

3.刮痧力度适中，不宜过轻或过重，应根据患者耐受力而定。

4.刮痧后介质不宜立即擦干净。

5.刮痧后休息30分钟方可活动。

6.刮痧后3~4小时方可用温水洗澡。

7.刮痧部位可隔次左右交替。若刮拭同一部位，应间隔3~5天，待皮肤由紫红或暗红逐渐变浅淡后方可再次进行刮痧。

8.刮痧晕厥处理方法：去枕平卧，松开衣服、腰带；刮拭人中穴，待清醒后喝温糖水，休息30分钟即可。

第四节　拔罐疗法

拔罐疗法是选用口径不同的玻璃罐、陶瓷罐或竹罐等，通过燃火、蒸煮或抽气等办法使罐内的气压低于大气压，即形成负压，根据患者的不同需求，吸拔在特定部位皮肤上以治疗疾病的方法。根据中医学理论基础，拔罐疗法可疏通经络、活血散瘀、吸毒排脓，并能通过经络的内外连通作用，起到调节全身功能、平衡阴阳、扶正祛邪的作用。现代研究证明，拔罐通过机械和温热刺激，除了可以改善皮肤的呼吸和营养状况，有利于汗腺和皮脂腺的分泌等局部作用外，还有兴奋中枢神经系统，增强人体免疫功能，改善血液循环的整体功能。鉴于此，拔罐疗法可以用于抑郁症的治疗，通过在特定部位拔罐来调节患者兴奋（或抑郁）的神经，使之趋于稳态平衡，达到治疗疾病的目的。

一、常用罐子种类

1.玻璃罐　采用耐热质硬的透明玻璃制成，形状如笆斗，肚大口小，口边微厚而略向外翻，大小型号不等。优点是清晰透明，使用时可以看到罐内皮肤的瘀血、出血等情况，便于掌握拔罐治疗的程度，特别适用于刺络拔罐法。缺点是闪火时罐体导热快，易烫伤皮肤，且容易破碎。

2.抽气罐　分为连体式与分体式两类。连体式是将罐与抽气器连结为一体，其上半部为圆柱形的抽气筒，下半部是呈腰鼓形的罐体，采用双逆止阀产生负压，吸附力可随意调节；分体式是罐与抽气器分开，使用时再连接，有橡皮排气球抽气罐、电动抽气罐等。抽气罐的优点是可以避免烫伤，操作方法容易掌握。不足之处是没有火罐的温热刺激。

3.多功能罐　多功能罐是指功用广泛的拔罐方法，是现代科技发展的产物，如将罐法与药液外敷相结合，或罐法与电磁相结合等制作而成的罐。多功能罐增强了单纯拔罐的疗效，拓宽了罐法的适应证，且操作十分简便，但这种多功能罐往往存在吸拔力不强的问题。

大体上来说，只要能够吸牢皮肤，而又不损伤皮肤的类似物件，都可以用来做吸拔的罐子。民间多就地取材，如用小瓷杯、玻璃小茶杯，还有各种不同规格陶瓷或玻璃罐子，也有的用家庭量米用的竹筒等。医疗机构中多用特制的玻璃罐。在家庭中，患者可根据自身具体情况选择合适的罐子进行治疗。

二、常用的吸拔方法

1.火罐法　即闪火法，最常用。燃烧可消耗罐中部分氧气，火焰的热力也会使罐内的气体膨胀而排除罐内部分空气，使罐内气压低于大气压，罐子便可吸附于施术部位的皮肤上。火罐法吸拔力的大小与罐具的大小和深度、罐内燃火的温度和方式、扣罐的时机与速度及扣罐时再进入罐内的空气多少等因素有关。若罐具深而大，在火力旺时扣罐，罐内热度高，扣罐动作快，下扣时空气再进入罐内少，则罐的吸拔力大；反之则小。可根据临床治疗需要灵活掌握火罐法。火罐法最常用的吸拔方法和闪火方法如下：用镊子或止血钳等夹住干湿适中的95%酒精棉球，或用纸卷成筒条状，点燃后在火罐内壁中段绕1~2圈，或短暂停留后，迅速退出并及时将罐扣在施术部位上即可吸住。此法比较安全，不受体位限制，是较常用的拔罐方法，需注意操作时不要用明火烧灼罐口，以免罐口温度过高灼伤皮肤。

2.水罐法　一般选用竹罐，在锅内加水煮沸，使用时用卵圆钳倒夹竹罐的底端，甩去罐内沸水，并用湿毛巾紧扣罐口，趁热将罐扣在施术部位上即能吸住。此法适用于任何部位拔罐，其吸拔力小，操作需快捷。

3.抽气法　抽气罐连接抽气筒，先将备好的抽气罐紧扣在需要拔罐的部位上，用抽气筒将罐内的空气抽出，使之产生适当的负压即能吸住，此法适用于任何部位拔罐。

4.走罐法 又名行罐法、推罐法、飞罐法。一般用于面积较大，肌肉丰厚的部位，如腰背部、大腿等处。须选口径较大的罐，罐口要求平滑厚实，最好选用玻璃罐。先在罐口或在治疗部位皮肤上涂适量润滑油脂（选择的介质可参考推拿疗法一节），将罐吸拔好后，以手握住罐底，在推动方向的后边着力使罐体向后微倾，推动罐体向前，使之在皮肤表面进行上下或左右或循经来回推拉移动，至皮肤潮红为度。

5.起罐法 起罐亦称脱罐。用一手拿住火罐，另一手轻轻按住罐口边缘的皮肤，或将抽气罐特制的进气阀拉起，待空气进入罐内后，罐即落下。切记不可硬拔，以免损伤皮肤。若起罐太快，造成空气快速进入罐内，负压骤减，易使患者局部感觉疼痛。

三、辨证治疗

1.肝气郁结型

（1）症状：精神抑郁，情绪不稳定，悲观厌世，常唉声叹气，情绪起伏时会有胸闷，胁肋疼痛，痛处不固定，腹胀，打嗝，胃纳不佳，苔薄腻，脉弦细。

（2）治则：疏肝解郁，理气畅中。

（3）部位：督脉、膀胱经、大椎、肾俞。

（4）操作：运用走罐的方法，先吸拔从第7颈椎至骶尾部的督脉及其两侧的足太阳膀胱经循行部位，至背部皮肤潮红为度。将罐分别留拔于大椎及左右肾俞穴，留罐10分钟，每周治疗2次，6次为1个疗程。

2.气郁化火型

（1）症状：平时性格急躁易怒，胸部及两胁胀满，口干而苦，头痛目赤，耳鸣，胃内嘈杂，口中吞酸，大便秘结，舌红苔黄，脉弦数。

（2）治则：清泻肝火，疏理肝气。

（3）部位：胆俞、膻中、内关、肝俞。

（4）操作：患者仰卧，取口径适合的玻璃罐，用闪火法在膻中穴和内关穴拔10分钟；再俯卧，同前法在胆俞穴和肝俞穴拔罐10分钟。隔日1次，10次为1个疗程。

3.心脾两虚型

（1）症状：思虑过多，疑心较重，头晕，精神不济，底气不足，胆小怕事，失眠健忘，胃口差，面无光泽，大便稀溏，舌质淡，苔薄白，脉细。

（2）治则：益气养血，健脾养心。

（3）部位：心俞、脾俞、三阴交、足三里。

（4）操作：患者仰卧，取口径合适的玻璃罐，用闪火法在同一侧心俞穴和脾俞穴拔10分钟；再让患者仰卧，同前法在一侧的足三里穴和三阴交拔罐。第二天再拔另一侧穴位，每天1次，两侧穴位交替进行。10天为1个疗程。

4.心肾阴虚型

（1）症状：情绪不宁，心慌，健忘，失眠，多梦，心烦，手足心热，夜间盗汗，口咽干燥，舌红少津，脉细数。

（2）治则：滋肾清心，交通心肾。

（3）部位：心俞、肾俞、三阴交、内关。

（4）操作：患者仰卧，先用三棱针在同一侧内关穴、三阴交穴点刺3下，然后取口径合适的玻璃罐，用闪火法在点刺穴位上拔5分钟；再令患者俯卧，用前法在同侧心俞穴、肾俞穴拔罐。第二天，拔另一侧穴位。每天1次，两侧穴位交替进行，10天为1个疗程。

5.痰气郁结型

（1）症状：精神抑郁，胸部满闷，胁肋胀痛，咽中如有异物梗塞，吞之不下，吐之不出，苔白腻，脉弦数。

（2）治则：理气解郁，化痰散结。

（3）部位：肾俞、心俞、膈俞、周荣。

（4）操作：患者俯卧，用闪火法吸拔上述背俞穴，留罐10分钟；起罐后侧卧，在周荣穴的范围内再拔5~8分钟，每周治疗2次，6次为1个疗程。

6.气滞血瘀型

（1）症状：心中烦闷不舒，有自杀企图，情绪不宁，胸胁闷痛，痛有定处，入夜尤甚，妇女或有闭经，思维联想缓慢，运动迟缓，舌质暗，或有瘀斑，脉沉涩。

（2）治则：疏肝理气，活血化瘀。

（3）部位：肝俞、血海、膈俞、内关。

（4）操作：患者坐位，先用三棱针在其膈俞穴点刺数下，然后取口径较适合的玻璃罐，用闪火法拔在身体同侧的上述穴位上，留罐5分钟。起罐时注意膈俞穴出血的情况。第二天再拔另一侧的穴位，每天1次。两侧穴位交替进行，10天为1个疗程。

7.心神惑乱型

（1）症状：精神恍惚，情绪低落，兴趣索然，终日郁郁，唉声叹气，懒言少动，对生活失去信心；或心神不宁，多疑易惊，悲忧善哭，喜怒无常；或常打呵欠，或手舞足蹈，骂人喊叫等，重则有自杀观念和行为；脑力体力均感下降，乏力腰酸；舌质淡，脉弦。男性多伴有阳痿，遗精；女性多有月经不调，性欲缺乏。

（2）治则：缓急，养心安神。

（3）部位：大椎、神道、神阙。

（4）操作：患者先俯卧，取口径合适的玻璃罐，用闪火法在大椎穴和神道穴拔罐5~10分钟；再仰卧，同前法在神阙穴拔罐5分钟。隔日1次，10次为1个疗程。

四、特定情况下的拔罐疗法

1.精神不振

（1）取穴：背部膀胱经第一侧线（后背正中旁开1.5寸，见图5-2-1）。

（2）操作：患者俯卧，裸露背部。在患者背部涂适量按摩乳，先用闪火法将罐吸拔在肩胛部，然后轻提罐口沿膀胱经第一侧线由上而下行罐，至腰部再返回向上；如此反复操作，在患者耐受范围内行罐2~3分钟。一侧拔完后，再拔另一侧。隔日1次，10次为1个疗程。

2.食欲缺乏

（1）取穴：中脘、足三里。

（2）操作：患者仰卧，取合适口径的玻璃罐，用闪火法吸拔中脘和双侧足三里，留罐5~10分钟。隔日1次，10次为1个疗程。

3.失眠

（1）取穴：承山。

（2）操作：患者俯卧，膝盖以下腿部暴露。在小腿肚涂上适量按摩乳，先用闪火法将罐吸拔在腘窝以下处，轻提罐口由上而下行罐至脚踝，再沿小腿肚返回，如此反复操作2~3分钟，最后吸拔在承山穴上，留罐5分钟。隔日1次，10次为1个疗程。

4.嗜睡

（1）取穴：背俞穴、肩井。

（2）操作：患者俯卧，在背部膀胱经第一侧线涂适量按摩乳，用走罐法由上而下吸拔背俞穴，至背部潮红为度；患者坐位，用闪火法吸拔双侧肩井穴，留罐5~10分钟，隔日1次，10次为1个疗程。

5.头痛

（1）取穴：风池、肝俞。

（2）操作：患者坐位，取口径合适的玻璃罐，用闪火法吸拔上述穴位，留罐5~10分钟，隔日1次，10次为1个疗程。

6.便秘

（1）取穴：肾俞、太溪、三阴交、天枢。

（2）操作：患者俯卧，用闪火法拔双侧肾俞穴，留罐10分钟；起罐后仰卧，同法拔太溪、三阴交、天枢，留罐10分钟。隔日1次，10次为1个疗程。

五、注意事项

1.拔罐时因要暴露体表皮肤，故须注意保暖，防止受风受凉。

2.初次拔罐、容易紧张及年老体弱等易发生意外反应的患者，宜选用小罐具，且拔的罐数要少，宜采取卧位。注意随时观察患者的面色、表情，以便及时发现和处理意外情况。若患者有晕罐征兆，如头晕、恶心、面色苍白、四肢厥冷、呼吸急促、脉细数等症状时，应及时取下罐具，使患者平卧，取头低脚高位。轻者喝些温热开水，静卧片刻即可恢复；重者可针刺百会、人中等穴位以醒脑开窍。

3.拔罐以肌肉发达、皮下组织丰富及毛发较少的部位为宜。皮薄肉浅、五官七窍等部位不宜拔罐。前一次拔罐部位的罐斑未消退之前，不宜在原处拔罐。

4.拔罐动作要稳、准、快，可根据病情轻重及患者体质的不同情况掌握吸拔力的大小。一般来说，罐内温度高、扣罐速度快、罐具深而大，吸力则大；反之则小。若吸力不足应重新拔，吸力过大可按照起罐法稍微放进一些空气。

5.臀部、大腿等肌肉厚实的部位可适当延长拔罐时间；头部、胸部等肌肉较薄的部位可缩短留罐时间。天气寒冷时拔罐时间可适当延长；天气炎热时可适当缩短。

6.拔罐时，患者不要移动所拔部位，以免罐具脱落。拔罐数目多时，罐具间的距离不宜太近，以免罐具牵拉皮肤产生疼痛或因罐具间互相挤压而脱落。

7.拔罐后出现水疱，可不进行处理，注意防止擦破，任其自然吸收；可以涂少许龙胆紫药水，或用少量75%酒精消毒后，敷盖消毒敷料。

8.有出血倾向者，或患有出血性疾病者，禁止拔罐；身体状态不佳者，如过度疲劳、过饥、过饱、过渴等，不宜拔罐。

第五节　耳穴疗法

耳穴分布如一个胚胎倒影，耳穴疗法符合胚胎倒像学说。根据医学全息理论，每一个机体都是由若干个全息胚组成的。任何一个全息胚都是机体的一个独立的功能和结构单位。在每个全息胚内部包含着人体各种器官或部位的对应点，耳部就是其中一个全息胚。在中医学理论中，耳与经络脏腑有着相当密切的联系。《灵枢·邪气脏腑病形》记载：“十二经脉，三百六十五络，其血气皆上于面而走空窍……其别气走于耳而为听。”《灵枢·经脉》则论述了六条阳经在耳郭的分布走行，六阴经虽未直接入耳，但都通过其经别与阳经相合，而与耳相联系，故可通过刺激耳部的相应穴位调节脏腑、疏通经络、调和阴阳，达到阴平阳秘的状态，进而治疗各种疾病。

耳穴疗法又称为耳穴压籽法、压豆法、压丸法，是指选用质硬而光滑的小粒药物种子或药丸等贴压耳穴以防治疾病的方法，具有安全无创的特点，且能够起到持续按压刺激相应部位的作用，易被患者接受。因此在日常生活中，可采用这种简单易行的方法来辅助治疗抑郁症。

一、取穴

肝、脾、心、脑、三焦、交感、枕、神门、皮质下、内分泌、神经衰弱点。本组选穴中，肝、脾、心、三焦可调理脏腑气血，疏肝解郁。交感、枕、神门、皮质下、内分泌、神经衰弱点可调神理气，镇静安神。诸穴合用，治疗抑郁症可获良效。

二、随症配穴

肝郁喜太息者加大肠；易怒者加耳尖；记忆衰退者加脑干；气郁痰滞伴强迫思维者加三焦、肾上腺；纳呆、体重下降者加口、食道；恐惧者加肾上腺；气滞血瘀伴疼痛者加耳中；中焦胀满者加十二指肠；气血两虚伴神疲者加胰；肢冷恶寒者加相应四肢穴位。

三、耳压选材

可用于做耳压材料的有王不留行籽、油菜籽、小米、绿豆、白芥子等。临床上多用王不留行籽，因其表面微粗糙，对耳穴有一定的刺激作用，且大小和硬度都适宜。应用前可用沸水烫洗两分钟，晒干装瓶备用。

四、操作

将王不留行籽置于约0.5cm×0.5cm的胶布上，用镊子夹住，贴敷在选用的耳穴上，每穴压1粒，稍用力按压片刻以加强刺激，患者每日按压4~5次，每次3~4分钟，3~4天更换1次，3次（10天）为1个疗程，治疗3个疗程，共30天。

五、注意事项

使用此法时，应防止胶布潮湿或污染；耳郭局部有炎症、冻疮时不宜贴压；对胶布过敏者，可缩短贴压时间并加压肾上腺、风溪；按压时，切勿揉搓，用力过大，以免搓破皮肤，造成感染。夏天天气炎热，可1~2天更换1次，注意清洁，避免感染。（图5-5-1 耳穴图）

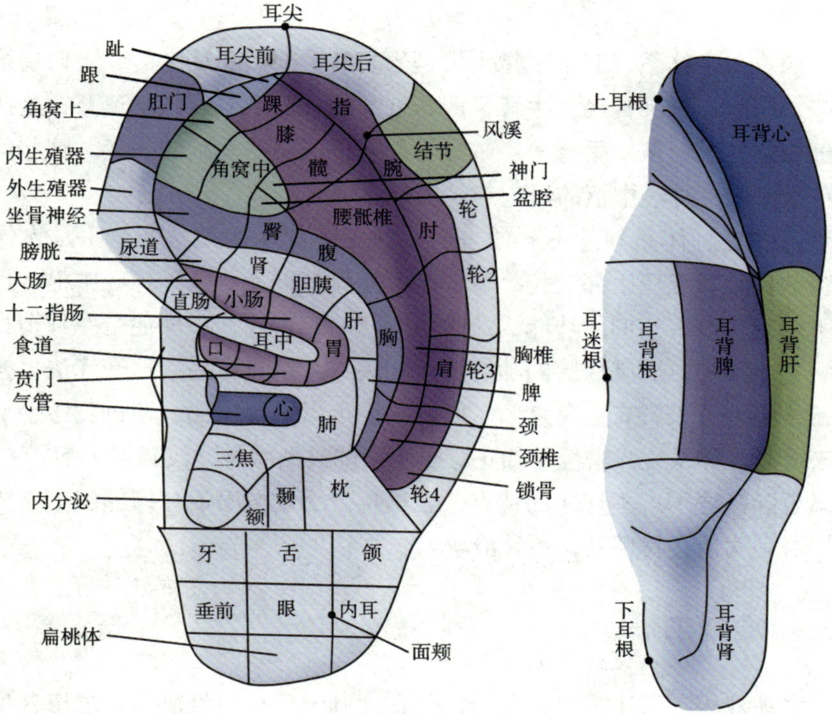

图5-5-1　耳穴图

第六节　手穴按摩

手是人体的运动器官，也是人体的感觉器官。人体的头和手都是裸露出来的器官。手和头脑、神志、思想感情有着密切的关联。

从生理病理学的角度看，手部经络和神志、精神有着密切的联系。手少阳三焦经的关冲治头痛、心烦、舌强，中渚治头痛、眩晕；手厥阴心包经的中冲主治中风昏迷、舌强不语；手太阳小肠经的前谷、后溪治惊风、抽搐，少泽治头痛、昏迷；手少阴心经的少府治悲恐善惊，神门治痴呆、恍惚、健忘；手阳明大肠经的三间治嗜睡，阳溪治癫、狂、痫。

从经络体系看，手上有六条经络，其中太阴肺经管呼吸系统，阳明大肠经管消化系统，厥阴心包经管血液循环系统，少阳三焦经管能量和激素的生化和传输以及新陈代谢，少阴心经管心脏的功能，太阳小肠经管泌尿生殖和消化系统。

按照反射学体系，五个手指头尖是额窦的手部病理反射区，大拇指第一节是大脑、小脑、三叉神经，手背第四、五掌指关节后方有内耳迷路，这些是人体神经中枢的反射区，手背第二掌骨骨侧穴位群反映头脑的病变。这些反射区和穴位是头脑、神经中枢的反应点，也是治疗点。

手部的三种体系都从不同的方面反映脏腑的功能和病变。手是人体神志和脏腑的代表。点压手部穴位、反射区反应点，可活跃头脑神经中枢，也可活跃五脏六腑，改善它们的功能，祛除病变，治疗疾病。抑郁症是一种精神障碍性疾病，与脑神、五脏六腑的功能密切相关，采用点压手穴这一疗法，操作简便易行，坚持下来就有显著疗效。因此我们可以按摩手部，通过刺激手部反射区，来提高神经系统兴奋性，纠正脏腑阴阳的失衡状态，改善抑郁症状。

患者除需要了解本疗法的特点，尝试接受手穴按摩治疗抑郁症，还要坚持治疗，否则病情容易反复，不易治愈。

一、准备工作

1.术前放松 点压手穴，可给穴位良性刺激，畅通气血。要求患者身心放松，意守手部穴位。患者在治疗之前，静坐5~10分钟，默念数字，或内视手穴，在手穴上反复划圈。要求患者面带微笑，面部表情可以影响思想情绪的改变，因此面带微笑，是身心放松的开端。

2.饮用热水 点压之前，将需被点压的手搓热，饮用热水，促进血液循环，提高疗效。饮水量因人而异，以口中湿润为度。

3.术前护肤 点压之前，在反应点上涂护肤油（介质的选择可参考推拿疗法一节），防止皮肤擦伤。点压之后，若不慎起水疱，勿戳破，防止感染，待其自然吸收即可。手的皮肤薄嫩，要注意保护皮肤，特别是手背的皮肤。必要时，可减少单次刺激量，增加每天刺激次数，或者双手轮换治疗，或者用指尖而非指甲点压，以保护手部皮肤，切忌病久心急，稍有疗效，就猛力点压，引起手部红肿。

二、具体方法

1.常用反射区

（1）头（大脑，在掌面拇指指肚）。

（2）脑垂体（在拇指指肚中心）。

（3）肾上腺（在掌面第三掌骨桡侧，手掌横纹之下，与劳宫穴同位，握拳中指指尖尽处）。

（4）胃（在掌面中指的中线与大鱼际交界处偏桡侧）。

2.按摩刺激手法

（1）压按法：大拇指在反射区上向深处按压下去，其余四指在反射区的反面即手背处相应区对顶着。

（2）揉按法：大拇指在手掌面的反射区依顺时针方向揉按。

（3）推按法：大拇指垂直于反射区的肌纤维推按。

（4）捆扎法：用橡皮筋等捆扎手指，此法可使手指部位反射区获得更强烈、持久有效的刺激。

（5）夹法：用反射夹或一般的晒衣夹夹住相应反射区的位置，以获得更强更持久的刺激。

（6）挤压法：双手十指互相交叉用力握紧，挤压手指，此法可放松精神，促进全身神经系统兴奋。

（7）顶压法：双手指尖相互对顶，也可用梳子、铅笔或类似的器具顶压反射区域。

运用上述的刺激手法每周至少刺激按摩2次，每次15分钟。持之以恒，便可取得显效。但需特别注意，对于实证，若刺激的力度不够大是毫无效果的；对于虚证则应轻柔按摩相应部位（图5-6-1 手穴图a、图5-6-2 手穴图b）。

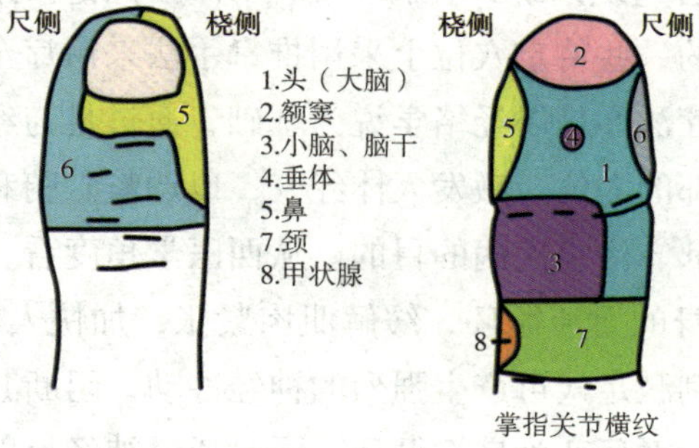

图5-6-1　手穴图a

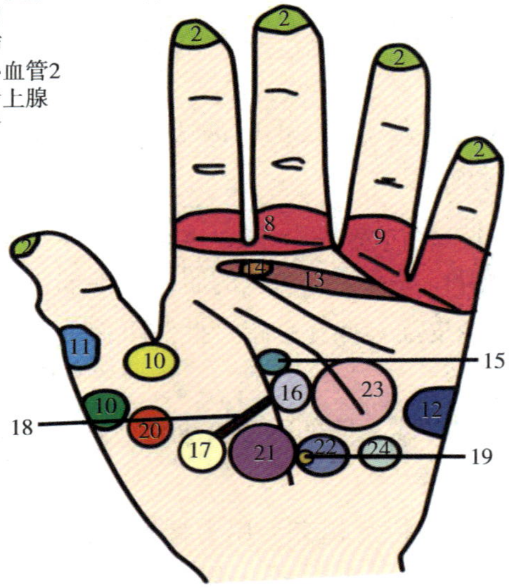

图5-6-2　手穴图b

第七节　足穴按摩

人体所有的器官组织系统，在脚上都可以找到相应的点，即所谓的足穴。足穴疗法是在足部的一些特定穴位上采用推拿手法来治疗全身病证的方法。从中医角度来说，本疗法亦是以经络学说为基础，通过足与经络、脏腑、气血的密切关系，刺激足部的穴位，激发人体经气，以调整脏腑和各部组织、器官的联系，达到扶正祛邪、治疗疾病的目的。从西医学角度看，按摩这些穴位反射区能促进局部和全身的血液循环，缓解肌肉紧张，加快人体的新陈代谢功能，提高自身免疫力。刺激足穴可产生强烈的神经冲动，阻断其他病理冲动传入神经中枢，将病理恶性循环变为良性循环，同时通过神经反射活动，启动机体内部的调节机制，活化各器官组织的功能，释放各种治疗因子，从而起到治病防病的作用。

由于足穴按摩法是在足部取穴按摩，减少了患者脱、穿衣服等环节，较为省时、省事。对于抑郁症患者来说，无论是自我按摩足穴还是家人帮助其治疗，都较为简便安全，易于推广。

一、具体方法

1.抑郁症按摩常用的足底反射区

（1）心脏。

（2）大脑。

（3）甲状腺。

（4）肾上腺。

（5）垂体。

2.具体操作

患者自我按摩或他人帮助按摩皆可。足穴按摩可选在临睡前进行，先将双脚用热水浸泡10分钟，使全身放松。擦干后，首先从足趾到足跟来回按摩一遍，然后重点按摩上述抑郁症常用反射区，可用拇指或指间关节掐、按、揉，力度适宜，顺序一般是先左后右。按摩时，总体顺序不能乱，但可根据具体情况进行小方面的变动。通常每个反射区操作3~5分钟，每次按摩的时间以30~40分钟为宜。可隔日1次或每周2次，10次为1个疗程。

二、注意事项

1.操作过程中，注意足部的保暖，尤其在冬季。

2.对于伴有心衰、肾病及水肿等严重疾患的患者，操作时间应缩短。

3.当足部有外伤、脓肿时，应避开患处，可在另一只脚的相同部位进行按摩，若因按摩造成局部皮肤红肿、瘀血，可在患处涂抹适量红花油，并暂停按摩，故操作者应注意调整适宜的力度。

4.有些患者经过足部按摩后，会出现低烧、腹泻、尿液颜色变深等症状，均为正常现象，可继续进行治疗。

足穴疗法是一种很好的治病方法，若未能经常进行专业足底按摩，坚持天天用艾叶水泡脚也可起到一定作用。患者可于每天睡觉前，在足浴盆底平铺一层鹅卵石，再倒入热的艾叶水，热度以能够耐受为度，让双脚在水中浸泡，踩踏鹅卵石10~15分钟，再配合自我足部按摩，也具有一定保健作用。（图5-7-

1 足穴图）

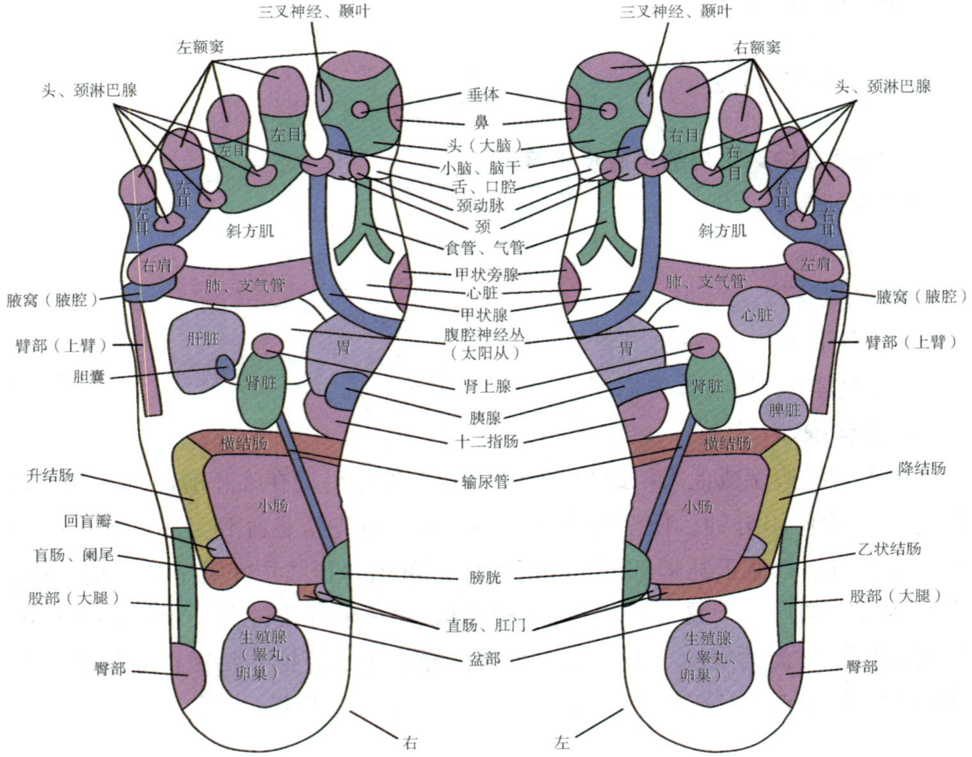

图5-7-1　足穴图

第八节　穴位贴敷疗法

贴敷疗法是将药物贴敷于身体特定部位如穴位、手心、足心、肚脐等，发挥药效与特定部位疗效双重作用的治病方法，属于外治法的一种。穴位贴敷给药方法的生物利用度高于一般给药方法，因腧穴对药物具有敏感性和放大效应，通过药物对皮肤的刺激引起局部血管扩张，促进局部和周身的血液循环，增强新陈代谢，改善局部组织营养，提高机体免疫功能，同时随着药物进入体内，可起到药物的治疗调理作用，达到解郁调神的目的。

贴敷疗法见著于历代典籍，且广泛应用于民间，疗效可靠，取材方便，操作简单，作用迅速而痛苦小，几乎适用于所有人群，特别是儿童、妇女、老人等畏针忌药者，是群众乐于接受的一种治疗方法。下面按不同中医证型来介绍抑郁症患者常用的贴敷法。

1.肝气郁结型

（1）症状：精神抑郁，情绪不稳定，悲观厌世，常唉声叹气，情绪起伏时会有胸闷，胁肋疼痛，痛处不固定，腹胀，打嗝，胃纳不佳，苔薄腻，脉弦细。

（2）治则：疏肝解郁，理气畅中。

（3）穴位：膻中、肝俞。

（4）药物：柴胡50g，川芎60g，郁金60g，白芍40g，枳壳60g，冰片10g（研末用）。

（5）制用法：先将前五味药粉碎为末，过筛，加入冰片粉，调和成糊。取药糊敷于膻中、肝俞穴上，每穴用10~15g，上盖纱布，胶布固定，每两日换1次，10次为1个疗程。

2.气郁化火型

（1）症状：平时性格急躁易怒，胸部及两胁胀满，口干而苦，头痛目赤，耳鸣，胃内嘈杂，口中吞酸，大便秘结，舌红苔黄，脉弦数。

（2）治则：疏肝解郁，清肝泻火。

（3）穴位：双侧涌泉、神阙。

（4）药物：吴茱萸（猪胆汁搅拌）100g，龙胆草50g，朱砂15g，明矾30g，小蓟根汁适量。

（5）制用法：先将前四味药粉碎为末，过筛，加入小蓟根汁，调和成糊。取药糊敷于神阙、双侧涌泉穴上，每穴用10~15g，上盖纱布，胶布固定，每2日换1次，10次为1个疗程。

3.心脾两虚型

（1）症状：思虑过多，疑心较重，头晕，精神不济，底气不足，胆小怕事，失眠健忘，胃口差，面无光泽，大便稀溏，舌质淡，苔薄白，脉细。

（2）治则：健脾养心，补益气血。

（3）穴位：神阙。

（4）药物：白术20g，酸枣仁15g，木香10g，磁石12g。

（5）制用法：上药烘干研成极细粉，贮瓶备用。每次取适量，填敷肚脐，外盖脱脂棉球，用伤湿止痛膏固定。2天更换1次，10次为1个疗程。

4.心肾阴虚型

（1）症状：情绪不宁，心慌，健忘，失眠，多梦，心烦，手足心热，夜间盗汗，口咽干燥，舌红少津，脉细数。

（2）治则：滋阴养血，补心安神。

（3）穴位：中脘、三阴交。

（4）药物：知母10g，酸枣仁20g，沙参10g，麦冬10g。

（5）制用法：上药烘干研成极细粉，过筛，装塑料袋备用。每次用上药1/3量，分别摊在两块直径约5cm的伤湿止痛膏上，贴敷于上述穴位处，并用胶布固定。2天更换1次，10次为1个疗程。

5.痰气郁结型

（1）症状：精神抑郁，胸部满闷，胁肋胀痛，咽中如有异物梗塞，吞之不下，吐之不出，苔白腻，脉弦数。

（2）治则：行气开郁，化痰散结。

（3）穴位：神阙。

（4）药物：白芥子30g，胆南星15g，白矾15g，川芎10g，姜汁适量。

（5）制用法：将前四味药共研成细末，储瓶密封备用。用时取药末适量，加入生姜汁调和成膏状，把药膏贴在患者的神阙穴上，用纱布覆盖，胶布固定，每2日换药1次，15天为1个疗程。

6.气滞血瘀型

（1）症状：心中烦闷不舒，有自杀企图，情绪不宁，胸胁闷痛，痛有定处，入夜尤甚，妇女或有闭经，思维联想缓慢，运动迟缓，舌质暗，或有瘀斑，脉沉涩。

（2）治则：活血化瘀，理气解郁。

（3）穴位：神阙。

（4）药物：珍珠粉、丹参粉、硫黄各等份。

（5）制用法：将上药混匀，装瓶备用。治疗时每次取药粉0.25g，敷于神阙穴，纱布覆盖，外用胶布固定。5~7天换药1次，5次为1个疗程。

7.心神惑乱型

（1）症状：精神恍惚，情绪低落，兴趣索然，终日郁郁，唉声叹气，懒言少动，对生活失去信心；或心神不宁，多疑易惊，悲忧善哭，喜怒无常；或常打呵欠；或手舞足蹈，骂人喊叫等，重则有自杀观念和行为；脑力体力均感下降，乏力腰酸，舌质淡，脉弦。男性多伴有阳痿，遗精；女性多有月经不调，性欲缺乏。

（2）治则：缓急养心安神。

（3）穴位：神阙。

（4）药物：牛心1个，党参、熟地黄、茯苓、黄芪、白术、当归、远志、酸枣仁、柏子仁、益智仁、麦冬、木鳖仁、半夏各32g，白芍、五味子、陈皮、甘草各15g，黄连12g，肉桂6g，陈胆星24g。

（5）制用法：先用麻油熬牛心，去渣，入余药，用麻油煎，黄丹收成药膏。每次取适量摊在直径约5cm的伤湿止痛膏上，贴敷在神阙穴处。每日换药1次，10天为1个疗程。

第九节　常用中成药

现代医药在治疗抑郁症中有其优势，也有其局限性。抗抑郁药存在耐药性高、患者对其依赖性强、副作用大、患者依从性小等诸多问题，而中医药因其疗效好、副作用极小等优点，在抑郁症的治疗中发挥越来越重要的作用，中医药对于抑郁症的作用概括讲来主要在以下几个方面。

1.中药可以治疗抑郁症　抑郁症属于中医郁证的范畴，究其缘由，一般因七情内伤（怒喜忧思悲恐惊）、（肝）木郁太过，导致以情志不舒，气机阻滞产生的一系列病理变化，发病与肝有关，涉及心、脾、肾。中药可疏肝理脾，行气开郁，益气活血，养心安神，滋养肝肾，调节五脏，调和阴阳，使机体达到最佳的状态，也是中医所说的“阴平阳秘，精神乃治”，因“精神内守，病安从来”。

2.中药可以减轻抗抑郁药的副作用　西药则会带来相关的副作用，如口干、便秘、排尿费力、视觉模糊、头晕、嗜睡、恶心、紧张失眠等，中药可以很好地减轻或消除西药副作用，让患者更好地接受并坚持服用抗抑郁药物，以发挥更好的抗抑郁作用。

3.中药可以提高抗抑郁药的疗效　抗抑郁药按中医理论进行分类，属于镇静药、补阳药或升阳药，对于气郁、阴虚、气血亏虚的患者并不十分适宜，因此根据患者症状，结合中医辨证，三因制宜，配合相应中药，相辅相成，综合调养，可更好地发挥抗抑郁药的作用。

4.中药可以预防抑郁症的发生 正如前文所述，抑郁症的发生是因为七情内伤所致，中药可切断疾病的发生发展途径，在患者感到身体不适时就加以调节，阻断病情进一步发展，若疾病已经发生，则在疾病的早期阶段起到辅助抗抑郁作用。中医中有很多可以舒畅情志的中药，如柴胡、合欢花、茯神、酸枣仁等。中医的人文观和中医的心理疗法要求中医师了解患者全面的状况，包括身体、心理、社会关系等方面，除了治疗抑郁症患者的身体症状，也应关注患者的心理状态。

在临床上，中医师主要根据患者的具体情况来辨证开药，所用药方多为原方加减，或多方合用，故在本书中不再多加赘述抑郁症所用中药方，而主要介绍目前临床较为常用的中成药，为本病的日常辅助治疗提供参考。

1.逍遥丸

（1）成分：柴胡、当归、白芍、炒白术、茯苓、薄荷、生姜、炙甘草。

（2）用法用量：每次6~9g，1日3次。

（3）功能主治：疏肝健脾，养血调经。主要用于肝郁、血虚、脾胃虚弱所引起的胁肋胀痛，走窜不定，饮食减少，嗳气或呕恶，精神抑郁，神疲食少，头晕目眩。通过疏肝解郁，调节内分泌，治疗经前期综合征，快速显效。针对神经官能症、更年期综合征也有一定疗效。

2.丹栀逍遥丸

（1）成分：牡丹皮、栀子、柴胡、当归、白芍、炒白术、茯苓、薄荷、生姜、炙甘草。

（2）用法用量：每次6~9g，1日2次。

（3）功能主治：疏肝解郁，益气健脾，养血清热。主要用于肝郁化火引起的胸胁胀痛，烦闷急躁，面赤口干，食欲缺乏或有潮热，以及妇女月经不调，少腹胀痛等症。

（4）与逍遥丸的区别：逍遥丸重在疏肝、健脾、养血，可疏可养，用于肝气郁结、无热象之抑郁症，表现为情绪抑郁，舌淡白或淡红，苔白；本方除可疏肝解郁外，尚有清热之功，更适用于肝郁化火型抑郁症，表现为心烦失眠，急躁易怒，舌红苔黄等。

3.归脾丸

（1）成分：党参、炒白术、炙黄芪、炙甘草、茯苓、制远志、炒酸枣仁、龙眼肉、当归、木香、大枣、蜂蜜。

（2）用法用量：用温开水或生姜汤送服，水蜜丸1次6g，小蜜丸1次9g，大蜜丸1次1丸，1日3次。

（3）功能主治：益气健脾，养血安神。主要用于心脾两虚型抑郁症，表现为精神抑郁，面色无华，心悸心慌，眠浅易醒，头晕目眩，肢倦乏力，纳食不香，崩漏便血等。

4.天王补心丹

（1）成分：朱砂、酸枣仁、柏子仁、当归、天冬、麦冬、生地黄、人参、丹参、玄参、茯苓、五味子、远志肉、桔梗、蜂蜜。

（2）用法用量：睡前温水送服1丸。

（3）功能主治：滋阴养血，补心安神。主要用于心阴不足型抑郁症，表现为心悸，心烦，神疲乏力，多梦健忘，手足心热，口干，口舌生疮，舌红少苔，脉细而数。

5.八珍丸

（1）成分：党参、炒白术、茯苓、甘草、当归、白芍、川芎、熟地黄。

（2）用法用量：水蜜丸1次6g，大蜜丸1次1丸，1日2次。

（3）功能主治：补气益血。主要用于气血两虚证，可表现为郁郁不欢，面色萎黄，神疲乏力，月经量少色淡，经期提前，舌淡等。

6.柏子养心丸

（1）成分：柏子仁、党参、炙黄芪、川芎、当归、茯苓、制远志、酸枣仁、肉桂、五味子、半夏曲、炙甘草、朱砂。

（2）用法用量：水蜜丸1次6g，小蜜丸1次9g，大蜜丸1次1丸，1日2次。

（3）功能主治：补气，养血，安神。主要用于心肝气阴虚证，可见郁郁寡欢，胸闷心悸，气短，畏寒，易惊，健忘，心神不安，常做噩梦，舌淡。

7.复方柴胡安神颗粒

（1）成分：桂枝、白芍、牡蛎、龙骨、柴胡、半夏、五味子、竹茹、丹参、炒枣仁、炙甘草、大枣、黄连、生姜、大黄，辅料为糊精、乳糖。

（2）用法用量：开水冲服。1次1袋，1日3次。

（3）功能主治：交通心肾，化痰安神。主要用于抑郁症属痰浊扰心、心肾不交者，症见情绪抑郁，焦虑，心神不宁，多梦，易怒，头晕，头痛，平日痰多，舌红苔黄腻等。

8.补中益气丸

（1）成分：炙黄芪、党参、炙甘草、炒白术、当归、升麻、柴胡、陈皮，水蜜丸。

（2）用法用量：每次8~12丸，1日2~3次，宜于晨间空腹服用。

（3）功能主治：补中益气，升阳举陷。主要用于抑郁症属中气不足者，症见体倦乏力，腹中胀气，食少便溏，甚至久泻、脱肛，子宫脱垂，舌淡苔白，或见齿痕舌等症。与汤剂相比，丸剂功用更缓和，适合长期服用。

9.六味地黄丸

（1）成分：熟地黄、山药、山茱萸、茯苓、泽泻、牡丹皮，水蜜丸。

（2）用法用量：每次8~12丸，1日2~3次。

（3）功能主治：滋阴补肾。主要用于抑郁症属肾阴虚者，表现为情绪抑郁，腰膝酸软，头目眩晕，夜间盗汗，时时烘热，手足心热，女见梦交，男见遗精，口干口渴，多饮，多食，多尿，甚至消瘦，舌红少苔，脉沉细数。湿气重，脾虚食少，便溏，舌苔腻者不宜使用。

10.舒肝丸

（1）成分：川楝子、延胡索（醋制）、白芍（酒炒）、片姜黄、木香、沉香、豆蔻仁、砂仁、厚朴（姜制）、陈皮、枳壳（炒）、茯苓、朱砂。

（2）用法用量：水蜜丸，1次4g，大蜜丸1次1丸，1日2~3次。

（3）功能主治：疏肝和胃，理气止痛。主要用于抑郁症属于肝郁气滞，胃气不和者，可见胸胁胀满，胃脘疼痛，饮食无味，消化不良，嘈杂吞酸，嗳气呕恶，更甚者见两胁刺痛，周身窜痛等表现。

11.安神补脑液

（1）成分：干姜、何首乌、淫羊藿、红枣等。

（2）用法用量：1次10mL，1日1次。

（3）功能主治：填精生髓，资生气血，安神补脑。主要用于脑转耳鸣，恍惚健忘，失眠心悸，神经衰弱，心悸失眠，阳痿遗精，记忆力减退，须发早白等症。

12.朱砂安神丸

（1）成分：朱砂、黄连、地黄、当归、甘草。

（2）用法用量：大蜜丸1次1丸，小蜜丸1次9g，水蜜丸1次6g，1日2次，温开水送服。

（3）功能主治：清心养血，镇惊安神。主要用于心火上炎，热伤阴血所致的心神不宁、烦乱怔忡、胸中烦闷、失眠多梦、精神抑郁、失眠多梦、神志恍惚等症。

以上中成药可用于抑郁症的前期预防，急性治疗期、维持治疗期因使用抗抑郁药治疗时伴见的不良反应，以及完全停用抗抑郁药后的后期康复阶段。使用者应根据所属中医证型来服用相应的中成药。为谨慎起见，患者或其家属最好事先咨询相关的专业医护人士，以保证择药的相对准确性，并按时按量服用，以期获得最佳疗效。同时，尽量选择正规厂家生产的中成药以保证药物质量。

第十节　常用腧穴

腧穴是人体脏腑经络之气输注于体表的特殊部位，在《黄帝内经》中又称为“节”“会”“气穴”“骨空”等；后世医家也称之为“孔穴”“穴道”；从宋代《铜人腧穴针灸图经》开始称其为“腧穴”。人体的腧穴既是疾病的反应点，又是针灸等治法施术的部位。腧穴与经络、脏腑、气血密切相关。经穴分别归属于各经脉，经脉又隶属于相应的脏腑，三者关系密不可分。

一、腧穴分类

人体的腧穴大体上可分为十四经穴、经外奇穴、阿是穴三类。

1.十四经穴　是指有固定名称和位置，且归属于十四经脉系统（即十二条正经、任脉、督脉）的腧穴。此类腧穴有本经和相应脏腑病证的共同作用，故归属于十四经脉系统中。十四经穴简称“经穴”，是腧穴体系中的主体。

2.经外奇穴　是指有固定名称和位置，但尚未归入或不便归入十四经脉系统的腧穴。此类腧穴的主治范围比较单纯，多数对某些病证有特效，故又称“奇穴”。历代对此类腧穴的记载不一，也有一些奇穴在发展过程中被归入了十四经穴。

3.阿是穴 是指无固定名称和位置，以压痛点或病变局部或其他反应点等作为针灸施术部位的一类腧穴，又称“天应穴”“不定穴”“压痛点”等。唐代孙思邈在《备急千金要方》中有载：“有阿是之法，言人有病痛，即令捏其上，若里当其处，不问孔穴，即得便快，成（或）痛处，即云阿是，灸刺皆验，故曰阿是穴也。”意即用针之时未必一定要扎在穴位上。若有效的话，扎在合适的地方，能够达到效果就可以。这些特殊的痛点便为阿是穴，阿是穴无固定数目。

二、常用穴位介绍

编者将部分常用的经穴和经外奇穴按其归属经络、主治、简便取穴方法以及定位图示汇集制表，以方便读者查阅，如表5-1所示。

表5-1 常用穴位定位图示表

穴位名称	归属经络	主治	简便取穴	定位图示
鱼际穴	手太阴肺经	①咳嗽、哮喘、咽干、咽喉肿痛等肺系实热病证；②掌中热；③小儿疳积	坐位。仰掌，在第1掌指关节后，第1掌骨中点，掌后白肉隆起（大鱼际肌）的边缘（赤白肉际处），按压有酸胀处即为此穴	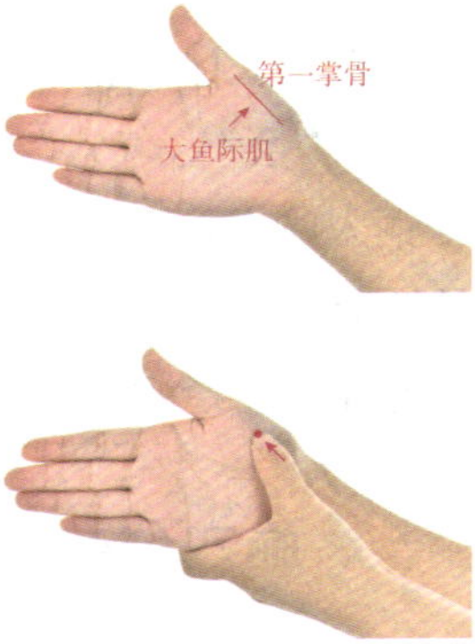 图5-10-1 鱼际穴
少商穴	手太阴肺经	①咽喉肿痛、流鼻血、高热等肺系实热病证；②昏迷、癫狂等急症	坐位。伸指俯掌，沿手指指甲底部与外（桡）侧缘引线（即掌背交界线或称赤白肉际处）的交点处，距指甲角0.1寸，即为此穴	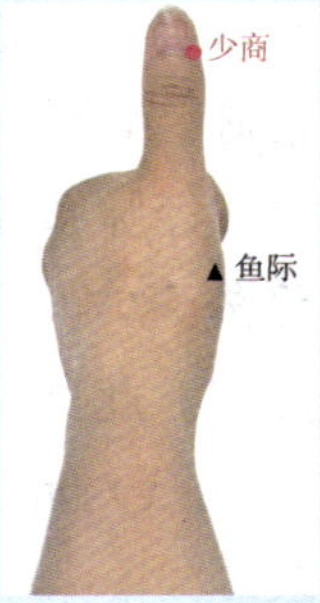 图5-10-2 少商穴

续表

穴位名称	归属经络	主治	简便取穴	定位图示
迎香穴	手阳明大肠经	①鼻塞、过敏性鼻炎等鼻病；②口㖞、面痒等口面部病证；③胆道蛔虫症	正坐位。用手指从鼻翼唇沟向上推，至中点处可触及一凹陷，按压有酸胀感处即为此穴	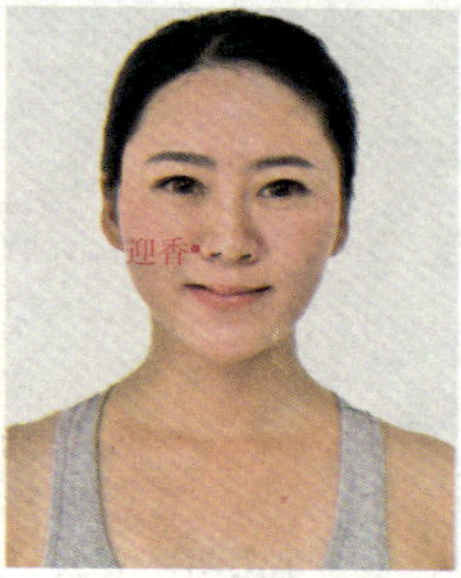 图5-10-3　迎香穴
合谷穴	手阳明大肠经	①头痛、牙痛、目赤肿痛、耳聋等头面五官病证；②发热恶寒等外感病证；③热病无汗或多汗；④痛经、经闭等妇产科病证；⑤麻醉常用穴（五官、颈部手术）	拇、食两指张开，以另一手的拇指指间横纹正对虎口指蹼缘上，屈指，拇指尖所指之处，按压有明显酸胀感，即为此穴	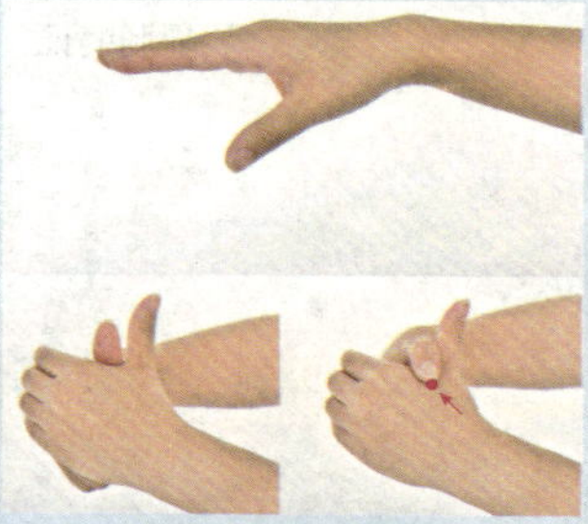 图5-10-4　合谷穴
内庭穴	足阳明胃经	①牙痛、咽喉肿痛、流鼻血等五官热性病证；②便秘、腹泻等胃肠病证；③热病；④足背肿痛，足部小关节疼痛	正坐或仰卧位。在足背第2、3趾的趾蹼正中略后一些（约半横指）的地方，也就是第2、3跖趾关节前，按压有酸胀感处即为此穴	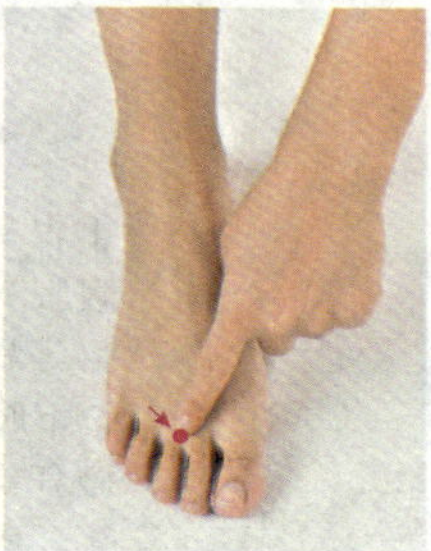 图5-10-5　内庭穴
解溪穴	足阳明胃经	①下肢肌肉萎缩、酸痛、踝关节活动不利等下肢、踝关节疾患；②头痛、眩晕；③癫狂；④腹胀、便秘等胃肠病证	正坐或仰卧位。足背屈，在足背踝关节前横纹中点、两条大筋（踇长伸肌腱与趾长伸肌腱）之间可触及一凹陷处即为此穴	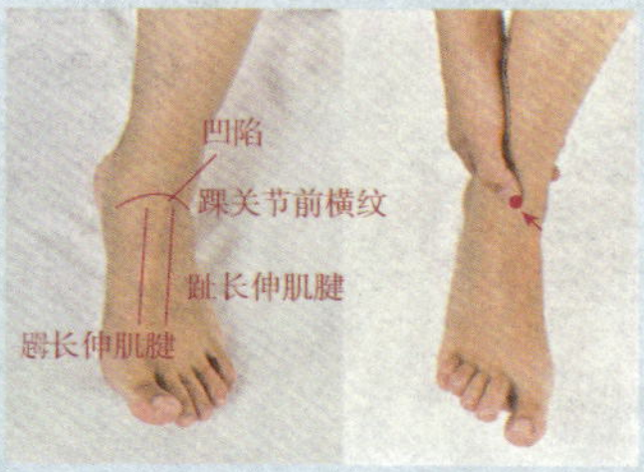 图5-10-6　解溪穴

续表

穴位名称	归属经络	主治	简便取穴	定位图示
丰隆穴	足阳明胃经	①头痛、眩晕；②癫狂；③治痰要穴；④下肢肌肉萎缩、酸痛；⑤腹胀、便秘等胃肠病证	正坐屈膝位。先确定腘横纹与外踝尖连线中点水平线，从胫骨前缘沿该水平线向外两个横指，在腓骨略前方肌肉丰满处，按压有沉重感，即为此穴	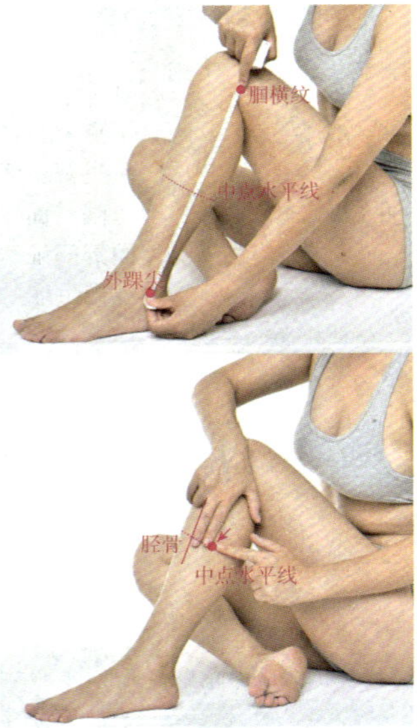 图5-10-7　丰隆穴
足三里穴	足阳明胃经	①胃痛、呕吐、腹胀、腹泻、便秘等胃肠病证；②下肢病证；③癫狂等神志病；④乳痈、阑尾炎等外科病证；⑤虚劳诸证，为强壮保健要穴	1.坐位屈膝。先确定犊鼻穴的位置，自犊鼻直下4个横指，按压有酸胀感处即为此穴 2.站位，弯腰。用同侧手张开虎口围住髌骨上外缘，余四指向下，中指尖所指处即为此穴	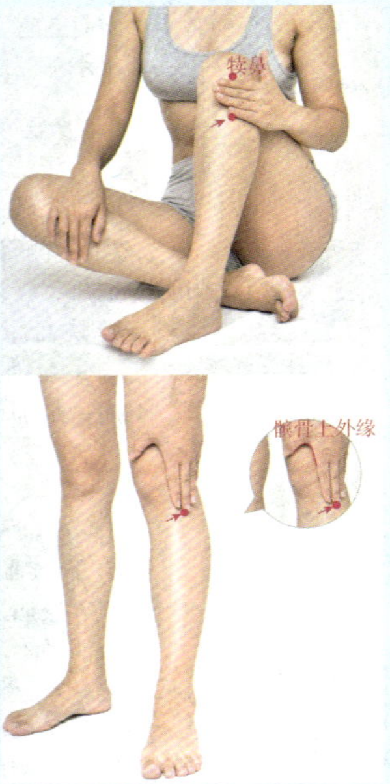 图5-10-8　足三里穴

续表

穴位名称	归属经络	主治	简便取穴	定位图示
头维穴	足阳明胃经	①头痛、目眩、目痛等头目病证	正坐或仰卧位。从额角向发际里轻推约1指宽，动嘴，可觉肌肉也会随之而动处即为此穴	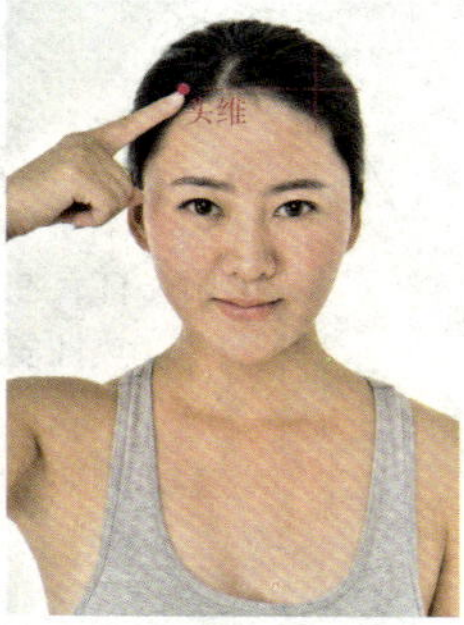 图5-10-9　头维穴
太白穴	足太阴脾经	①肠鸣、腹胀、腹泻、胃痛等脾胃病证；②身体困重、关节疼痛	侧坐或仰卧位。在足大趾与足掌所构成的关节（第1跖趾关节）后下方掌背交界线处可触及一凹陷，按压有酸胀感处即为此穴	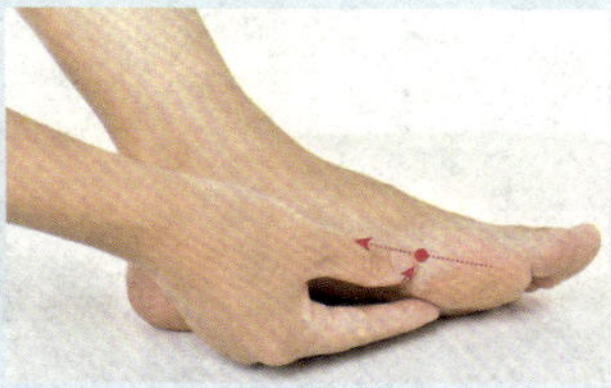 图5-10-10　太白穴
公孙穴	足太阴脾经	①胃痛、呕吐、腹痛、腹泻等脾胃肠腑病证；②心烦、失眠等神志病证；③气上冲心等冲脉病证	侧坐或仰卧位。在足大趾与足掌所构成的关节（第1跖趾关节）内侧，往后用手推有一弓形骨（足弓），在弓形骨后端下缘可触及一凹陷（第1跖骨基底内侧前下方），按压有酸胀感处即为此穴	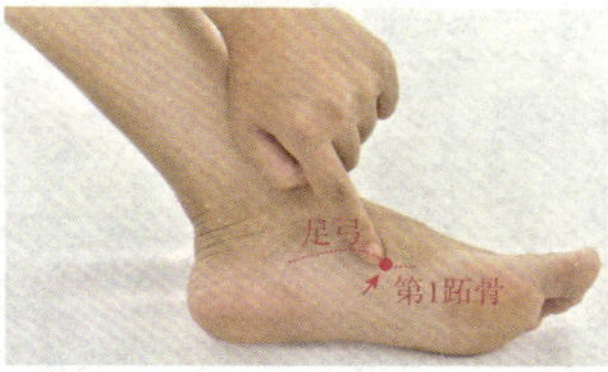 图5-10-11　公孙穴
三阴交穴	足太阴脾经	①腹泻、肠鸣等脾胃虚弱病证；②月经不调、不孕、带下等妇产科病证，为调经要穴；③阳痿、遗尿等泌尿系统疾患；④高血压、失眠；⑤下肢病证；⑥阴虚诸证	侧坐或仰卧位。手四指并拢，小指下边缘紧靠内踝尖上，食指上缘所在水平线与胫骨后缘的交点，按压有酸胀感处即为此穴	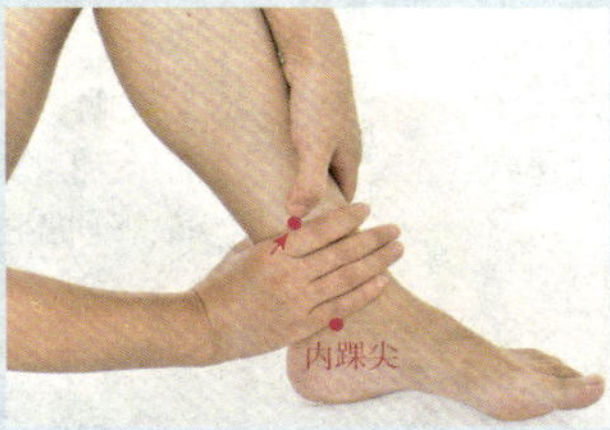 图5-10-12　三阴交穴

续表

穴位名称	归属经络	主治	简便取穴	定位图示
血海穴	足太阴脾经	①痛经、月经不调等妇科病证；②湿疹等血热性皮肤病；③大腿、膝关节内侧痛	坐位，屈膝成90°。左手手指向上，掌心对准右髌骨中央，手掌伏于膝盖上，拇指与其他四指约成45°，拇指尖所指处即为此穴	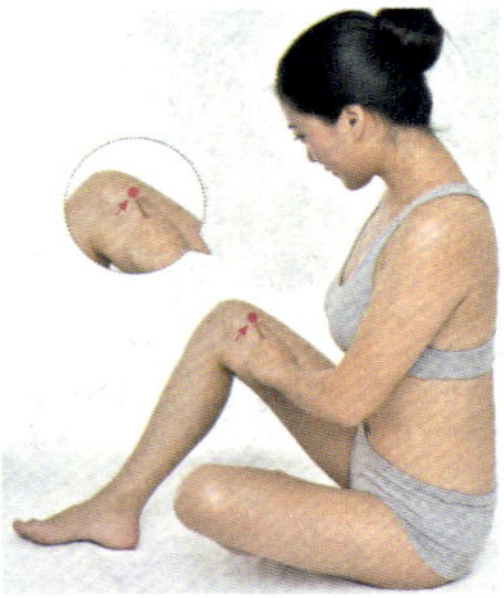 图5-10-13　血海穴
周荣穴	足太阴脾经	①咳嗽、气喘不能俯仰者；②胸胁胀痛	仰卧位。从乳头旁开3个横指，再向上两个肋间隙（即第2肋间隙），按压有酸胀感处即为此穴	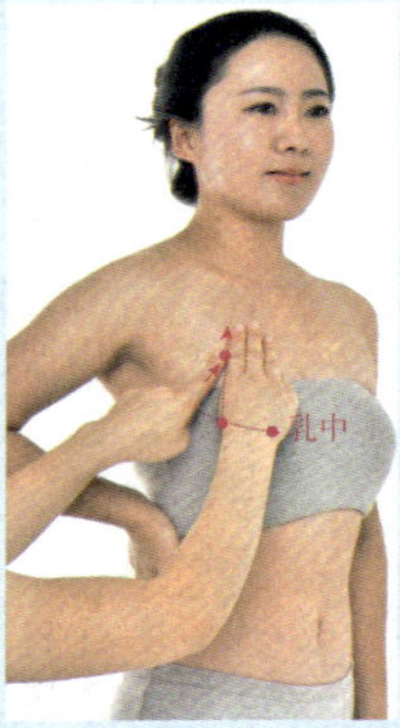 图5-10-14　周荣穴
大包穴	足太阴脾经	①气喘；②胸胁痛；③全身疼痛；④四肢无力	正坐侧身或仰卧位。手臂上举，沿腋中线自下而上摸到第6肋间隙，按压有酸胀感处即为此穴	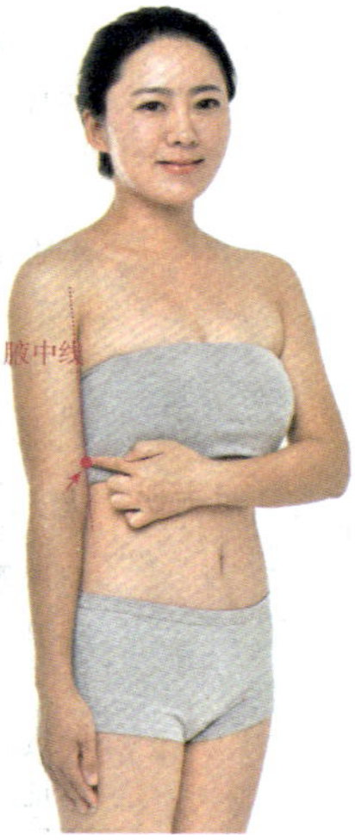 图5-10-15　大包穴

续表

穴位名称	归属经络	主治	简便取穴	定位图示
神门穴	手少阴心经	①心慌、心烦、心痛、痴呆、失眠、癫狂等心与神志病证；②高血压；③胸胁痛	坐位。伸肘仰掌，于手掌小鱼际肌近腕部可摸到一突起圆骨（豌豆骨），在该圆骨下方、掌后第1横纹上、尺侧腕屈肌腱（手前臂内侧可触摸到的大筋）的桡侧缘可触及一凹陷处，按压有酸胀感处即为此穴	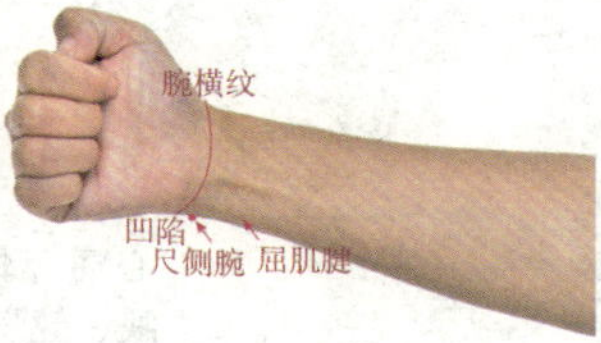 图5-10-16 神门穴
通里穴	手少阴心经	①心慌、心悸等心系病证；②舌体伸缩不利，不能言语；③失音；④腕臂痛	坐位。伸肘仰掌，用力握拳，在手前臂内侧可触摸到一条大筋（尺侧腕屈肌腱），从腕横纹沿此肌腱的桡侧向上1个横指，按压有酸胀感处即为此穴	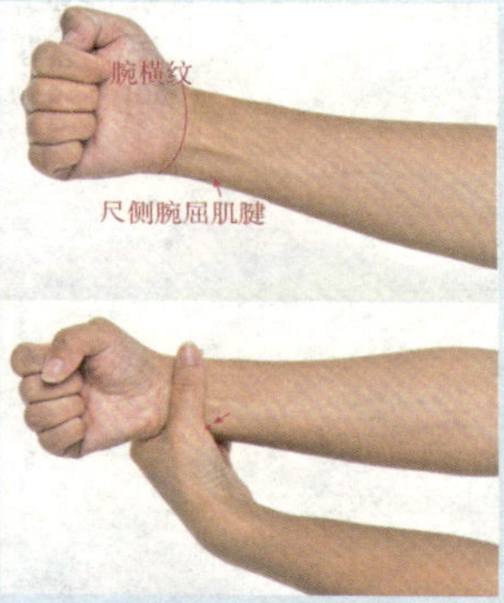 图5-10-17 通里穴
听宫穴	手太阳小肠经	①耳聋、耳鸣等耳疾；②牙痛	侧坐位。微张口，在耳屏与下颌关节之间可触及一凹陷处即为此穴	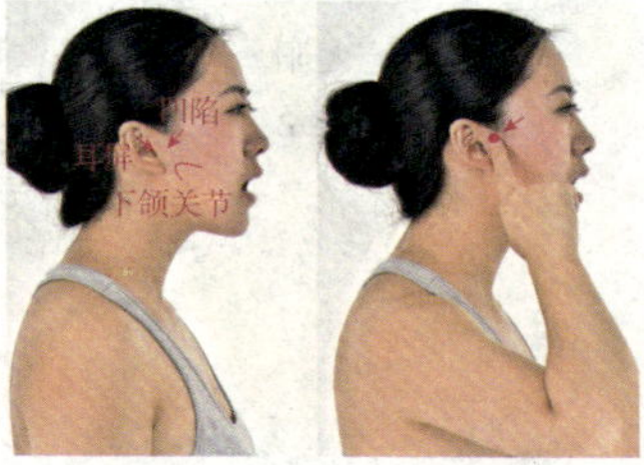 图5-10-18 听宫穴
支正穴	手太阳小肠经	①头痛、颈项强痛、肘臂酸痛；②热病；③癫狂等神志病证；④疣证	屈肘俯掌，先确定阳谷与小海的位置，取阳谷与小海连线的中点处再向下1个横指处即为此穴	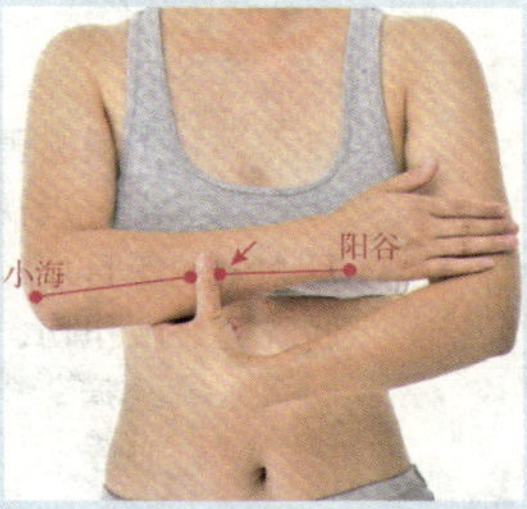 图5-10-19 支正穴

续表

穴位名称	归属经络	主治	简便取穴	定位图示
心俞穴	足太阳膀胱经	①心痛、惊悸、失眠、健忘等心与神志病证；②咳嗽、咯血等肺系病证；③盗汗，遗精	正坐或俯卧位。两肩胛骨下角水平连线与脊柱相交所在处即第7胸椎棘突，往上推两个椎骨（即第5胸椎），从其棘突下缘旁开两个横指，按压有酸胀感处即为此穴	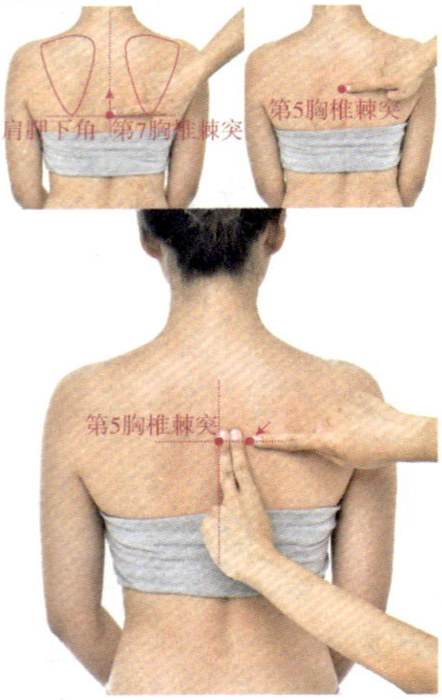 图5-10-20　心俞穴
神堂穴	足太阳膀胱经	①咳嗽、气喘、胸闷等肺胸病证；②脊背强痛	正坐低头或俯卧位。两肩胛骨下角水平连线与脊柱相交所在的椎体即第7胸椎棘突，往上推两个椎骨（即第5胸椎），从该椎体棘突下缘旁开4个横指，按压有酸胀感处即为此穴	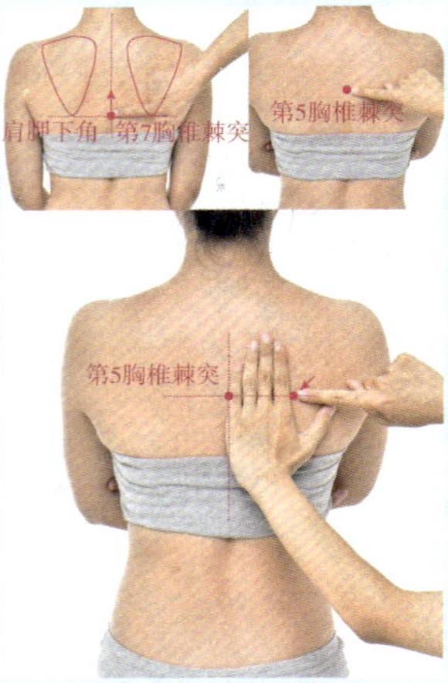 图5-10-21　神堂穴
睛明穴	足太阳膀胱经	①目赤肿痛、流泪、近视、夜盲等目疾；②急性腰扭伤，坐骨神经痛；③心慌、心悸	正坐位。合眼，手指置于内侧眼角稍上方，轻轻按压可感有一个凹陷处即为此穴	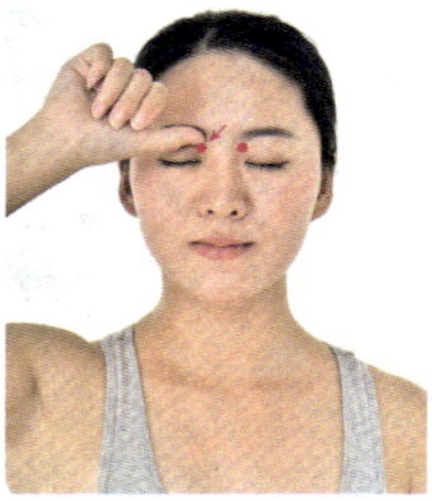 图5-10-22　睛明穴

续表

穴位名称	归属经络	主治	简便取穴	定位图示
攒竹穴	足太阳膀胱经	①头痛、眉棱骨痛；②眼睑瞤动、目视不明、流泪、目赤肿痛等目疾；③打嗝	正坐或仰卧位。皱眉，可见眉毛内侧端有一隆起处即为此穴	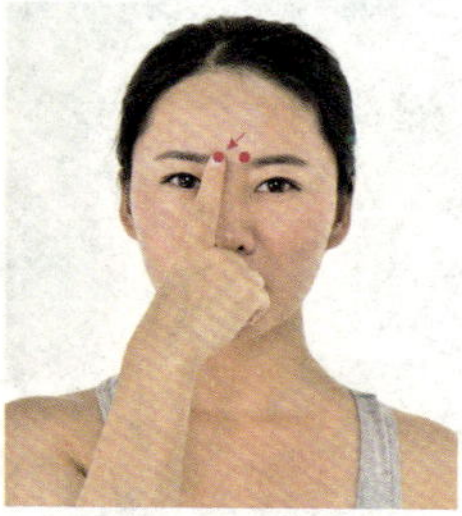 图5-10-23 攒竹穴
膈俞穴	足太阳膀胱经	①血瘀证；②呕吐、打嗝、气喘、吐血等；③皮肤瘙痒；④贫血；⑤潮热、盗汗	正坐或俯卧位。两肩胛骨下角水平连线与脊柱相交所在处即第7胸椎棘突，从其棘突下缘旁开两个横指，按压有酸胀感处即为此穴	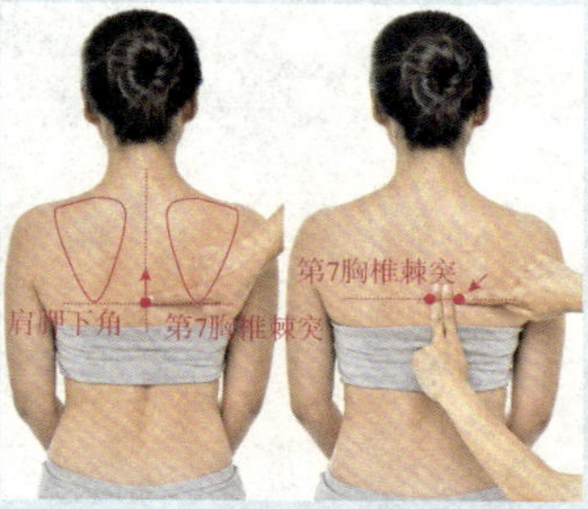 图5-10-24 膈俞穴
肝俞穴	足太阳膀胱经	①胁肋胀痛、黄疸等肝胆病证；②迎风流泪、夜盲、目赤肿痛等目疾；③癫狂；④脊背痛	正坐或俯卧位。两肩胛骨下角水平连线与脊柱相交所在处即第7胸椎棘突，往下推2个椎骨（即第9胸椎），从其棘突下缘旁开两个横指，按压有酸胀感处即为此穴	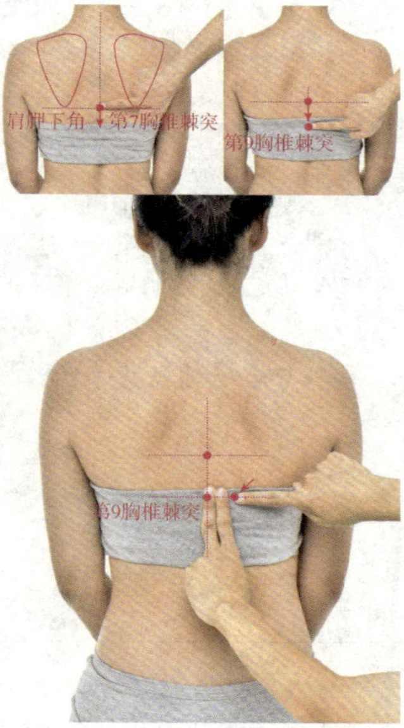 图5-10-25 肝俞穴

续表

穴位名称	归属经络	主治	简便取穴	定位图示
胆俞穴	足太阳膀胱经	①胁肋疼痛、口苦、黄疸等肝胆病证；②肺痨，潮热	正坐或俯卧位。两肩胛骨下角水平连线与脊柱相交所在处即第7胸椎棘突，往下推3个椎骨（即第10胸椎），从其棘突下缘旁开两个横指，按压有酸胀感处即为此穴	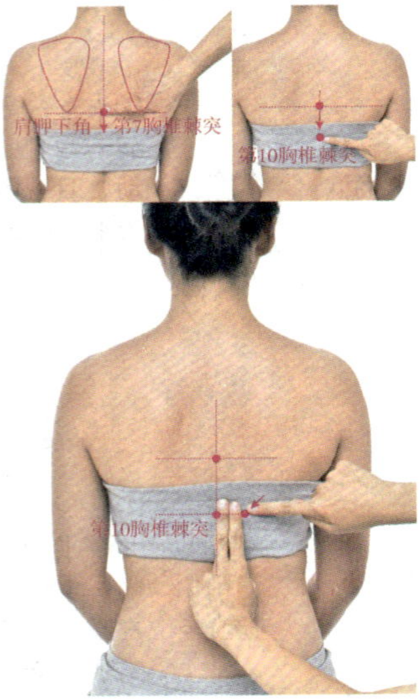 图5-10-26　胆俞穴
脾俞穴	足太阳膀胱经	①腹胀、纳呆、呕吐、水肿等脾胃肠腑病证；②多食善饥，身体消瘦；③脊背痛	正坐或俯卧位。取一条线过肚脐绕腰腹一周，与肚脐中相对应处即第2腰椎棘突，往上推3个椎体（即第11胸椎），再从其棘突下缘旁开两个横指，按压有酸胀感处即为此穴	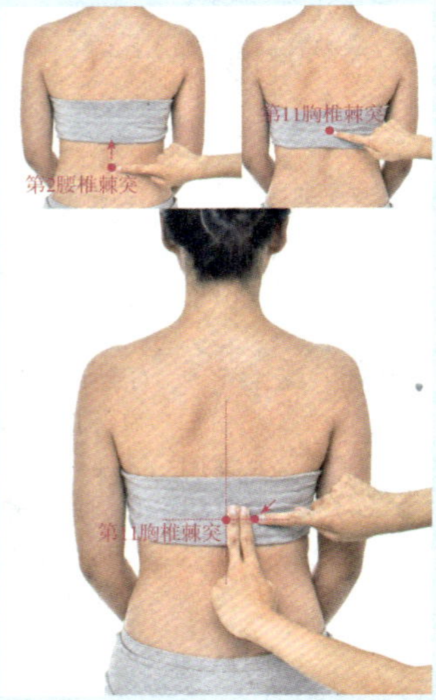 图5-10-27　脾俞穴

续表

穴位名称	归属经络	主治	简便取穴	定位图示
胃俞穴	足太阳膀胱经	①胃脘痛、呕吐、腹胀、肠鸣等胃肠病证；②多食善饥，身体消瘦	正坐或俯卧位。取一线过肚脐绕腰腹一周，与肚脐中相对应处即第2腰椎棘突，往上推两个椎体（即第12胸椎），再从其棘突下缘旁开两个横指，按压有酸胀感处即为此穴	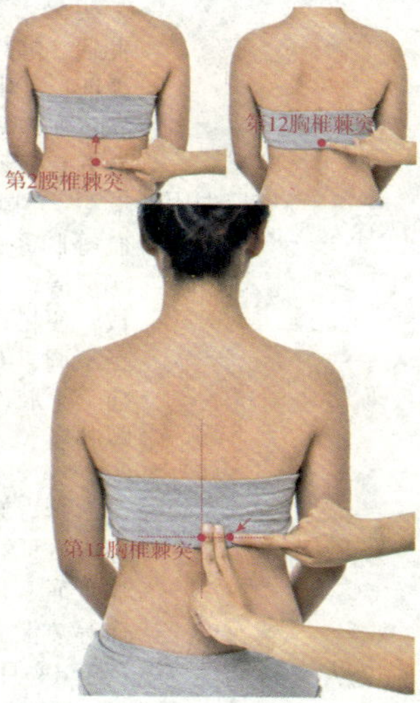 图5-10-28 胃俞穴
肾俞穴	足太阳膀胱经	①头晕、耳鸣、腰膝酸软等肾虚病证；②遗尿、早泄、阳痿等泌尿生殖系疾患；③月经不调、带下、不孕等妇科病证；④消渴	正坐或俯卧位。取一线过肚脐绕腰腹一周，与肚脐中相对应处即第2腰椎棘突，从其棘突下缘旁开两个横指，按压有酸胀感处即为此穴	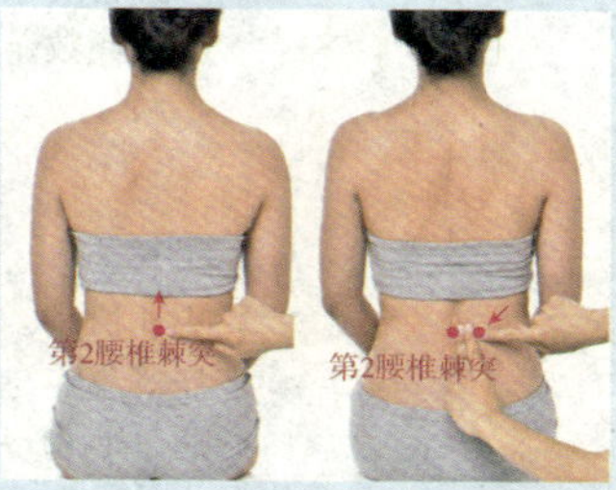 图5-10-29 肾俞穴
八髎穴	足太阳膀胱经	①大小便不利；②月经不调、带下、不孕等妇科病证（次髎穴为治痛经要穴）；③遗精、阳痿、早泄等泌尿生殖系疾患；④腰骶部痛，下肢肌肉萎缩、酸痛	俯卧位。从骨盆后面髂嵴最高点向内下方骶角两侧循摸可及一高骨突起，即是髂后上棘，与之平齐，髂骨正中突起处是第1骶椎棘突，髂后上棘与第2骶椎棘突间即第2骶后孔，为次髎穴。尾骨上方之小圆骨即骶角，两骶角之间为骶管裂孔。然后把中指按在第2骶后孔处，小指按在骶管裂孔，食、中、环、小指等距离分开，各指尖端所指处即上、次、中、下髎。两侧共八穴	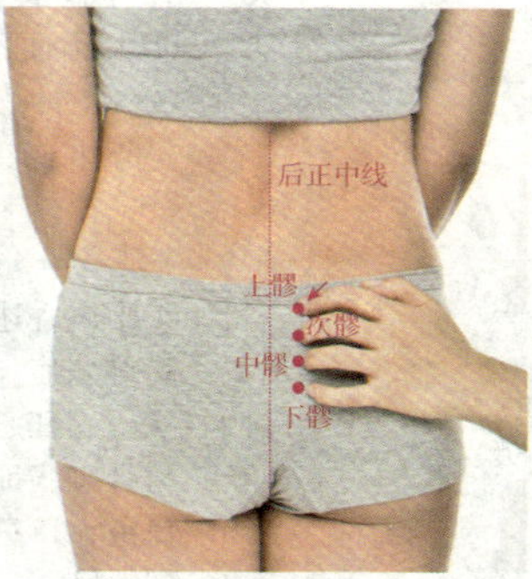 图5-10-30 八髎穴

续表

穴位名称	归属经络	主治	简便取穴	定位图示
太溪穴	足少阴肾经	①头晕、耳鸣、失眠、健忘等肾虚证；②咽喉肿痛、牙痛等阴虚性五官病证；咳嗽、气喘、咯血等肺系病证；④消渴，小便频数，便秘；⑤月经不调；⑥腰脊痛，下肢冷，内踝肿痛	侧坐或仰卧位。由足内踝尖向后推至与跟腱之间凹陷处（大约当内踝尖与跟腱间之中点），按压有酸胀感处即为此穴	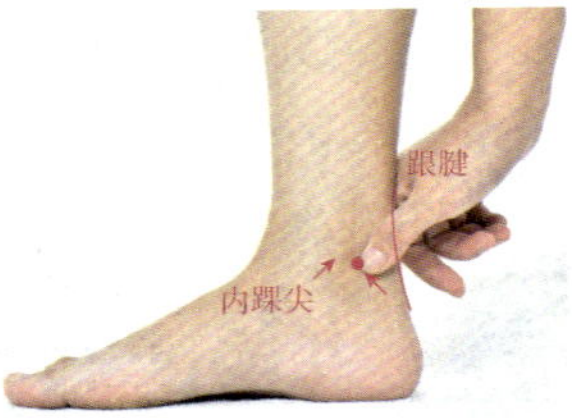 图5-10-31　太溪穴
照海穴	足少阴肾经	①失眠、癫痫等神志病证；②咽喉干痛、目赤肿痛等热性五官病证；③月经不调、痛经、带下等妇科病证；④小便频数、小便不利	侧坐或仰卧位。由内踝尖垂直向下推，至其下缘凹陷处，按压有酸痛感，即为此穴	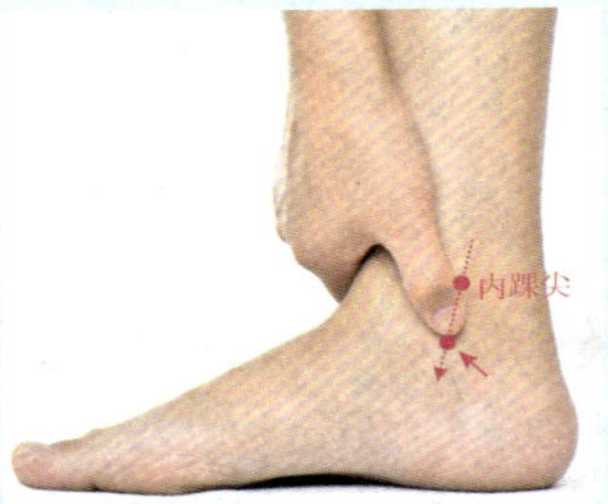 图5-10-32　照海穴
涌泉穴	足少阴肾经	①昏厥、中暑、小儿惊风、癫狂痫等急症与神志病证；②头痛、头晕、失眠、健忘；③咯血、失音等肺系病证；④大小便不利；⑤气上冲心；⑥足心热	仰卧位。卷足，足底前1/3处可见有一凹陷处，按压有酸胀感，即为此穴	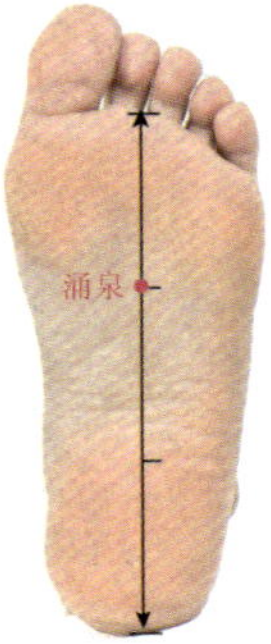 图5-10-33　涌泉穴
劳宫穴	手厥阴心包经	①中风昏迷、中暑等急症；②心痛、癫狂痫等心与神志病证；③口疮，口臭；④鹅掌风	坐位。握拳屈指，中指尖所指掌心处，按压有酸痛感，即为此穴	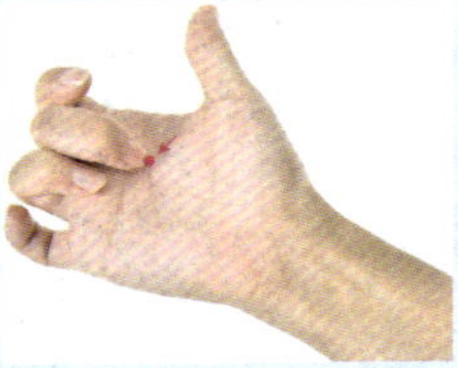 图5-10-34　劳宫穴

续表

穴位名称	归属经络	主治	简便取穴	定位图示
大陵穴	手厥阴心包经	①心慌、心痛、胸胁满痛；②胃痛、呕吐等胃腑病证；③情绪不稳定，癫狂痫等神志病；④手、臂挛痛	坐位。伸肘仰掌，微屈腕握拳，在掌后第1横纹上，可触及两筋（手臂内侧可触摸到两条索状筋，握拳用力屈腕时明显可见），在两筋之间底凹陷中（相当于腕掌横纹的中点处），按压有酸胀感处即为此穴	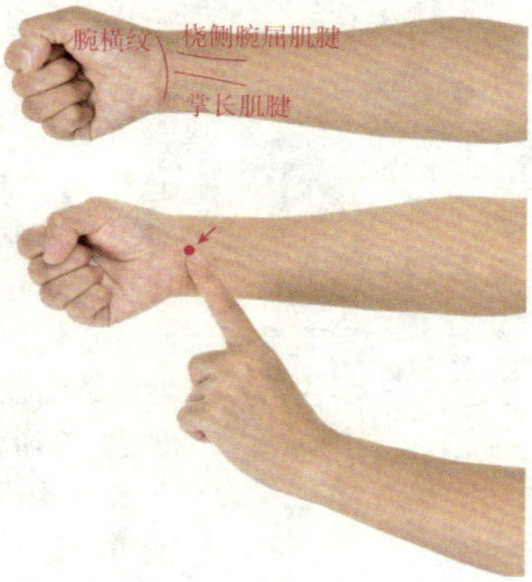 图5-10-35　大陵穴
内关穴	手厥阴心包经	①心痛、胸闷、心动过速或过缓等心系病证；②胃痛、呕吐等胃腑病证；③中风、瘫痪、偏头痛；④郁证、失眠等神志病证；⑤肘、臂、腕挛痛	坐位。伸臂仰掌，微屈腕握拳，从腕横纹向上3个横指，在掌长肌腱与桡侧腕屈肌腱（手臂内侧可触摸到两条索状筋，握拳用力屈腕时明显可见）之间的凹陷中，按压有酸胀感处即为此穴	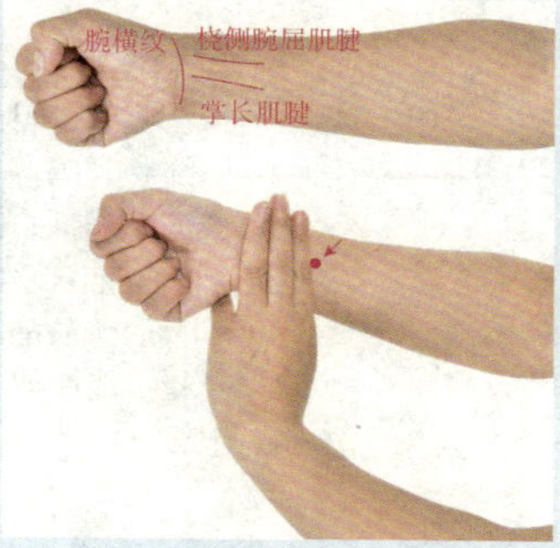 图5-10-36　内关穴
支沟穴	手少阳三焦经	①耳鸣、耳聋、失音；②胁肋疼痛；③便秘；④淋巴结结核；⑤热病	坐位。抬臂俯掌，从掌腕背横纹中点处直上4个横指，在前臂两骨头之间的凹陷处，按压有疼痛感，即为此穴	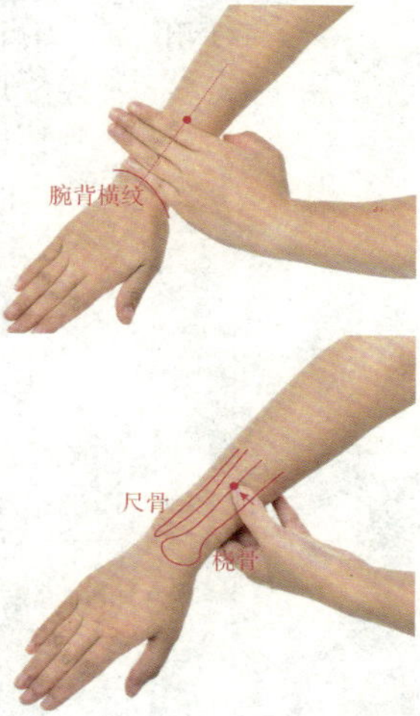 图5-10-37　支沟穴

续表

穴位名称	归属经络	主治	简便取穴	定位图示
外关穴	手少阳三焦经	①热病；②头痛、目赤肿痛、耳鸣、耳聋等头面五官病证；③淋巴结结核；④胁肋疼痛；⑤上肢肌肉萎缩、酸痛	坐位。抬臂俯掌，从掌腕背横纹中点直上3个横指，在前臂两骨头之间的凹陷处，按压有酸胀感，即为此穴	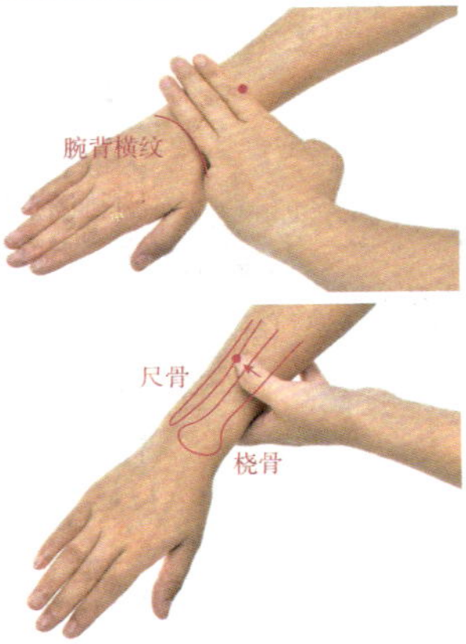 图5-10-38　外关穴
中渚穴	手少阳三焦经	①头痛、目赤肿痛、耳鸣等头面五官病证；②热病，疟疾；③肩背肘臂酸痛，手指不能屈伸	坐位。抬臂俯掌，在手指背部第4、5指指缝间掌指关节后可触及一个凹陷，用力按压有酸胀感处即为此穴	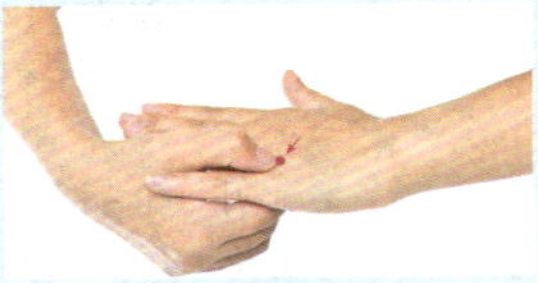 图5-10-39　中渚穴
翳风穴	手少阳三焦经	①耳鸣、耳聋等耳疾；②口眼㖞斜、面痛、牙关紧闭等面口病证；③淋巴结结核	正坐或侧伏坐位。将耳垂向后按，正对耳垂的边缘，按压有凹陷处（张口时凹陷更明显）即为此穴	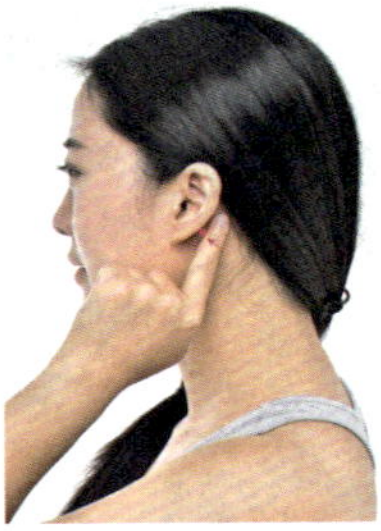 图5-10-40　翳风穴
听会穴	足少阳胆经	①耳鸣、耳聋等耳疾；②牙痛、面痛、口眼㖞斜等口面病证	正坐或侧伏坐位。在耳前，手指置于耳屏下方、下颌骨髁状突后缘，按压有一个浅凹处，张口时该浅凹处深陷，即为此穴	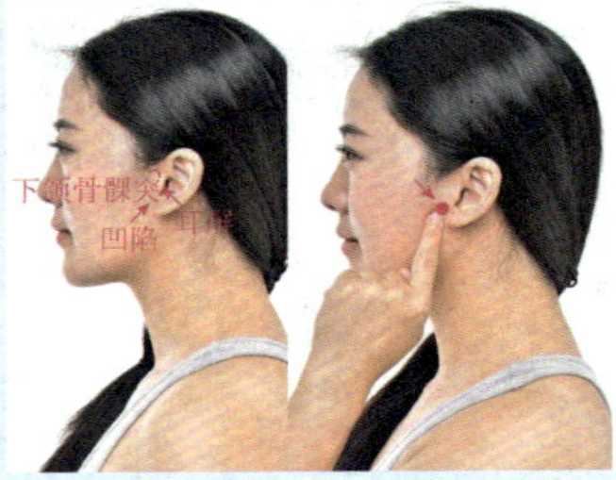 图5-10-41　听会穴

续表

穴位名称	归属经络	主治	简便取穴	定位图示
风池穴	足少阳胆经	①中风、癫痫、头痛、眩晕等内风病证；②感冒、鼻塞、口眼㖞斜等外风病证；③颈项强痛	正坐或俯卧位。在后头骨下两条大筋外缘陷窝中，大致与耳垂齐平处，用力按压有酸胀、脑部沉重感，即为此穴	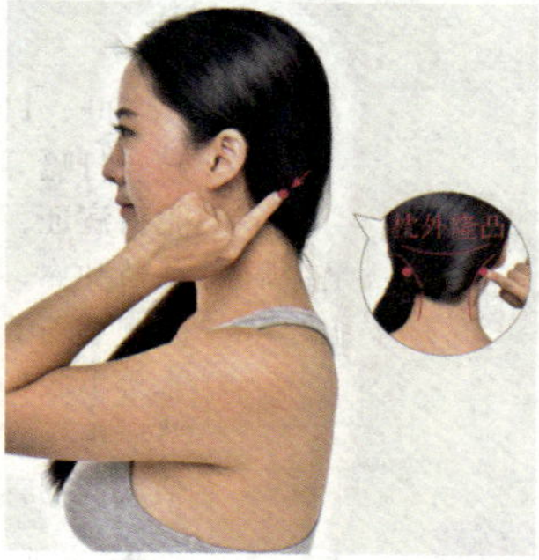 图5-10-42 风池穴
肩井穴	足少阳胆经	①颈项强痛，肩背疼痛，上肢不遂；②滞产、乳汁不下、乳痈、乳腺增生等妇产科及乳房疾患；③淋巴结结核	坐位。先确定大椎穴与肩峰最高点（肩部最高骨）的位置，再取两者连线的中点，在两筋之间，按压有明显酸胀感处即为此穴	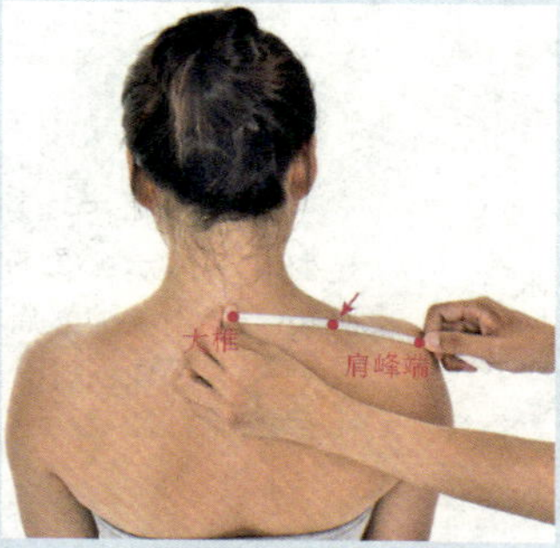 图5-10-43 肩井穴
日月穴	足少阳胆经	①胁肋疼痛、黄疸等肝胆病证；②呕吐、口中吞酸、打嗝等肝胆犯胃病证	正坐或仰卧位。自乳头垂直向下摸3个肋间隙（即第7肋间隙），按压有酸胀感处即为此穴	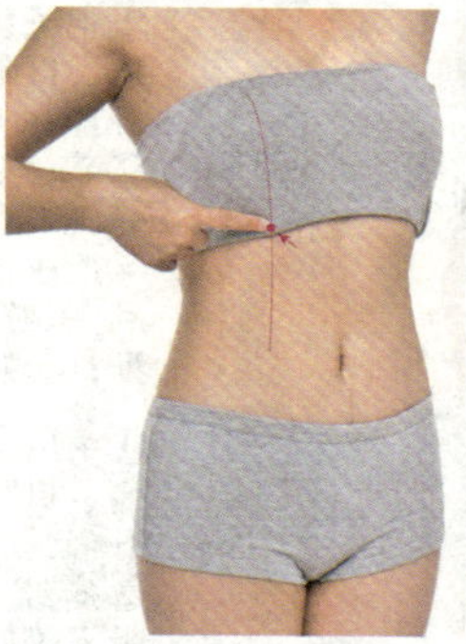 图5-10-44 日月穴

续表

穴位名称	归属经络	主治	简便取穴	定位图示
阳陵泉穴	足少阳胆经	①呕吐、口中吞酸、打嗝等肝胆犯胃病证；②膝关节肿痛、下肢肌肉萎缩酸痛麻木等下肢、膝关节疾患；③小儿惊风；④肩痛	坐位。屈膝成90°，膝关节外下方，腓骨小头前下方可触及一凹陷处即为此穴	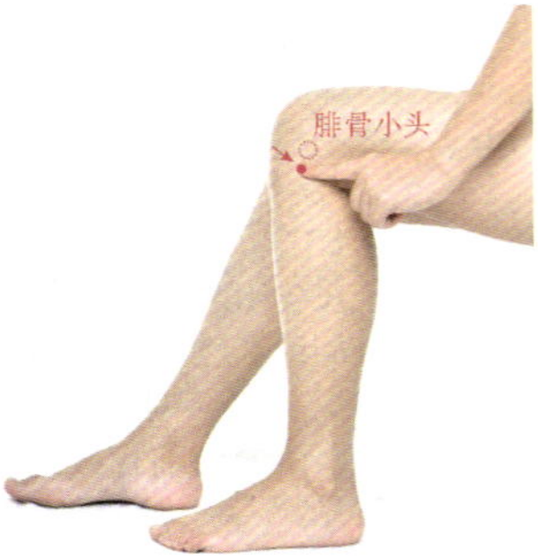 图5-10-45　阳陵泉穴
外丘穴	足少阳胆经	①癫狂；②胁肋胀满；③下肢肌肉萎缩酸痛；④颈项强痛	坐位或仰卧位。取一个标有二等分线的弹性皮筋，将皮筋的两端分别与外踝尖及腘横纹对齐拉紧，再从皮筋中点向下1个横指，在腓骨前缘处，按压有酸胀感，即为此穴	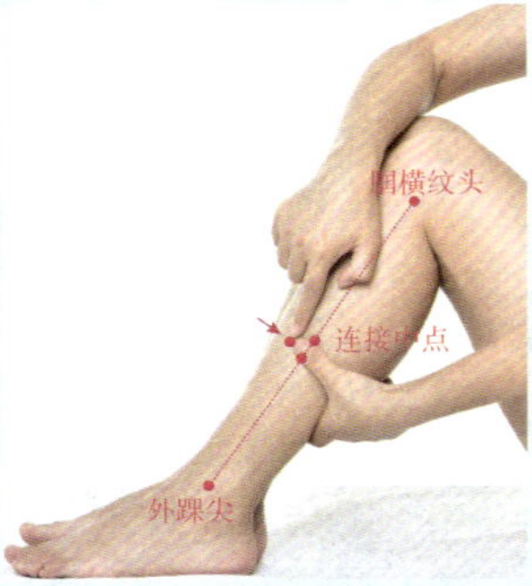 图5-10-46　外丘穴
行间穴	足厥阴肝经	①中风、目赤肿痛、口眼㖞斜等肝经风热病证；②痛经等妇科病证；③疝气；④遗尿、小便不利等泌尿系病证；⑤胸胁满痛	坐位或仰卧位。在足背内侧第1、2趾两趾之间连接处的缝纹头，按压有凹陷处即为此穴	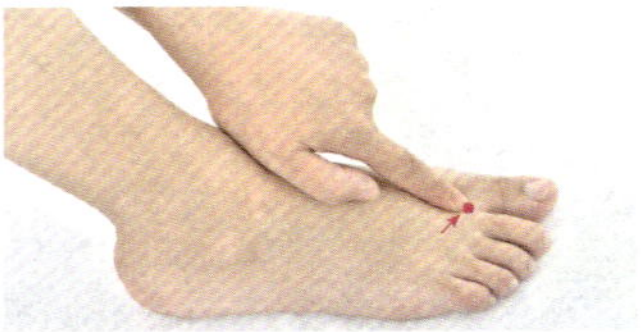 图5-10-47　行间穴
太冲穴	足厥阴肝经	①中风、目赤肿痛、口眼㖞斜等肝经风热病证；②痛经、滞产、带下等妇产科病证；③黄疸、口苦、腹胀、打嗝等肝胃病证；④小便不利、遗尿；⑤下肢肌肉萎缩酸痛、足肿	坐位或仰卧位。由第1、2趾间缝纹向足背上推，至第1、2跖骨之间跖骨底结合部前方，有一个凹陷处即为此穴	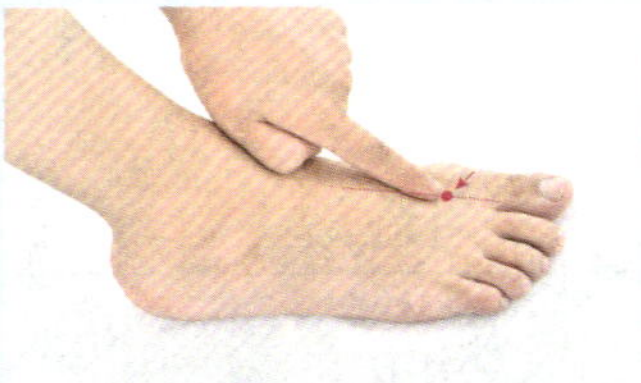 图5-10-48　太冲穴

续表

穴位名称	归属经络	主治	简便取穴	定位图示
蠡沟穴	足厥阴肝经	①赤白带下、阴痒等妇科病证；②小便不利；③疝气，睾丸冷痛；④足部、小腿疼痛	坐位或仰卧位。从内踝尖垂直向上4个横指是三阴交穴，再向上约3个横指处，胫骨内侧面的中央，按压有酸胀感处即为此穴	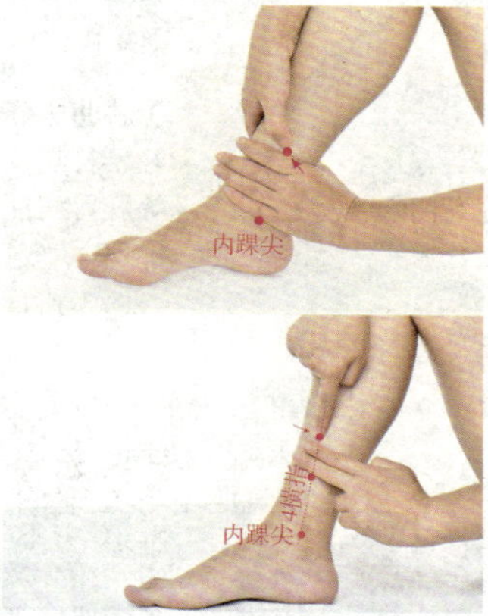 图5-10-49　蠡沟穴
曲泉穴	足厥阴肝经	①产后腹痛、腹中包块、阴痒等妇科病证；②遗精、阳痿、疝气；③小便不利；④膝髌肿痛，下肢肌肉萎缩酸痛	坐位屈膝。双腿略张开，在膝内侧可触及一个高骨（即股骨内上髁），从此高骨向后，可及两筋（半腱肌、半膜肌），高骨后缘、两筋前方，腘横纹头上方凹陷处，按压有酸胀感，即为此穴	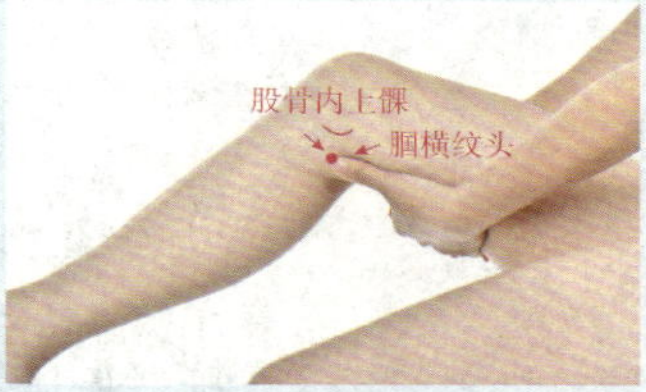 图5-10-50　曲泉穴
章门穴	足厥阴肝经	①腹痛、腹胀、腹泻、呕吐等脾胃病证；②胁肋疼痛、黄疸、腹中包块等肝胆病证	在腋中线，第一浮肋前端，屈肘合腋时肘尖正对的地方即为此穴	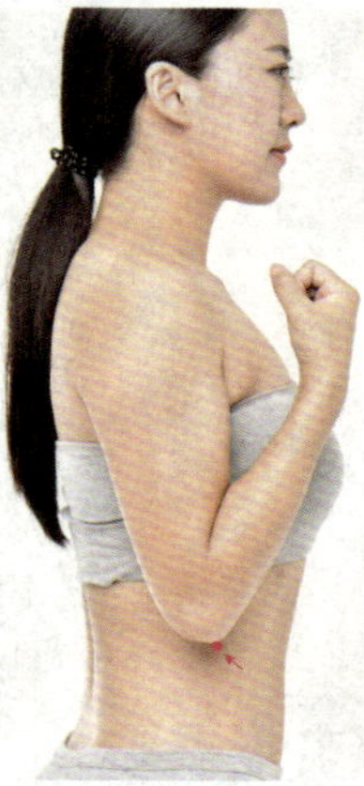 图5-10-51　章门穴

续表

穴位名称	归属经络	主治	简便取穴	定位图示
期门穴	足厥阴肝经	①胁肋胀痛、呕吐、打嗝、腹胀等肝胃病证；②郁证，气上冲心；③乳痈	正坐或仰卧位。自乳头垂直向下摸2个肋间隙（即第6肋间隙），按压有酸胀感处即为此穴	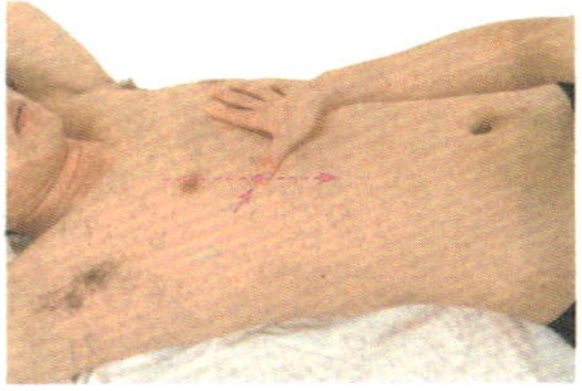 图5-10-52　期门穴
关元穴	任脉	①虚冷、羸瘦无力等元气虚损病证；②少腹疼痛，疝气；③腹泻、便血等肠腑病证；④尿路感染、淋证、遗精、阳痿等泌尿生殖系疾患；⑤痛经、带下等妇产科病证；⑥保健灸常用穴	仰卧或正坐位。从肚脐起沿下腹部前正中线直下4个横指处即为此穴	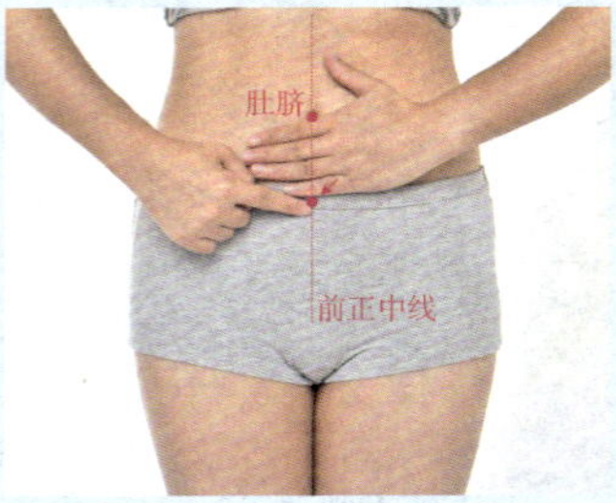 图5-10-53　关元穴
气海穴	任脉	①虚脱、乏力、脏器虚损等气虚病证；②水谷不化、脐周疼痛、腹泻、便秘等肠腑病证；③淋证、遗精、阳痿等泌尿生殖系疾患；④痛经、带下等妇产科病证；⑤保健灸常用穴	仰卧或正坐位。从肚脐起沿下腹部前正中线直下两个横指处即为此穴	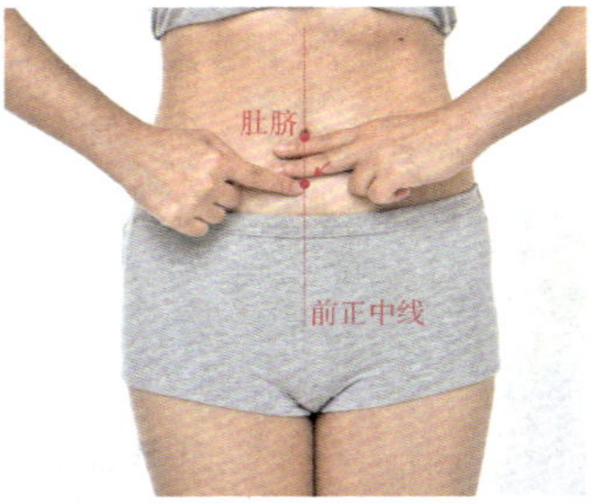 图5-10-54　气海穴
神阙穴	任脉	①虚脱等元阳暴脱；②腹痛、腹泻、便秘等肠腑病证；③水肿、小便不利；④保健灸常用穴	仰卧或正坐位。肚脐所在处即为此穴	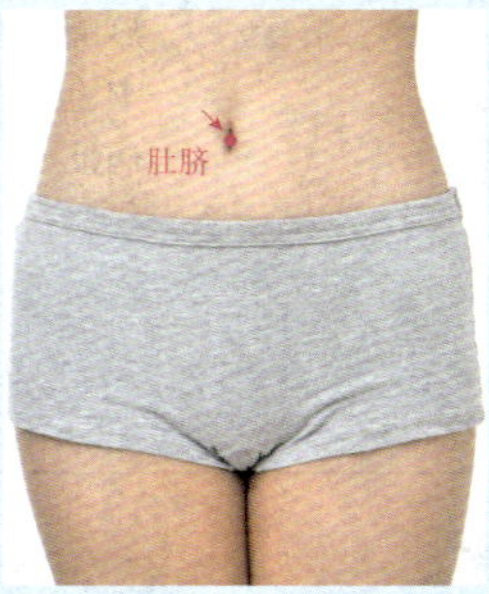 图5-10-55　神阙穴

续表

穴位名称	归属经络	主治	简便取穴	定位图示
中脘穴	任脉	①胃痛、腹胀、打嗝、小儿疳积等脾胃病证；②黄疸；③癫狂，脏躁	取一个标有二等分的弹性皮筋，将皮筋的两头与肚脐、胸剑联合中点对齐拉紧，皮筋的中点对应处即为此穴	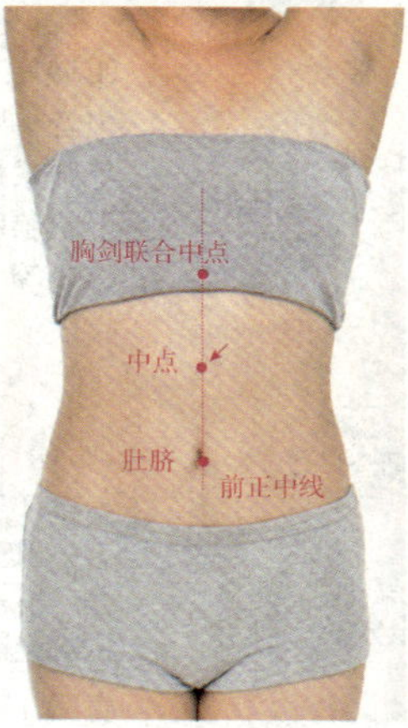 图5-10-56　中脘穴
鸠尾穴	任脉	①癫狂痫；②胸痛；③腹胀、打嗝	仰卧位。从胸剑结合中点沿前正中线直下1个横指处即为此穴	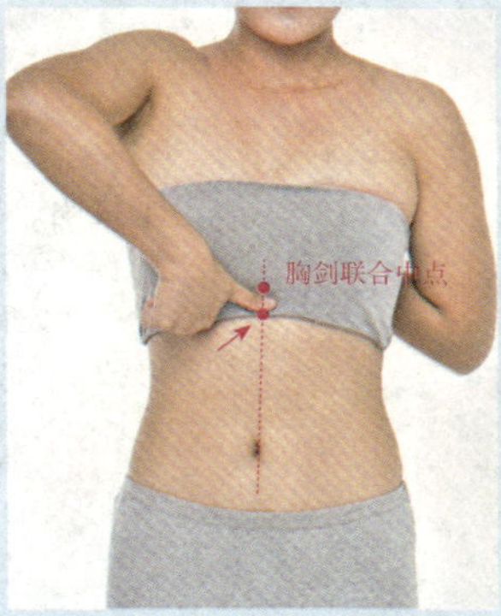 图5-10-57　鸠尾穴
膻中穴	任脉	①咳嗽、气喘、胸闷、打嗝等胸中气机不畅病证；②产后乳少、乳痈、乳腺增生等胸乳病证	仰卧或正坐位。取一标有二等分的弹性皮筋，将皮筋的两头与乳头对齐拉紧，皮筋中点对应处即为此穴	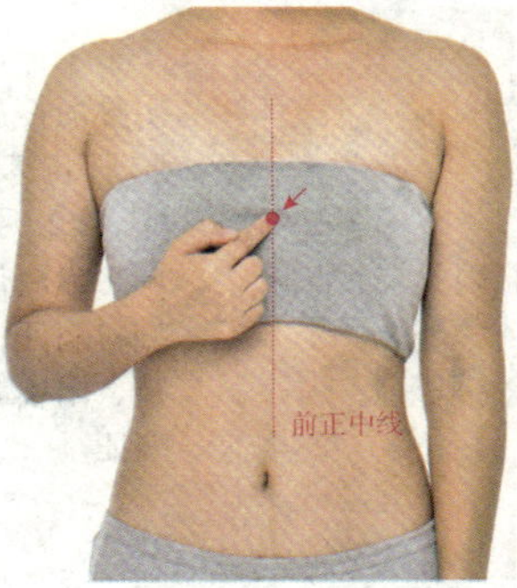 图5-10-58　膻中穴

续表

穴位名称	归属经络	主治	简便取穴	定位图示
天突穴	任脉	①咳嗽、哮喘、失音、咽喉肿痛等肺系病证；②甲状腺肿大、梅核气等气机不畅病证	仰卧或仰靠坐位。由喉结直下可摸到一个凹窝（即胸骨上窝），在此凹窝中央，按压有酸胀感处即为此穴	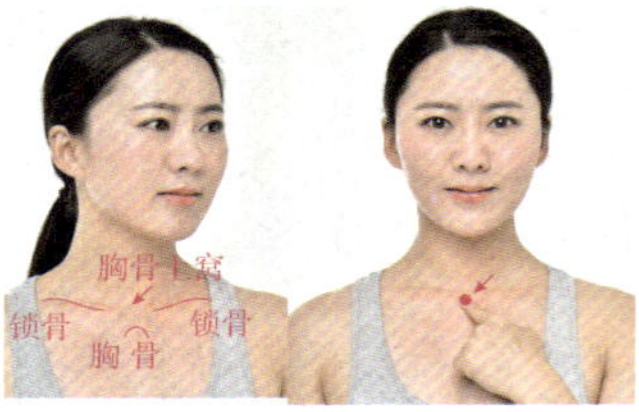 图5-10-59　天突穴
廉泉穴	任脉	①中风失语、失音、流涎、口舌生疮等咽喉口舌病证	仰靠坐位。从下巴沿颈前正中线向下摸，在喉结上方可触及舌骨体，舌骨上缘中点的凹陷处即为此穴	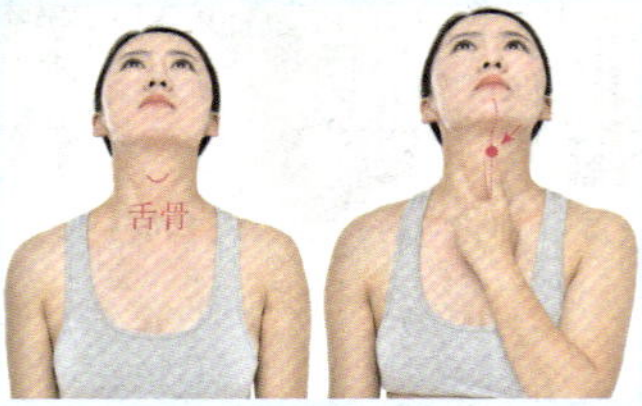 图5-10-60　廉泉穴
承浆穴	任脉	①口㖞、牙痛、流涎等口部病证；②失音；③癫狂	仰靠坐位。颏唇沟的正中，按压有凹陷处即为此穴	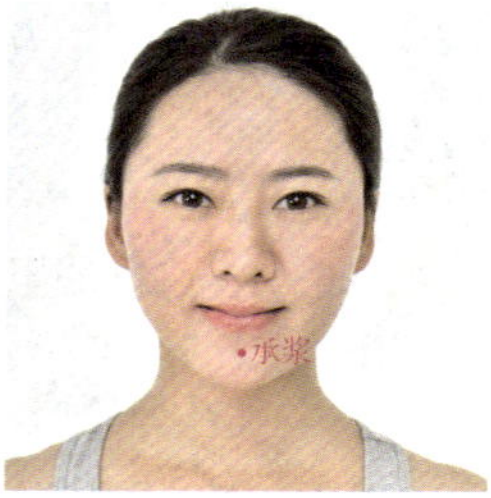 图5-10-61　承浆穴
腰阳关穴	督脉	①腰骶疼痛，下肢肌肉萎缩酸痛；②月经不调、赤白带下等妇科病证；③遗精、阳痿等男科病证	正坐或俯卧位。髂嵴高点在腰部连线的中点下方可触及一个凹陷处，按压有酸胀感，即为此穴	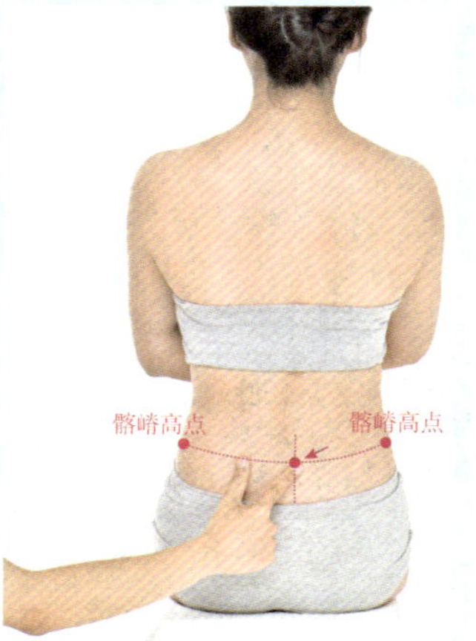 图5-10-62　腰阳关穴

续表

穴位名称	归属经络	主治	简便取穴	定位图示
命门穴	督脉	①腰脊强痛，下肢肌肉萎缩酸痛；②月经不调、赤白带下等妇科病证；③遗精、阳痿等男子肾阳不足病证；④小腹冷痛，腹泻	正坐或俯卧位。取一条线过脐水平绕腰腹一周，该线与后正中线交点处，按压有凹陷处即为此穴	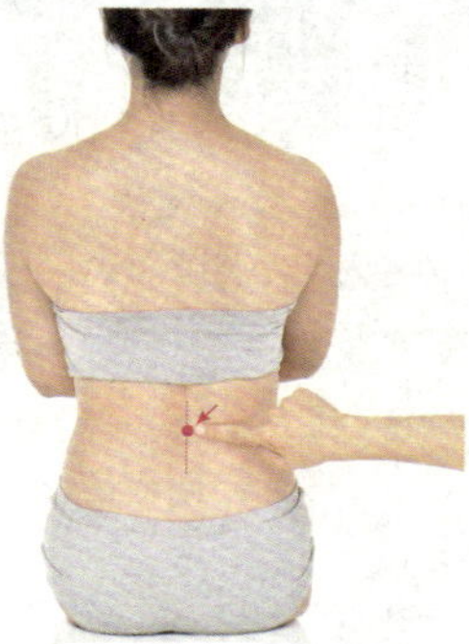 图5-10-63　命门穴
大椎穴	督脉	①热病、疟疾、恶寒发热等外感病证；②骨蒸潮热；③癫狂痫、小儿惊风等神志病证；④颈项强痛，背脊痛；⑤风疹，痤疮	俯卧位或坐位。低头，可见颈背部交界处椎骨有一个高突，并能随颈部左右摆动而转动着即是第7颈椎，其棘突下凹陷处即为此穴	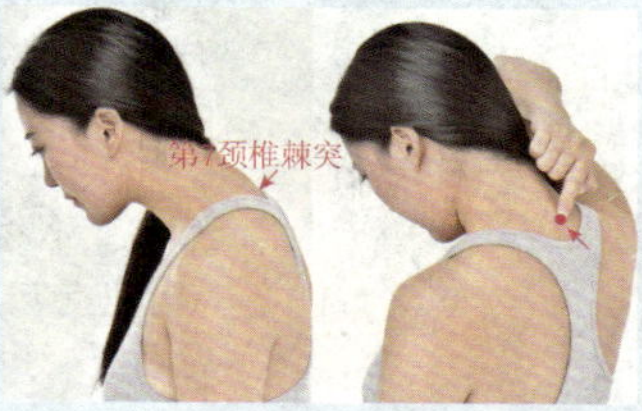 图5-10-64　大椎穴
百会穴	督脉	①痴呆、失眠、中风等神志病证；②头痛，眩晕；③脱肛、胃下垂等气虚下陷证	正坐或仰卧位。取两耳尖连线与头正中线相交，按压有凹陷处，即为此穴	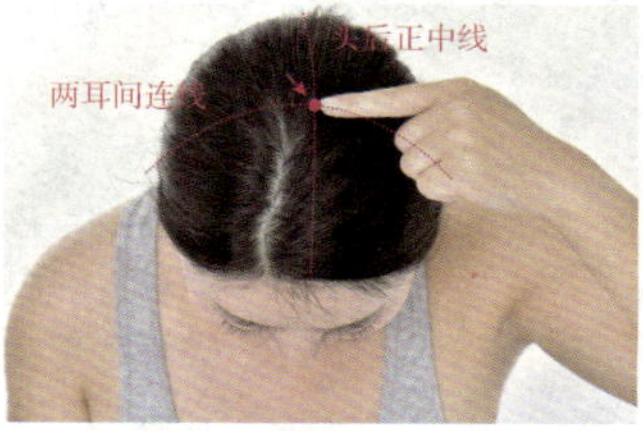 图5-10-65　百会穴
上星穴	督脉	①过敏性鼻炎、头痛、目痛等头面部疾患；②热病，疟疾；③癫狂	正坐或俯卧位，从前发际正中直上1个横指处即为此穴	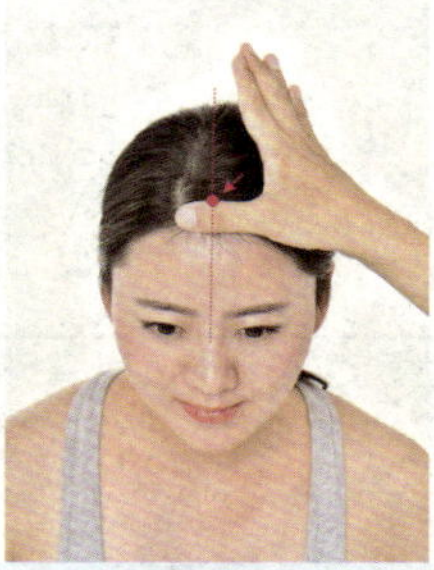 图5-10-66　上星穴

续表

穴位名称	归属经络	主治	简便取穴	定位图示
神庭穴	督脉	①癫狂痫、失眠、惊悸等神志病证；②头痛、目眩、流鼻血、鼻窦炎等头面五官病证	正坐或仰卧位。从前发际正中直上1个横指，拇指指甲中点处即为此穴	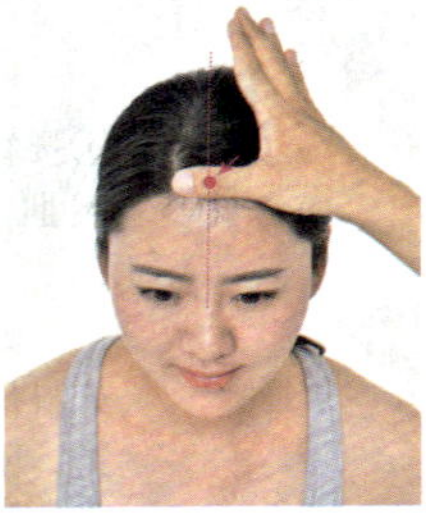 图5-10-67　神庭穴
印堂穴	督脉	①痴呆、痫证、失眠、健忘等神志病证；②头痛、眩晕；③流鼻血，鼻窦炎；④小儿惊风，产后血晕，子痫	坐位或仰卧位。两眉头连线的中点处即为此穴	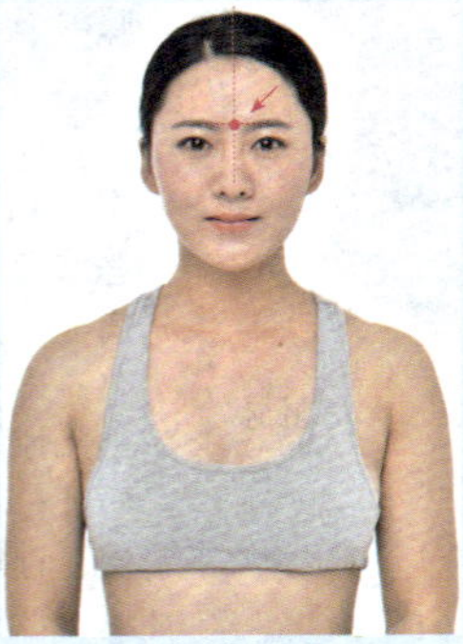 图5-10-68　印堂穴
水沟穴（人中）	督脉	①昏迷、晕厥、中风、呼吸衰竭等急危重症，为急救要穴之一；②癫狂痫等神志病证；③鼻塞、鼻窦炎、牙痛、面肿等面口鼻病证；④闪挫腰痛	仰靠坐或仰卧位。面部人中沟上1/3处，用力按压有酸胀感处即为此穴	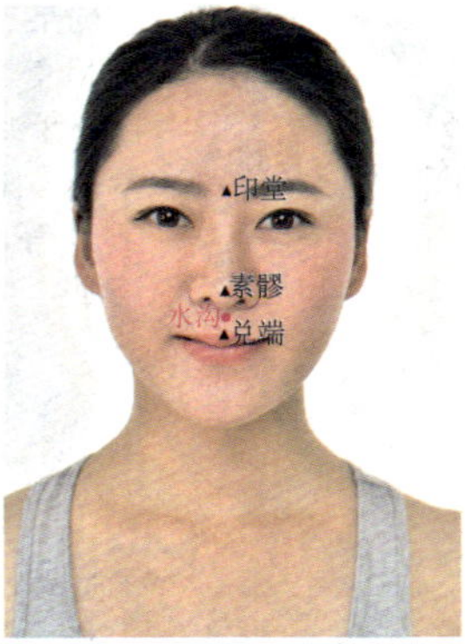 图5-10-69　水沟穴

续表

穴位名称	归属经络	主治	简便取穴	定位图示
四神聪穴	经外奇穴	①头痛，眩晕；②失眠、健忘、癫狂痫等神志病证；③目疾	正坐或俯卧位。先确定百会穴的位置，再自百会向前后左右各1个横指处即为此穴	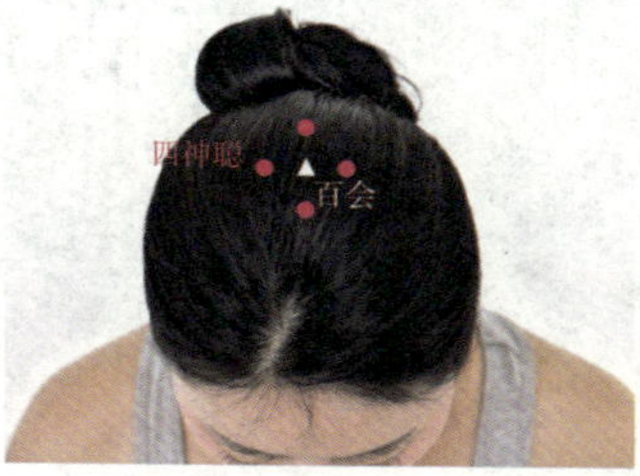 图5-10-70　四神聪穴
夹脊穴	经外奇穴	适应范围广，其中上胸部穴位治疗心肺、上肢疾病；下胸部穴位治疗脾胃肝胆疾病；腰部穴位治疗肾病、腰腹及下肢病证	正坐或俯卧位。低头，可见颈背部交界处椎骨有一个高突，并能随颈部左右摆动而转动者即为第7颈椎棘突，从此棘突向下循推分别是第1胸椎（12个胸椎）棘突至第5腰椎（5个腰椎）棘突，从各椎棘突下旁开半指，按压有酸胀感处，即为此穴。左右各17个穴，共34个穴	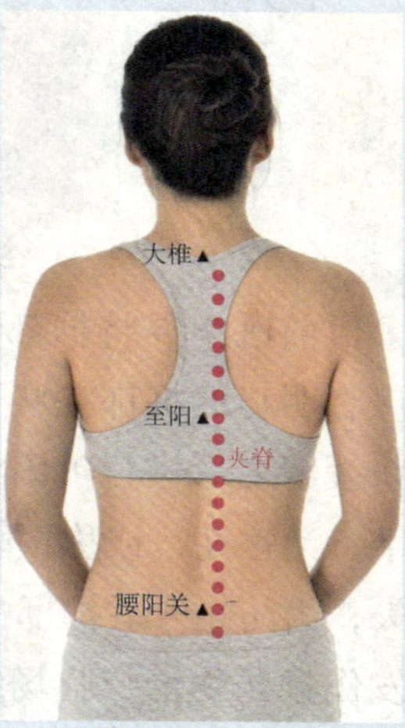 图5-10-71　夹脊穴
安眠穴	经外奇穴	①失眠，头痛，眩晕；②心悸；③癫狂痫	坐位。在项部，翳风穴与风池穴连线的中点，按压有凹陷处	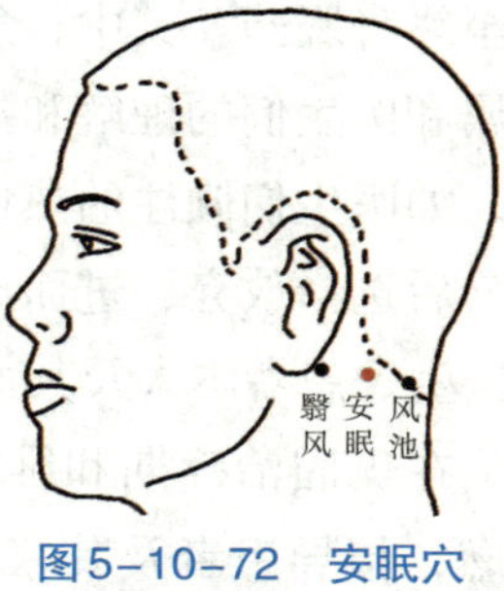 图5-10-72　安眠穴

注：穴位图片选自大家中医APP，具体取穴方法参考《快速取穴彩色图解》。

扫码查看更多内容

第六章　抑郁症的预防和护理

第一节　为何要注重防护

目前医学界将抑郁症的治疗程序分为三步：①急性治疗期，此阶段是针对患者明显的抑郁症状进行治疗，需时6~12周；②巩固治疗期，在患者抑郁症状缓解之后进行巩固治疗，以预防病情反复、症状复燃，一般为4~6个月；③维持治疗期，或称预防性治疗，是在患者经过巩固治疗之后，抑郁症状完全消失，为防止今后抑郁症复发而采取的治疗步骤，需时更长，一般认为，第一次发作且药物治疗临场缓解的患者，其维持治疗时间为6~12个月；若为第二次发作，主张维持治疗3~5年；若为第三次或三次以上发作，应长期维持治疗甚至终身服药。其中，急性治疗期和巩固治疗期较易执行，容易得到患者及其家属和医生们的理解和接受，但是维持治疗往往无法完全实施，原因涉及多方面，如医生们倾注的热情和耐心、治疗费用、副作用等都会造成影响，许多患者最后选择放弃，进而导致本病复发率升高，因此本病的预防性治疗应得到主治医生、患者本人及其家属的重视。

在巩固治疗期和维持治疗期，主治医生应注意抑郁症患者是否出现症状复燃，指导患者及其家属识别抑郁复燃的特殊症状对预防本病复燃有很大帮助。症状复燃出现于抑郁再发作的初期，比如，患者对以前感兴趣的事情不感兴趣了。此外，在该阶段，当出现症状残留、症状恶化或再现、社会功能下降等迹象时，也提示患者可能复燃。如果复燃发生，要求必须返回急性期的治疗过程。

在抑郁症发展的各个时期，特别是维持治疗期，均可配合中医特色治疗方法来进行辅助治疗，后者具有疗效佳、副作用小、操作简便、安全性高等优势，使得它可以作为很好的抑郁症补充替代疗法。此外，中医特色疗法也可有效预防抑郁症的发生。

中医特色预防措施，从“未病先防、既病防变、愈后防复”这三个方面来干预。

一、未病先防

未病先防是指在人体未发生疾病之前，根据个人体质不同，通过增强正气、调养身心、调节生活、调配饮食以及药物预防等方法，防止病邪的侵入，阻止疾病的发生。可应用的传统养生方法除了针刺、艾灸、贴敷等中医特色疗法，还有健身气功、中医食疗等预防保健方法。

二、既病防变

既病防变，即已病早治，防止疾病进一步发展与转变。抑郁症患者可表现为情绪低落、兴趣丧失、精力减退、精神迟滞或激越、自我评价过低，也容易出现睡眠障碍、营养不良、便秘甚至自杀观念或行为等情况，当出现这些情况时，应及时运用中医方法调理，防止病证的发生。具体可见中医调养章节的各种疗法。

三、愈后防复

对于抑郁症患者，治疗的最终目标是达到临床治愈，即症状完全消失并持续6个月以上。但在疾病治疗过程中，存在复发及复燃两种情况。

（一）复发

复发是指本已经达到临床治愈，但又因各种诱因再次发作的状态。

1.抑郁症复发的信号

（1）睡眠状态的改变。如果患者突然出现入睡困难、早醒、早晨不愿起床、原来的睡眠习惯发生变化等情况，就要高度重视。部分患者睡眠模式的改变本身就是抑郁症复发的表现，若不及时注意和处理，可能导致疾病复发。

（2）精力减退，容易疲劳。患者又突然出现的精力减退、容易疲劳，做事力不从心，稍微活动便觉疲劳，休息不能缓解疲劳，工作或学习效率下降，变得懒散，不注重个人卫生等情况，都可能是复发的信号。

（3）兴趣减退。患者一反常态，对平时感兴趣的活动失去了兴趣，出现闷闷不乐，不愿参加日常的社会活动，喜欢一人呆坐而不愿与人交往。例如，喜欢找人聊天或打牌的人不再去找人聊天和打牌；平素爱打扮者不再注意自己的形象；学生不愿参加集体活动，不愿与同伴玩耍；青年人不再与朋友接触等。

（4）脾气改变。如患者变得容易伤感流泪，或变得急躁易怒，无故爱争执，情绪控制能力差，缺乏耐心，容易冲动，工作生活中经常与同事或家人发生冲突，无故打骂孩子或摔东西等。

（5）注意力不集中。工作、上课时经常走神，平时心不在焉，做事丢三落四，自觉记忆力差。

（6）性欲或性功能下降。患者表现为对异性的关注减少，如不想找对象，对自己的配偶毫不关心，不知爱护，性欲减退，性生活频率减少，男性患者出现阳痿，女性患者常出现性冷淡，缺乏快感，月经紊乱等。

2.抑郁症复发信号的处理 对患者及其家属而言，如果出现了复发的征兆，既不可太过紧张，也不应麻痹大意，而要正确处理。患者本人不要责备自己，要意识到自己负面、扭曲的想法，不用过于悲观；给自己多一些正面的暗示，可以回想一下以前的自己是如何挺过来的，告诉自己当下的糟糕状态只是暂时的，一切都会好起来，并尝试去参与一些轻松愉快的活动或运动。当然，也不能心存侥幸，不采取任何措施，等待情绪自己恢复，而要尽早就医，以免耽误病情。

当家属发现患者有了复发的苗头，一方面要给予患者支持，及时帮助患者调整合适的学习、工作、生活的环境和节奏，使患者能迅速摆脱不利环境；另一方面要督促和安排患者及时就诊，配合医生适当调整用药方案。除此之外，家属亦不可过于紧张，不可对患者正常范围内的情绪波动过于敏感，过度的关心和限制会导致患者病情恶化，造成不良后果。

对医生来说，对于出现复发征兆的患者，不能只是简单加药，而要重新进行检查和评估，包括检查患者的服药情况、工作和学习的环境，以便及时判断患者病情是否复发，并根据个体化原则妥善决定治疗方案。

为预防病情复发，应及时配合心理治疗及长期的针灸、中药、中成药等干预方法巩固治疗，改善患者体质和心理认知模式。

（二）复燃

复燃，是指患者症状改善后未能维持6个月的巩固治疗，擅自停药出现的症状加重，属于本次发作的范畴，可称为戒断反应、停药反应，常见症状包括头晕、平衡感受损、头痛、恶心、失眠、梦境生动等，个别患者还可能出现感觉麻木、过电感、人格解体及易激惹，甚至幻视及幻听等。抗抑郁药停药反应可持续1~2周，通常程度轻微，但也会出现严重困扰患者的情形。一般认为，复燃症状与抗抑郁药消除半衰期相关，短半衰期的药物更易使患者出现复燃。

复燃不仅让患者有不适体验，而且可能被误认为是病情的复发、某种躯体疾病或更换抗抑郁药引起的副作用，进而影响治疗效果。其中，准母亲、新生儿及老年人尤其需要注意。因此抑郁症患者不可擅自停药、换药。

对于复燃的患者，应给予相应的健康教育，督促患者坚持服药，对服药过程中出现的不良反应及时处理，从而增加患者依从性，防止复燃出现。

随着社会发展，人们过度进行脑力活动，导致精神障碍性疾病的发生率逐年增高，其中抑郁症也逐渐成为一种对心理—社会影响较大的疾病，且难以防治。抑郁症具有高患病率和高复发率的特点，因此人们在日常生活中养成学会调节情绪的良好习惯尤为重要，这样可有效预防抑郁症。当不好的情绪来临时，我们可以发泄出来，而不要一直沉浸其中，此时可以观察并接受当下的自己，学会与此时的自己相处，渐渐掌控自己的情绪，保持良好的情绪习惯。其次可培养多种兴趣，如爬山、游泳、瑜伽、跳舞、太极拳等，以缓解压力，舒缓情绪。其次要注意均衡饮食。适当的糖类可以提升血清素来舒缓压力及改善情绪，且宜尽量采用多糖类饮食，因为它们在人体内消化较慢，提升血清素的过程较平稳，可使情绪保持相对平稳，全谷类、大麦、小麦、燕麦、瓜类及含高纤维多糖蔬菜都是较为健康的糖类来源。正如中医学认为，甘味可缓，即心情不好时可适当吃一些甘味的食物调节情绪。此外，在平日生活中穿戴整齐，身着颜色鲜艳明快的衣服，可增加对生活的信心和追求美好生活的勇气，减小抑郁情绪发生的概率。树立正确的生活态度，尝试做到大智若愚，难得糊涂，大事清楚，小事糊涂。该放下的要放下，不追求事事完美，找到适合自己的释压方法。

可见，除了中医特色治疗方法，日常生活习惯、情绪管理等方面的调节对预防抑郁症也至关重要。故本章接下来主要介绍抑郁症的预防与护理，包括心理疗法、保健功法、音乐疗法、中医防护等方法，以期帮助更多患者及其家庭慢慢摆脱抑郁症，降低复发率，也能让当今高压社会下的都市人找到适合自己的释压方法，从而从根本上降低本病的患病率。

第二节　心理疗法

一、认知行为治疗

（一）概述

认知行为治疗是由A·T·Beck在60年代研发的，将认知主义和行为主义的部分观点有效结合在一起，通过改变思维和行为的方法来改变不良的认知，达到消除不良情绪和行为的短程的心理治疗方法，主要治疗抑郁症、焦虑症等心理疾病和不合理认知导致的心理问题。它的主要着眼点在患者不合理的认知问题上，通过改变患者对己、对人或对事的看法与态度来改变心理问题。认知是指一个人对一件事或某对象的认知和看法，包括对自己的看法，对人的想法，对环境的认识和对事的见解等。认知行为治疗认为人的情绪来自人对所遭遇的事情的信念、评价、解释或哲学观点，而非来自事情本身。正如认知疗法的主要代表人物贝克（A·T·Beck）所说："适应不良的行为与情绪，都源于适应不良的认知。"

例如，一个人一直认为自己表现得不够好，连自己的父母也不喜欢他，因此做什么事都没有信心，很自卑，心情也不好。治疗的策略在于帮助他重新构建认知结构，重新评价自己，重建对自己的信心，更改认为自己"不好"的认知。认知行为治疗的目标不仅是针对行为、情绪这些外在表现，而是分析患者的思维活动和其应付现实的策略，从而找出错误的认知加以纠正。其基本概念为由Ellis提出的"ABC"理论：A指与情感有关系的事件（activating events）；B指信念或想法（beliefs），包括理性或非理性的信念；C指与事件有关的情感反应结果（consequences）和行为反应。

通常认为，事件A直接引起反应C。事实上并非如此，在A与C之间有B的中介因素。A（事件）能否引起C（个体的意义或造成的反应等）由B（人的认知态度和信念）决定。比如，对一幅抽象派的绘画，有人非常欣赏，会产生愉快的反应；有人认为这只是一些无意义的线条和颜色，既不产生愉快感，也不厌恶。画是事件A，但引起的反应C各异，这是由于人们对画的认知评估B不同所致。

认知评估或信念对情绪反应或行为有重要影响，非理性或错误认知导致异常情感或行为，而与事件本身无关。遇到事件后脑海中出现的想法称为自动思维。比如，看到狗便产生恐惧，在看到狗与恐惧反应之间有一个想法是狗会咬我，还可能有狗咬人的恐怖的想象。狗会咬我就是自动思维。自动思维没有好坏之分，只有适应和非适应之分。非适应部分也称歪曲思维或错误思维。歪曲和错误的思维包括主观臆测，通常以“自动思维”的形式出现，即歪曲和错误思想常常不知不觉地、习惯地进行，因而不易被认识到。不同的心理障碍会导致不同内容的认知歪曲情况，抑郁症患者大多对自己、对现实和将来都持消极态度，抱有偏见，认为自己是失败者，事事都不如意，认为将来毫无希望。

抑郁症患者容易出现的不合理认知是极端化（即抑郁者受挫后会无端地自罪自责，夸大自己的缺点，缩小自己的优点）和自责，即把全部责任归咎于自己，表现出一种认知上的不合逻辑性和不切实际性。

抑郁症患者常见的认知歪曲包括以下几方面。

1.主观臆想 缺乏根据，全凭主观武断推测。如某患者某件工作未做好，便推想所有的同事会因此看不起她。

2.一叶障目 置总体的前后关系和背景于不顾，只看细节或一时的表现而作出结论。如某学生一次考试中有一题答不出，事后一心只想着未答的那道题，并感到这场考试全都失败了。

3.乱贴标签 片面地把自己或别人公式化。例如某一患者将孩子学习不好归咎于自己，并认为自己是个“坏母亲”。

4.非此即彼的绝对思想 认为非白即黑，不好即坏，不能容忍错误，要求十全十美。例如某位患者有一次考试未达到预定目标，便认为自己是个失败者，一切都完了。

在抑郁症患者眼中，一切都被蒙上了一层厚厚的灰色，他们常常坚信自己是一个失败者，并且失败的原因全在于自己。他坚信自己低人一等、不够聪明、不够称职、不够好看、不够有钱等。总之做什么都不会成功，都没有希望。抑郁症患者的这些观点常常是扭曲的，与现实并不相符。

抑郁症患者的核心信念是我不好，我不受欢迎，别人不喜欢我。核心信念与个人经历、他对重要人物的认同以及对别人态度的感知等因素有关。例如童年有过重大丧失体验的孩子会认为所有事情的发生都与他有关，并且都是因他而起的，会形成“我不好”的核心信念。

（二）临床应用

抑郁症患者会出现的典型认知问题包括剥夺、挫败、失落等。对于认知问题，进行的认知行为治疗可以用于治疗许多疾病和心理障碍，如抑郁症、焦虑症、神经性厌食症、性功能障碍、药物依赖、恐怖症、慢性疼痛、精神病的康复期治疗等。其中最主要的作用是治疗情绪抑郁患者，尤其对于抑郁症的成年患者来说是一种有效的短期治疗方法。

抑郁症最大的风险是自杀。自杀的认知主题包括：①高度的绝望感（贝克认为绝望指对未来的消极观念、消极期待或悲观），绝望程度越高越有可能自杀；②感到不能应对生活问题，断定所遇到的问题不可能被解决，会感到无路可走。危机干预让他们认识到事情有解决的可能性和可实行性，可以纠正不合理认知，降低自杀风险，但有幻觉、妄想、严重精神病，或认知受到严重损害、有不稳定家庭系统的患者不适合进行认知行为治疗。

临床上关于认知行为治疗，专家有以下观点。

1.重要观念的转换 许多人认为是不好的事件带来了心理苦恼。在ABC理论中，由于有认知的作用，不好的事件可能不会带来心理苦恼，甚至有可能会带来成长和一些好的机会。这就是认知行为治疗的重要观念：是歪曲或错误认知导致异常情感或行为，而不是事件本身。

2.转换自动思维和核心信念的关系 如果将心理活动比喻成一棵树，那么自动思维就是树叶，核心信念就是树根。不合理的认知方式或自动思维来源于人深层的核心信念。核心信念的形成与早年经历有关，一旦形成后，会潜移默化地影响人的思维和行为。这种影响很隐蔽，一般不容易被人意识到，正如“当局者迷，旁观者清”。当人遇到一些类似事件时会触发核心信念产生，比如，早年丧母的人长大后遇到不良生活事件的打击，如重大考试失利、患重病、遇到严重困难等可能触发其潜在的丧失感，表现为许多的负性自动思维，在不合理认知的影响下，越发不能考虑现实情况，逐步失去客观判断的能力，最终彻底印证了其核心信念，即“我是糟糕的，没有人能帮助我，我是失败的”。

3.改变核心信念 单纯改变自动思维无法完全改变不合理认知，要想彻底放弃一些不合理的认知，还必须从改变核心信念入手。那么如何改变呢？

（1）认知行为治疗需要在行动中识别并替代不合理认知，在行动中改变核心信念，所以行动很重要。

（2）治疗师会布置每日家庭作业，患者需按时完成。不合理的认知是经年累月形成的，要改变它们也需要不断实践。认知行为治疗并非单纯改变认知，而是在行动中体会和替代认知。许多人只重视认知，不重视行动，结果变成了“思想的巨人，行动的矮子”，变成了一个认知理论家，但是依然无法解决自己的问题。

抑郁症患者往往存在一定形式的认知偏见，这种偏见与抑郁发作密切相关，并阻碍患者的康复。目前相关研究认为抑郁症患者存在的功能失调性认知是在童年的生活经历中形成的，通常无法明确其内容，不易被察觉，具有相当的稳定性。功能失调性认知既是抑郁症患者的一种特征症状，也是其人格的一部分，在一定程度上支配着人的情感和行为。认知行为治疗的作用就是改变患者的认知偏见，主要方法就是医生和患者一同找出和矫正导致抑郁症状产生的“功能失调性认知”。

近年来，临床上往往将认知和行为治疗合并起来应用，即认知行为治疗。认知行为治疗仅适用于急性期过后的抑郁症患者或轻度抑郁症患者，尤其针对病情缓解阶段出现的问题。治疗师要反推论地、辩证地、由浅入深地对患者的否定性认知逐一确定，同时增强患者肯定性认知。在方法学上，要借鉴行为治疗与直接教育的经验；内容应含有精神动力学要素，治疗师要帮助患者辨认他们的负性思维和错误逻辑，指导患者用实践检验自己的认知假设，通过改变行为来改变认知，用理性信念代替非理性信念，帮助患者重建健康的认知结构，使患者能客观对待自己，预测未来。曾有研究表明，采用一些基本的认知行为治疗的原理配合药物疗法治疗抑郁症取得了比较满意的结果。研究者建议在抑郁症的治疗过程中配合认知行为治疗，这种治疗疗效持久，可有效预防抑郁症复发。另有研究报道也认为认知行为治疗对病情复发的预防效果可能更好，其复发率为20%~40%，而药物治疗的复发率为60%~75%。

二、人际关系治疗

人际关系治疗（interpersonal therapy，IPT）主要用于成人抑郁症急性期的治疗，旨在改善抑郁症患者的一些人际关系问题。抑郁症患者常见的人际关系问题包括四方面：人际关系丧失、人际角色冲突、角色转变困难和人际交往缺乏。因此，给患者实施人际关系治疗，可以帮助患者解决其人际关系问题，达到缓解抑郁症状的目的。

（一）具体方法

1.采用直接或间接询问的技术，使患者正视问题。

2.情感的鼓励。

3.确认靶症状、澄清角色、沟通与分析、解释与释义。

4.治疗性医患关系的应用。

5.行为矫正治疗。

（二）治疗特点

1.重点是处理目前的困难，而不是解决过去的问题。人际关系治疗的重点问题是当前人际关系的变动，包括：人际关系丧失，人际角色冲突，人际角色转换，社会隔离，社交技能缺乏以及其他导致抑郁症发作的人际关系因素。

2.治疗的目标识别促发抑郁症的当前因素，促进沮丧反应的正常过渡，提高对情绪的感知力，解决角色冲突和角色转换，培养社交技能，促进关系改善，获得必要的社会支持。

（三）治疗方法

虽然目前对人际关系治疗的应用和研究没有认知行为治疗广泛，但一些临床对照研究已经报道了它在治疗急性抑郁发作方面的疗效与药物治疗相似，如果作为维持治疗的话，它具有长期预防复发的作用。

医生应详细了解和分析患者病史，包括患者的个性、生活事件、社会关系和行为表现等。初期的1~3次心理治疗应以解决问题和制定治疗性协议，明确医生与患者在治疗中的责任为主要内容。医生同患者的第一次接触既是诊断的开始，又是治疗的开始，医生与患者的每一次接触都具有广义的心理治疗意义。对待患者，医生应持“心理治疗性基础态度”，给他们耐心、理解、肯定及信心。对于患者诉说的痛苦（抑郁体验），沉默的认可往往比简单的安慰更有效。医生应始终耐心、认真、严肃地倾听患者的抱怨、诉苦。对于有自杀倾向的患者，医生在与其谈话时要毫不回避地谈论这一话题，医患之间的沟通对于预防自杀更为重要，不可仅仅依靠限制性措施来阻止患者自杀，具体的建议方法如下。

1.疏导与宣泄 患者在寻求心理治疗前通常无人理解、无处诉说，因此医生要耐心地、富有同情心地、安静地倾听，使患者清楚人们已经接受了他正经历抑郁症的事实。

2.避免不当表述 在与患者交谈中要避免矛盾性的、会引起患者误解的表述。

3.信心与耐心 医生和患者都不应因治疗困难而失去信心，医生要有足够的耐心，坚定地带领患者度过发病期。

4.接受现实，积极行动 患者应将“顺其自然，为所当为”视为一种生活的态度，通过积极的行动去获得成功和喜悦。

5.健全人格与完善自我 精神分析理论认为抑郁症的发生是由于患者缺乏基本的安全感，将经受的挫折转化为对自己的不满与愤怒，因而颓丧、抑郁。所以医生可以让患者了解其心理动态与病情，洞察其面对困难时的反应模式来促进其人格的成长。

6.社会支持 社会、家人、朋友、同学的精神支持，可以帮助患者改变不良认知，提高其适应能力，有助于改善其人际关系。家庭治疗是十分重要的，抑郁症会给患者及其家庭带来重大影响，家属对患者的反应会直接影响预后。医生应让家属充分了解抑郁症的发病特点、病程发展及治疗情况。医生必须认同并理解患者的症状，并给予耐心和正规治疗。疾病有自身发展规律，仅试图通过改变环境（如让患者度假、疗养）来改善情绪问题是不可行的，这样只会使病情加重，需要医生对疾病发生发展阶段加以干预。

（四）临床应用

随着医学模式的转变和人们对健康需求的提高，更应注重并加强对抑郁症患者的关怀、照顾和护理。要坚持“以人为本，全心照顾”，不断提高抑郁症患者的生活质量，确保患者康复。适当普及抑郁症基本知识和心理卫生常识，使患者及其家属及时识别抑郁症，患者及时得到正规治疗，调动各种社会资源，通过有效的途径和方法预防抑郁症的复发，是社会、家庭防治抑郁症的重点工作。

在人际关系治疗中，应将抑郁症同一般躯体疾病一样，把疾病而非患者本人作为治疗对象。其治疗的医学模式，使它更适合与药物治疗联合使用。人际关系治疗是有效的抑郁症治疗措施，它的效果在社区中的轻度患者和严重患者中，以及在青少年、怀孕和产后妇女、老年患者中均得到了证实。人际关系治疗也可应用于维持治疗期，以防止抑郁症复发。相关研究表明，对于因经历重大生活事件而发生抑郁症的患者，人际关系治疗要优于其他不直接针对生活事件的心理治疗。

三、辩证行为疗法

（一）概述

辩证行为疗法是由玛沙·莱恩汉（Marsha Linehan）研发的，其对帮助人们掌控压迫性情绪非常有效。研究表明，辩证行为疗法能加强一个人在高度压迫性情绪下处理问题的能力。

有很多人在与压迫性情绪作斗争，其中一些人会感觉自己就像是已被扭到极致的旋钮，任何生气、悲伤或惊恐的情绪都会使自己失去控制。这种感受让人害怕去感受事物，试图克制或掩盖情绪，然而事与愿违，情绪会越来越强烈。

有相当数量的研究表明，强烈的压迫性情绪很可能在人出生时就已经产生，也可能会因童年时期的创伤而加剧。在成长过程中，创伤确实能改变人的大脑结构，让人在强烈的负面情绪下更加脆弱。然而，了解压迫性情绪倾向源于先天或创伤并不等于寻找到情绪问题的根源，学会如何更好地控制情绪才是解决问题的方法。

在心理学领域，每一种理论或者治疗方法的建立，都依据一种基本的世界观。辩证行为疗法是在传统认知行为治疗基础上发展起来的一种新型认知行为治疗，由美国华盛顿州立大学Marsha Linehan创立。其以辩证法基本原则为理论基础，强调患者与心理咨询师之间、理性与情感之间、接受与改变之间的辩证平衡与协调。该疗法的中心方法是社会心理技能训练和治疗策略的应用，相比其他心理疗法，辩证行为疗法具有其独特性和优越性，即始终坚持以哲学辩证法为原则，坚信每个人都能够找到解决矛盾冲突中的“合”，每个人都有明智精神。辩证行为疗法能够帮助人们学习辩证思维方法，提高全面客观看待事物的能力，最终减少情绪失调和行为异常的可能性。

（二）方法

辩证行为疗法主要方法包括辩证法策略、合理化认同策略、“拉拉队”鼓励策略。

1.辩证法策略

（1）进入和应用矛盾状态。在治疗过程中，患者必须无条件配合心理咨询师的沉默、提问或者表演，并且后者可拒绝向前者作出任何理性解释，后者只能通过逻辑推理来理解当下的状况。这种方法可以敦促患者理解现状，慢慢地找到现状中的“合”。

（2）应用隐喻。隐喻是运用象征性语言间接地、更深层地传达一种观念，包括推理、逸事、格言、神话故事。其优点在于可通过较为轻松的方式表现出真实情况下容易引起患者强烈反应的事物，特别是敏感话题，因为此时患者是一种旁观者的角色，不会觉得心理咨询师在说服和教训他。此外，隐喻方式比谈话方式更有趣、更易懂。一般对于女性，会借用容易引起情感共鸣的故事，男性用运动或者动作相关的故事，青少年用童话故事，老年人用历史人物的故事。

（3）延伸。心理咨询师把患者所表达的意思提升到更极端、更严重的程度，使患者感到不平衡，以提高他们的注意力，让他们接受治疗。

（4）扮演“魔王辩护者”。此即是反证法，这是一种辩论方法，就是心理咨询师先提出一个命题，其内容与患者陈述的那种极端、偏激、有缺陷的命题相似，然后心理咨询师与患者进行辩论，心理咨询师扮演“魔王辩护者”，反驳患者提出的试图反证心理咨询师的偏激观念。注意事项：在辩论过程中，心理咨询师必须留意患者不合理的行为和观念；心理咨询师必须一本正经地、但又假装愚昧地表达观念，亲切而有逻辑地回应患者的反对，如此才能帮助患者；心理咨询师应合理地展示真实情况，但也要给患者留反驳的余地和机会；心理咨询师应随机应变，以掌控治疗节奏，如掌握何时严肃，何时缓解气氛，何时继续，何时停止。

（5）从柠檬中提取柠檬汁，即从坏事情或者痛苦的经历中发现有益的东西。柠檬象征辛酸和痛苦，柠檬汁象征甘甜和快乐，痛苦的生活中蕴藏快乐。心理咨询师在使用这个策略时，应确认已得到患者的信任，且患者愿意接受帮助。此外，心理咨询师在用此策略时，不宜过于严肃，应尽量保持舒服的治疗氛围。

（6）允许自然变化。自然变化包括治疗时间、治疗场所、治疗内容的可能改变以及不同心理咨询师提出的不同治疗方法等。允许自然变化能够帮助患者培养和增强适应外界变化的能力。通过让患者体验痛苦，来体会人生的变化是每个人都会经历的自然过程。

（7）引发“灵智思维”活动。人的基本思维包括理性思维状态、感性思维状态、灵智思维状态。灵智思维是把理性思维中的逻辑性和感性思维中的敏感性融合起来形成一种沉着、平静的思维状态。其实，每个人都有灵智思维，只是未能被挖掘。许多人格障碍患者，长期生活在非合理化认知环节中，自己的感性思维太强烈，很难相信自己有能力获得灵智思维，导致患者容易误解灵智思维的引发方法。

因此，心理咨询师在应用以上策略时，必须非常重视患者，并尽可能始终保持真诚、赞赏的态度，即使患者表现出极端观念和不同意见，也不能责备患者。心理咨询师不可独自或者武断地告诉患者所谓的真理和标准答案，应与患者一同寻求解决问题的办法，达到治疗目的。

2.合理化认同策略 合理化认同策略有三种：情绪、行为、认知的合理化认同。基本任务：心理治疗师应帮助患者观察和准确地描述自己的情绪、思想和行为；心理咨询师与患者交谈时要有同情心；心理咨询师帮助患者接受自己的情绪、信念、期望以及外显行为。

（1）情绪合理化认同策略。情绪合理化认同策略即心理治疗师应帮助患者认清事情发生的经过，认清当下的真实情绪反应，减少自我指责，帮助患者学习正确的情绪表达方式，正确地认识自我情绪，教导患者学习如何接受现实来控制自己的情绪。

（2）行为合理化认同策略。该策略能让患者明白，人们在特定情况下出现的行为反应是自然的，是可以被理解的。任务就是帮助患者寻找出行为反应的某种合理性，使其承认或者接受当时的行为反应。心理咨询师应根据实际情况来决定何时使用行为合理化认同策略来帮助患者。此外，策略的使用必须有目的性，如当患者情况过分激动不能和别人交往时可以用，以使患者冷静下来；为了发展患者非评判的自我观察能力和非轻视的自我描述能力，可以用该策略；为了准确知道患者目前的生活状况或者生活经历，可以用该策略。

3.“拉拉队”鼓励策略 该策略是鼓励患者建立自信心和发掘明智精神来战胜问题的必需策略，可使患者充分表现他们的能力，并给他们希望，进而提升他们的能力。心理咨询师最常用的关键词就是“我相信你”“你能够做到”。心理咨询师应鼓励患者尽可能配合治疗以达到治疗目的。当患者已经学会相信自己和合理化认同自己时，便可以减少使用策略的次数。因为不适当或者过度使用策略，可能会使其成为非合理化认同方式，起到相反效果。

辩证行为疗法强调人的心理和行为正常和异常的辩证关系；强调接受和改变的辩证平衡；强调合理化认同情绪、行为和认知；强调个体掌握社会心理技能，靠自己去改变自己的不合适行为，而非仅仅依靠心理咨询师。因为辩证行为疗法大多数治疗对象是情绪问题患者，所以更加强调策略应用的准确性。辩证行为疗法目前也是治疗边缘人格障碍最有效的方法，因为该种人格障碍的行为特点就是缺乏辩证观念，只能看到问题的局部或者问题的对立面，不能找到矛盾问题中的“合”，即中间平衡点。

辩证行为疗法可以帮助患者找到矛盾冲突的两极性，找到矛盾之间的平衡点，让患者在矛盾中学会解决矛盾，适用于有抑郁症、进食障碍、焦虑症、人格障碍、物质依赖的患者。

四、正念疗法

（一）关于正念

“正念”最初来自佛教的八正道，是佛教的一种修行方式，它强调有意识、不带评判地觉察当下，是佛教禅修主要方法之一。西方的心理学家和医学家将正念的概念和方法从佛教中提炼出来，剥离其宗教成分，发展出了以正念为基础的心理疗法。

正念就是观察事物的本身——人的念头、情绪、身体感受以及周边发生的一切。正念告诉我们，世界是一面反射的镜子，它清晰、公正、无分别。修习正念时，我们能觉察、意识到生活中正在发生的一切，而不会迷迷糊糊陷入其中。正念是一项ABC技能：A（aware）是觉知；B（being with）是全然接受当下经历；C（choice）是更好地选择适应环境的方式。正念意味着全然感受生命（即使有时很痛苦），对每一种体验都充满好奇心和勇气。正念也意味着任何时候都要保持淡定，只有接受了，我们才能作出冷静明智的决断，而不是批评、分辨和意气用事。正念是有意识、有活力、谨慎、精确的，同时也是接纳、和蔼、开放、宽容的。

（二）正念疗法

正念疗法是对以正念为核心的心理疗法的统称，目前较为成熟的正念疗法包括正念减压疗法（Mindfulnessbased Stress Reduction）、正念认知疗法（Mindfulnessbased Cognitive Therapy）、辩证行为疗法（Dialectical Behavioral Therapy）和接纳与承诺疗法（Acceptance and Commitment Therapy）。正念疗法被广泛应用于治疗和缓解焦虑、抑郁、强迫、冲动等情绪问题，也可应用于在人格障碍、成瘾、饮食障碍、人际关系障碍、冲动控制障碍等方面的治疗。以正念为核心的心理疗法的疗效获得了从神经科学到临床心理方面的大量科学实证支持，不仅如此，医学研究还显示，坚持正念练习在改善心血管系统问题、提升免疫力、缓解疼痛（如神经性头痛、腰痛等）等方面也有助益。

那么正念疗法是如何帮助患者的呢？

以正念为核心的心理疗法都把正念训练作为咨询和治疗的基础，熟练掌握正念技巧的心理咨询师会在咨询过程中根据患者的实际情况，将适合患者的正念练习教授给他们，并带领他们逐渐熟习正念，直到患者能在生活中自己灵活运用正念应对各种困难和挑战。研究显示，长期稳定的正念练习可以为患者带来更持久的专注力，更清晰的判断力以及更成熟的情感，且具有一定的心理疗愈效果（不同的正念练习可带来不同的效果，因此期待特定效果的患者需向咨询师咨询适合的方法）。此外，咨询师在正念训练方面的水平和患者在正念练习方面的投入程度将直接影响咨询的效果，因此随着患者正念练习的不断深入，心理疗愈也会自然而然地发生。

目前大多数以正念为核心的成熟心理疗法都以认知行为治疗为基础，因此运用正念疗法的咨询师也会像其他认知行为治疗流派的心理咨询师一样，帮助患者探索和分析造成患者目前心理问题的固有信念和行为模式。咨询师会根据患者的特点和实际情况介绍相应的心理知识和技能，鼓励和协助患者通过实际行动来改善自身状况，而正念练习给患者带来的清明觉察也能够加速治疗进程。同时，咨询师也会帮助患者掌握一套适合他们的心理危机应对方法，以保证患者在脱离治疗后能够独立应对生活中和心理上的各种挑战，最大限度地避免心理问题的复发。

五、人本主义治疗

（一）概述

人本主义心理治疗是将人看作一个统一体，从人的整体人格去解释其行为，把自我实现看作是一种先天倾向，认为应该从患者的主观现实角度而不是治疗师的客观角度去分析的一种心理疗法。由美国著名心理学家罗杰斯（Carl Rogers）建立的患者中心心理疗法（clientcentered psychotherapy）可以认为是人本主义心理治疗的集中体现。他认为自我觉知与客观体验不一致会导致心理障碍。当个人对其所处环境的觉知与对环境的客观解释不协调的时候，个人会自欺地回避认知差异，而不去实事求是地解决。人本主义心理治疗的重要目的是设法让患者自觉地抛弃自欺的外衣，接受和面对现实。这一疗法强调人具有了解和改善自身行为的巨大潜力，但是如果环境不好，或没有良好的指导，患者自我认知和改善自身行为的潜力就不能得到发挥，或向歪曲的方向发展，从而成为异常行为。

在进行心理治疗时，治疗师对患者表达关怀、真诚和理解，后者自我认知和改善自身行为的潜能便可释放出来。而治疗师和患者之间的特殊治疗关系是整个治疗成功与否的关键所在。在进行心理治疗时，治疗师只需表示对患者的理解、同情、关怀、尊重、接受和愿意听他的倾诉等，对患者的行为不进行任何解释、干涉或控制。因此，这种治疗也称非指导性疗法。在这种环境中，患者认知自我和改善自身行为的潜能可得到很好发挥，他能获得对自己的清楚了解，说出内心症结所在，并且改善自己的行为，从而达到治疗的效果。

（二）治疗特点

1. 以患者为中心 本治疗强调治疗师动员患者内部的自我实现潜力，帮助患者选择合适的方式治疗自己。治疗师的责任是为患者创造一种良好的气氛，使患者感到温暖，不受压抑，得到充分理解。治疗师真诚和接纳态度，会促使患者重新评价自己周围的事物，并按照新的认识来调整自己，适应生活。

2.将治疗看成是一个转变过程 人本主义心理治疗是调整自我的结构和功能的一个过程。人有许多自我不敢正视和不能清楚感知的体验，因为这些体验与自我现状的结构不协调，面对或接受这些体验会使人感受到威胁。治疗师如同一个伙伴，一个可以接受患者改变，帮助患者消除不理解和困惑，产生新的体验方式，放弃旧的自我形象的伙伴。以患者为中心的治疗方法所形成的新型人际关系，使患者体验到自我价值，使其学会如何与他人交往，从而达到治疗的目标。

3.非指令性治疗的技巧 与一般的指令性心理治疗比较，罗杰斯反对操作和支配患者。在咨询过程中，治疗师应少提问题，避免代替患者做出决定，也不给任何回答，在任何时候都应让患者自己确定需要讨论的问题，不提出需要矫正的问题，也不要求患者执行活动。

（三）施治者的工作

1.创造良好的心理气氛 治疗师要让患者感到温暖和无条件地被接纳，这样患者就可以表达并接受内心真实感受和情绪，尤其是那些之前害怕被拒绝而一直隐藏的感受和情绪，会因此获得更深刻的领悟。

2.无条件地倾听 治疗师应是一位耐心、真诚而又机敏的听众，倾听患者诉说的一切。治疗师不仅要用耳朵听，还要用脑听，用心听，只有诚心诚意地倾听，患者才会有反馈，愿意与治疗师交流，有所交流才会有效果。

3.复述和反馈 为了让患者理解治疗师能听懂也能理解患者所述的一切，按照罗杰斯的观点，治疗师可简要地复述和引申患者所思、所言、所感，以帮助患者获得新的理解和领悟。

（四）治疗阶段

人本主义心理治疗的全过程分为7个连续的阶段，并可以用它作为尺度，检验治疗的进展。现将七个阶段简述如下。

第一阶段：由于患者已形成了对自身和外界的固定看法，其对直接体验十分生疏，甚至完全觉察不到，没有任何想要改变和进步的意愿，对自己存在的问题缺乏认知。因此此阶段患者有一种不主动求治，对治疗不抱希望的心态。

第二阶段：患者能够对与已无关的问题发表意见，有时把感受描述为并非自己的或是过去发生的经历。例如患者会说“这个症状让人感到十分烦恼”，而不是说“我现在感到烦恼”或“我过去为这个烦恼”。

第三阶段：患者感到已被治疗者完全接受，逐渐消除顾虑，能自由地谈到自己，甚至谈论与自己有关的体验，有了求治意愿。患者谈到更多的并非当下的感情和意图，而是过去的或是与自己实际情况相反的感情和意图。

第四阶段：患者对自身问题及症状的描述减少，对自己的体验开始产生疑问，并初步认识到自己对问题的发生负有责任，其自信心也开始增强。

第五阶段：患者能够自由自在地表达当时的感情，不仅希望拥有自己的感情，而且希望找到“真正的我”，并开始意识到应调整自己的行为以适应现实，而不应按内心冲动行事。

第六阶段：是转变的关键阶段。患者可以接受过去的体验，承认当前的体验，且往往被这种体验打动，同时伴有生理上的变化，如叹气、流泪等。这时，曾被患者奉为生活准则的信条开始动摇，患者因而出现失落感，心灵受到震撼，从而起到治疗的作用。

第七阶段：这一阶段是治疗的趋势和最终目标。至此，患者对自身的理解和认识逐渐深入，消除了不适当的想法，不再为自身的不良情绪所困扰，对外界的看法也变得现实和成熟。患者对自己抱有悦纳态度，不仅在理性上能自我理解，而且也相信自己的感情，确立健康的自我实现的态度。

人本主义心理治疗除了可用于患者的治疗外，还可应用于患者的配偶，也可应用于集体治疗。该疗法的适应证除神经症和反应性心理障碍外，还对抑郁症等心身疾病及精神疾病有效。

第三节 保健功法

一、五禽戏

五禽戏是一种外动内静、动中求静、动静具备、有刚有柔、刚柔相济、内外兼练的仿生功法，由东汉末年著名医家华佗根据中医原理，以模仿虎、鹿、熊、猿、鹤五种动物的动作和神态编创的一套导引术。“禽”指禽兽，古代泛指动物；“戏”在古代是指歌舞杂技之类的活动，在此指特殊的运动方式。五禽戏在练习时要注意全身放松，意守丹田，呼吸均匀，做到外形和神气都像五禽，达到外动内静、动中求静，有刚有柔、刚柔并济，练内练外、内外兼备的效果。

（一）五禽形象

1.虎戏　需要模仿神态表现：目光炯炯，摇头摆尾，扑按，转斗，表现出威猛神态，要刚劲有力，刚中有柔，刚柔并济。基本动作为虎步势，出洞势，发威势，扑按势，搏斗势，具有填精益髓，强腰健肾的作用。

2.鹿戏　需要模仿神态表现：如鹿样心静体松，姿态舒展，表现其探身，仰脖，奔跑，回首之神态。基本动作为鹿步势，挺身势，探身势，蹬跳势，回首势，具有舒展筋骨的作用。

3.熊戏　需要模仿神态表现：如熊样浑厚沉稳，表现出撼运，抗靠，步行时之神态，笨重中寓轻灵。基本动作为熊步势，撼运势，抗靠势，推挤势，具有调理脾胃，增强体力的作用。

4.猿戏　需要模仿神态表现：仿其敏捷好动，表现出纵山跳涧，攀树蹬枝，摘桃献果之神态。基本动作为猿步势，窥望势，摘桃势，献果势，逃藏势，具有灵活肢体的作用。

5.鹤戏　需要模仿神态表现：仿其昂然挺拔，悠然自得，表现出亮翅，轻翔，落雁，独立之神态。基本动作为鹤步势，亮翅势，独立势，落雁势，飞翔势，具有增强肺功能，调运气血的作用。

（二）五禽戏与心神治疗

《黄帝内经》中认为“心者，君主之官也，神明出焉”“心为五脏六腑之大主”“心主神明”，神为人的精神、情志、意识。心动则神动，神动（即人的思维活动和情绪变化）也会影响五脏六腑的功能。调心即调神，所谓“调心”，一方面是练习五禽戏时要尽可能排除杂念，做到心静神凝；另一方面，《黄帝内经》言：“心藏脉，脉舍神。”“心其华在面。”心的生理功能是否正常，可以显露于面部的色泽变化，即可以通过调节面部表情来起到调心、调神之功，比如练虎戏时，要神发于目，虎视眈眈，这是练习五禽戏时对“眼”的需求；练鹿戏时，要神态安闲雅静，意想自己置身于群鹿中，在山坡、草原上自由快乐地活动，这有利于改变面部色泽，所谓“心之合脉也，其荣色也”，而后逐步进入“五禽”的意境。练虎戏，要意想自己是深山中的猛虎，伸展肢体，抓捕食物；练鹿戏时，要意想自己是原野上的梅花鹿，众鹿戏抵，伸足迈步；练熊戏，要意想自己是山里中的黑熊，转腰运腹，自由漫行；练猿戏，要意想自己是花果山中的灵猴，活泼灵巧，摘桃献果；练鹤戏，要意想自己是江边仙鹤，伸筋拔骨，展翅飞翔；从而使意随形动，气随意行，调畅脏腑，疏通气血。具体而言，调心、调神就是对意念的运用。而五禽戏对意念的运用与一般气功功法相比更具特色，一般的气功功法，在意念运用时，从头到尾都采用一种意念，而五禽戏的锻炼每一戏的意念都不同。这种意念的锻炼方法可帮助人们转换调节精神情志和心理状态，有助于缓解精神紧张，减轻心理压力，保持心理健康状态。

郁证属中医神志病范畴，病位主要在心，郁证的治疗重在调心与调神。健身气功的基本作用之一即是调心与调神，五禽戏功法除了一般心静神凝排除杂念的要求，通过调节面部表情来调神也是其重要的功法特点，此特点尤其适用于郁证的治疗。

二、八段锦

八段锦是中医学中导引按蹻术中绚丽多彩之瑰宝。八段锦的“八”字，除了指该导引术有八段、八节、八个动作外，也表示其功法有多种要素，相互制约，相互联系，循环运转，正如明朝高濂在其所著《遵生八笺》中“八段锦导引法”所述：“子后午前做，造化合乾坤。循环次第转，八卦是良因。”锦者，誉其似锦之柔和优美。“锦”字，是由“金”“帛”组成，以表示其精美华贵，除此之外，“锦”字还可理解为单个导引术式的汇集，如丝锦那样连绵不断，是一套完整的健身方法。

八段锦究竟为何人、何时所创，尚无定论。但从湖南长沙马王堆三号墓出土的《导引图》可以看到，至少有4幅图势与八段锦图势中的“调理脾胃须单举”“双手攀足固肾腰”“左右开弓似射雕”“背后七颠百病消”相似。八段锦之名，最早出现在北宋洪迈所著《夷坚志》中：“政和七年，李似矩为起居郎……尝以夜半时起坐，嘘吸按摩，行所谓八段锦者。”说明八段锦在北宋时期已流传于世间，并有坐势和立势之分。

立势八段锦首见于南宋《道枢·众妙篇》中的：“仰掌上举以治三焦者也；

左肝右肺如射雕焉；东西独托，所以安其脾胃矣；返复而顾，所以理其伤劳矣；大小朝天，所以通其五脏矣；咽津补气，左右挑其手；摆鳝之尾，所以祛心之疾矣；左右手以攀其足，所以治其腰矣。"但此时的八段锦尚未定名，其文字也未歌诀化。之后在南宋《事林广记·修真秘旨》中其定名为"吕真人安乐法"，并歌诀化。清末《新出保身图说·八段锦》首次将其命名为"八段锦"，并形成完整的动作套路，此后传统八段锦动作得以固定。

（一）八段锦功法特点

1.柔和缓慢，圆活连贯 柔和，是指习练时动作不僵不拘，轻松自如，舒展大方。缓慢，是指习练时身体重心平稳，虚实分明，轻飘徐缓。圆活，是指动作路线带有弧形，不起棱角，不直来直往，符合人体各关节自然弯曲的状态。它是以腰脊为轴带动四肢运动，上下相随，节节贯穿，灵活有度。连贯，是要求动作的虚实变化和姿势的转换衔接无停顿断续之处。

2.松紧结合，动静相兼 松，是指习练时肌肉、关节、中枢神经系统、内脏器官的放松。在意识的主动支配下，逐步达到呼吸柔和、心静体松，同时松而不懈，保持正确的姿态，并将这种放松程度不断加深。紧，是指习练中适当用力，且缓慢进行，主要体现在前一动作的结束与下一动作的开始之间。本功法中的动与静主要是指身体动作的外在表现。动，就是在意念的引导下，动作轻灵活泼，节节贯穿，舒适自然。静，是指在动作的节分处做到沉稳，特别是在动作的缓慢用力之处，在外观上看略有停顿之感，但内劲未停，肌肉继续用力，保持牵引伸拉。

3.神与形合，气寓其中 神，是指人体的精神状态和意识活动。形，是指在意识支配下的形体表现。神与形合，指"神为形之主，形乃神之宅"，神与形是相互联系、相互促进的整体。本功法每势动作以及动作之间充满了对称与和谐，体现出内实精神、外示安仪，虚实相生、刚柔相济，做到意动形随、神形兼备。气寓其中，是指通过精神的修养和形体的锻炼，促进真气在体内的运行，以达到强身健体之功效。习练本功法时，应呼吸顺畅，不可强吸硬呼。

（二）八段锦动作要领

1.第一段：双手托天理三焦

（1）两脚平行开立，与肩同宽。两臂徐徐分别自左右身侧向上高举过头，十指交叉，翻转掌心极力向上托，使两臂充分伸展，不可紧张，恰似伸懒腰状。同时缓缓抬头上观，要有擎天柱地的神态，此时缓缓吸气。

（2）翻转掌心朝下，在身前正落至胸高时，随落随翻转掌心朝上，微低头，眼随手运。同进配以缓缓呼气。如此两掌上托下落，练习4~8次。另一种练习法，不同之处是每次上托时两臂徐徐自体侧上举，且同时抬起足跟，目睛须平视，头极力上顶，亦不可紧张。然后两手分开，在身前俯掌下按，足跟随之下落，气随手按而缓缓下沉于丹田。如此托按4~8次。

这一式从动作上看，主要是四肢和躯干的伸展运动，但实际上是四肢、躯干和各内脏器官的同时性全身运动。

此式以调理三焦为主。有关三焦的部位尚无定论，但大多数人认为上焦为胸腔，主纳；中焦为腹腔，主化；下焦为盆腔，主泄。意即上焦主呼吸，中焦主运化，下焦主排泄，概括了人体内脏的全部。《难经·六十六难》载："脐下肾间动气者，人之生命也，十二经之根本也，故名曰原。三焦者，原气之别使也，主通行三气，经历于五脏六腑。原者，三焦之尊号也，故所止辄为原。"原气即是人生之命。十二经之根，通过三焦激发于五脏六腑，无处不至，它是人体活动的原动力。因而对三焦的调理，能起到防治各内脏疾病的作用，特别是对肠胃虚弱的人效果尤佳。

上举吸气时，胸腔位置提高，增大膈肌运动。X线透视观察证明，胸腔较一般深呼吸可增大1~3cm，从而加大呼吸深度，减小内脏对心肺的挤压，有利于静脉血回流心脏，使肺的功能充分发挥，大脑清醒，解除疲劳。另外，上举吸气，使横膈下降，由于抬脚跟站立，自然使小腹内收，从而形成逆呼吸，使腹腔内脏充分得到自我按摩；呼气时上肢下落，膈肌向上松弛，腹肌亦同时松弛，此时腹压较一般深呼吸低得多，如此可改善腹腔和盆腔内脏的血液循环。平时，人的双手总处于半握拳或握拳状态，由于双手交叉上托，使手的肌肉、骨骼、韧带等亦能得以伸展、调理。此式除充分伸展肢体和调理三焦外，对腰背痛、背肌僵硬、颈椎病、眼疾、便秘、痔疮、腿部脉管炎、扁平足等也有一定的防治作用。此式中舒展胸廓可疏解抑郁症患者郁结之气，同时还具有消食通便、固精补肾、强壮筋骨、解除疲劳等极佳的治疗效果。

2.第二段：左右开弓似射雕

（1）两脚平行开立，略宽于肩，成马步站式。上体正直，两臂平屈于胸前，左臂在上，右臂在下。

（2）手握拳，食指与拇指呈八字形撑开，左手缓缓向左平推，左臂展直，同时右臂屈肘向右拉回，右拳停于右肋前，拳心朝上，如拉弓状，眼看左手。

第三、四个动作与第一、二个动作同，唯左右相反，如此左、右开弓各4~8次。

这一动作重点是改善胸椎、颈部的血液循环。临床上对抑郁症患者出现的胸闷不适症状有一定的治疗作用。同时对上、中焦内的各脏器有调理作用，其中对心肺进行节律性的按摩，可增强抑郁症患者的心肺功能。本式通过扩胸伸臂，使胸肋部和肩臂部的骨骼肌肉得到锻炼和增强，有助于保持正确体态，矫正圆肩、驼背等不良姿势。

3.第三段：调理脾胃须单举

（1）左手自身前成竖掌向上高举，继而翻掌上撑，指尖向右，同时右掌心向下按，指尖朝前。

（2）右掌微微上托，右臂随之内旋按至右髋旁，肘微屈，俯掌，掌指向前，力达掌根，稍停，引气血下行，全身随之放松，恢复自然站立。

第三、四个动作与第一、二个动作同，唯左右相反。

如此左右手交替上举各4~8次。

此动作主要作用于中焦，肢体伸展宜柔宜缓。由于两手交替一手上举一手下按，上下对拔拉长，使两侧内脏和肌肉受到协调性的牵引，特别是使肝胆脾胃等脏器受到牵拉，从而促进胃肠蠕动，增强消化功能，长期坚持练习，对抑郁症患者消化功能较差具有很好的改善作用。熟练后亦可配合呼吸，上举吸气，下落呼气。

4.第四段：五劳七伤往后瞧

（1）两脚平行开立，与肩同宽。两臂自然下垂或叉腰。头项带动脊柱缓缓向左拧转，眼看左斜后方，同时配合吸气。

（2）头项带动脊柱徐徐向右转，恢复前平视。同时配合呼气，全身放松。

第三、四个动作与第一、二个动作同，唯左右相反。如此左右后瞧各4~8次。

五劳是指心、肝、脾、肺、肾五脏因劳逸不当、活动失调而受损的情况。七伤指喜、怒、思、忧、悲、恐、惊七情对内脏的伤害，精神活动长期处于过度强烈紧张状态，易造成神经功能紊乱，气血失调，从而导致脏腑功能受损。该式动作实际上是一项全身性运动，尤其是腰、头项、眼球等的运动。由于头项的反复扭转运动加强了颈项部肌肉的伸缩能力，改善了头项部的血液循环，有助于解除抑郁症患者长期精神的疲劳，增强其头脑功能。练习时尽量保持精神愉快，面带笑容，乐自心生，笑自心内，只有这样配合动作，才能防治五劳七伤。另外，此式不宜只做头项部的拧转，要全脊柱甚至两大腿也参与拧转，如此才能对改善静脉血的回流有更大的效果，促进五脏的健壮。

5.第五段：摇头摆尾去心火

（1）马步站立，两手叉腰，缓缓呼气后拧腰向左，屈身下俯，将余气缓缓呼出。动作不停，头自左下方经体前至右下方，像小勺舀水般引颈项前伸，自右侧慢慢将头抬起，同时配以吸气；拧腰向左，身体恢复马步桩，缓缓深长呼气。同时全身放松，呼气末尾，两手同时做节律性叉腰动作数次。

（2）第二个动作与第一个动作同，唯左右相反。

如此第一、二个动作交替进行各做4~8次。

此式动作除强调放松，以解除紧张使头脑清醒外，还强调静，所谓静以制躁。心火存在虚火上炎，烦躁不安的症状，此虚火宜在呼气时以两手拇指做叉腰动作，引气血下降。同时俯身做旋转动作，亦有降伏心火的作用。动作要保持逍遥自在，并适当延长呼气时间，消除交感神经的兴奋，以祛心火。同时对腰颈关节、韧带和肌肉等亦起到一定的调理作用，有助于任、督、冲三脉的运行。

6.第六段：两手攀足固肾腰

（1）两脚平行开立，与肩同宽，两掌分按脐旁。

（2）两掌沿带脉分按向后腰。

（3）上体缓缓前倾，两膝保持挺直，同时两掌沿尾骨、大腿向下按摩至脚跟，沿脚外侧按摩至脚内侧。

（4）上体展直，同时两手沿两大腿内侧按摩至脐两旁。

如此反复俯仰4~8次。

腰是全身运动的关键部位，这一势主要运动腰部，也加强了腹部及各个内脏器官组织的活动，如肾、肾上腺、腹主动脉、下腔静脉等。中医学认为“肾为先天之本”“藏精之脏”，肾是调节体液平衡的重要脏器。肾上腺是内分泌器官，与全身代谢功能有密切关系。腰是腹腔神经节“腹脑”所在地，由于腰的节律性运动（前后俯仰），也改善了脑的血液循环，增强神经系统的调节功能及各组织脏器的生理功能。长期坚持锻炼，有疏通带脉及任督二脉的作用，能强腰、壮肾、醒脑、明目，并使腰腹肌得到锻炼和加强。长期不喜走动的抑郁症患者，俯身动作应缓慢并逐渐加大，但对于有较重的高血压和动脉硬化患者，俯身时头不宜过低。

7.第七段：攒拳怒目增气力

预备姿势：两脚开立，成马步桩，两手握拳分置腰间，拳心朝上，两眼睁大。

（1）左拳向前方缓缓击出，成立拳或俯拳皆可。击拳时宜微微拧腰向右，左肩随之前顺展拳变掌臂外旋握拳抓回，呈仰拳置于腰间。

（2）第二个动作与第一个动作同，唯左右相反。如此左右交替各击出4~8次。

此式动作要求两拳握紧，两脚踇趾用力抓地，舒胸直颈，聚精会神，瞪眼怒目。此式主要运动四肢、腰和眼肌。根据个人的体质、爱好、年龄与目的，决定练习时用力的大小。其作用是舒畅全身气机，增强肺功能，同时使大脑皮层和自主神经系统兴奋，有利于气血运行，增强全身筋骨和肌肉。

8.第八段：背后七颠百病消

预备姿势：两脚平行开立，与肩同宽，或两脚相并。

两臂自身侧上举过头，脚跟提起，同时配合吸气。两臂自身前下落，脚跟亦随之下落，并配合呼气，全身放松，如此起落4~8次。

此式动作通过肢体导引，吸气两臂自身侧上举过头，呼气下落，同时放松全身，并将“浊气”自头向涌泉引之，排出体外。“浊气”是指所有紧张、污浊病气，古人谓之“排浊留清”或“去浊留清”。由于脚跟有节律地弹性运动，从而使椎骨之间及各个关节韧带得以锻炼，对督脉有振奋阳气的作用，同时有利于脊髓液的循环和脊髓神经功能的增强，进而加强周身神经的调节作用。

三、太极拳

（一）概述

太极拳是中国传统辩证的理论思维与武术、艺术、导引术、中医等的完美结合，它以中国传统儒、道哲学中的太极、阴阳辩证理念为核心思想，集颐养性情、强身健体、技击对抗等多种功能于一体，是高层次的人体文化。它是一种饱含东方包容理念的运动形式，是习练者针对意、气、形、神的锻炼，非常符合人体生理和心理的要求，促进人类个体身心健康。

17世纪中叶，温县陈家沟陈王廷在家传拳法的基础上，吸收众家武术之长，融合易学、中医等思想，创编出一套具有阴阳开合、刚柔相济、内外兼修的新拳法，命名太极拳。太极拳在陈家沟世代传承，自第十四世陈长兴起开始向外传播，后逐渐衍生出杨式、武式、吴式、孙式、和式等多家流派。

太极是中国古代最具特色和代表性的哲学思想之一，太极拳基于太极阴阳之理念，用意念统领全身，通过入静放松、以意导气、以气催形的反复习练，以进入妙手一运一太极，太极一运化乌有的境界，达到修身养性、陶冶情操、强身健体、益寿延年的目的。

太极拳动作柔和、速度较慢、拳式并不难学，而且架势的高低、运动量的大小都可以根据个人的体质而适当调整，能适应不同年龄、体质的需要，并非年老体弱者专利。无论是理论研究还是亲身实践，无论是提高技艺功夫还是益寿养生，或是为了完善自我人生者，都能参与习练太极拳，并从中获益。对于患有抑郁症的人群，通过打太极拳可入静放松、以意导气，进而调神，达到治疗的效果。

（二）拳术与经络学说

太极拳目前门派种类众多，但无论派别多少，其理念内涵是论述中国古代中医经络学说、人体经络系统的生理功能、病理变化，以及经络与脏腑之间的相互关系的学说，是中国古代医学理论体系的重要组成部分。经络是运行全身气血，联络脏腑肢节，沟通表里、上下、内外，调节体内外各部分功能活动的通路，是经脉、络脉及其连属组织的总称，是人体特有的组织结构和联络系统。其中，经脉是人体经络系统的纵向干线；络，有网络之意，是人体脉络的大小分支，纵横交错，网络全身，无处不至。人体的经络系统主要包括十二正经、奇经八脉、十二经别、别络、孙络、浮络、十二经筋、十二皮部等部分，起着决死生、处百病、调虚实的重大作用，所以决不可不通。

经络系统通过有规律的循行和错综复杂的联络交会，把人体的五脏六腑、四肢百骸、五官九窍、皮肉筋脉等组织器官联结成一个统一的有机整体，从而保证人体生命活动的正常进行。太极拳术把拳术与经络学说相结合，主要取决于人体经络系统所具备的四大功能。

1.拳术与经络系统的联络作用相结合 人体是一个由五脏六腑、四肢百骸、五官九窍、皮肉筋骨等组成的整体。其主要通过经络系统的联络作用维护机体的协调统一。十二正经及十二经别纵横交错，入里出表，通上达下，循行于脏腑和官窍之间；奇经八脉可联系与调节正经；十二经筋与十二皮部联络筋脉皮肉。陈王廷将人体经络学说中的联络作用应用于太极拳术之中，形成了太极拳技击理论之一的“一静无有不静，一动百骸皆随”。

2.拳术与经络系统的运输作用相结合 人体的各组织器官，均需得到气血的濡润滋养，以维持正常的生理活动。气血之所以畅通无阻，通达周身，营养脏腑组织，抗御外邪，保卫机体，是因为经络系统的传输作用。在太极拳术中，通过经脉运行血气营养周身，调理阴阳，使丹田刚中柔表之气，溢发于体外，使人体格健壮，筋骨坚实，内气充足，活动轻灵。

3.拳术与经络系统的感应传导作用相结合 所谓经络的感应传导，就是经络系统对于外界刺激的感觉，有传递通导的作用，即人体的触觉系统。陈王廷将经络系统的感应传导作用应用于太极拳术中，保证以静制动、后发制人的顺利完成。

4.拳术与经络系统的调节作用相结合 人体的经络系统不仅具有联络作用、运输作用和感应传导作用，同时它还能够保持人体各部位功能活动的平衡与协调。陈王廷将经络系统的调节作用应用于太极拳术之中，另经络的平衡与协调作用对身体的各部位进行灵活调节，变幻虚实，以虚诱敌，引实落空，避其实而击其虚，从而克敌制胜。

（三）太极拳与抑郁症

对于抑郁症患者，长期练习太极拳有以下好处。

1.练脑 太极拳对脑的功能起着积极的调节和训练作用。习练太极拳要求精神专一，全神贯注，意动身随，内外三合（内三合指心与意合，意与气合，气与力合；外三合指手与足合、肘与膝合、肩与胯合），连绵不断，一气呵成。这种拳术将细微、复杂、独特的方法和要求融合在太极拳练习过程当中，是对大脑很好的锻炼。通过调节脑功能，进而调整身体诸系统的功能，使其趋于正常，诸脏器功能强壮，从而达到防病、治病、强身、防身的目的。抑郁症患者在清晨起床之际，机体之气尚未舒张之时，打一套太极拳，有助于协调全身肌肉与神经。太极拳是“以静制动，虽动犹静”，动静结合的锻炼方法，有益于双向调节大脑功能，既可对抑郁症患者大脑皮层过度兴奋引起的神经衰弱、失眠、头晕等有显著疗效，若长期坚持下去，亦可逐渐消除疾病在大脑皮层引起的病理兴奋，从而达到治疗效果。

太极拳强调在周身放松条件下进行锻炼。它不仅要求躯体放松，而且要求大脑放松。在大脑支配下，神经、肌肉放松又能反射性地使全身小动脉（高血压主要由于小动脉收缩）得到舒张，同时缓解小动脉壁的硬化，血压随之下降，并趋于正常，对抑郁症合并高血压患者更为有利。在脑力、体力劳动后习练太极拳进行全身放松，能使兴奋的神经、疲劳的肌肉得到迅速恢复。

2. 练气 太极拳练气是在大脑皮层统摄诸神经系统下，使全身处于松静状态，随着深长的呼吸，内脏器官和外部肌肉进行有节律地舒张、收缩，腰、脊、四肢螺旋缠绕，将沉蓄于丹田（小腹）之气，运送到全身，此时末梢神经会产生酸、麻、胀、热的感觉，即通常所说的“气感”。有此气血运行感的人皮肤红润，其体温可增高1℃左右。

通过气的运行，毛细血管会依照一定周期规律开闭。大量的毛细血管被调动、开发，减轻了心脏的负担，对抑郁症合并心脏疾病的防治极为有利。肢体的顺逆缠绕运动，不仅锻炼了肌肉的弹性，而且提高了血液循环的速度，因而可防治因血行受阻而产生的心脑血管病证。

练太极拳可使呼吸逐步加深，随之横膈膜下降得更多。通过横膈上下运动，牵动胸腹运动，对五脏六腑起到“按摩”作用，这是药物所达不到的效果。如此，胸腔、腹腔的器官血流旺盛，吸收功能加强，可改善诸脏腑产生的疾病，如抑郁症患者长期的胃肠消化不良、纳差等症状。

习练太极拳可使呼吸变得深长均匀，使肺脏排出大量浊气，吸入更多氧气，提高肺部的换气效率，增强肺组织的弹性，同时可使肋软骨骨化率降低，胸廓活动度加强，可在一定程度上防治抑郁症伴发的肺部感染问题。同时吸气时吊裆（指轻微地收缩肛门肌肉，似会阴吊着），会阴轻轻用意上提，呼气时放松。坚持练习会阴一提一松的运动，久而久之会感到会阴部随着呼吸张弛起伏。这种肛门括约肌的运动，可降低抑郁症患者发生痔瘘病、脱肛、子宫脱垂和某些慢性生殖系统疾病的概率。

四、瑜伽

瑜伽源于古印度，是古印度六大哲学派别中的一系，探寻“梵我合一”的道理与方法，现代人所称的瑜伽主要是一系列的修身养心方法。2014年12月11日，联合国大会宣布6月21日为国际瑜伽日，2015年举办了首届国际瑜伽日。瑜伽分为两大类：一是古典瑜伽，二是现代瑜伽，现在还包括正位瑜伽。

瑜伽是一种集哲学、科学和艺术于一身，非常古老的能量知识修炼方法。瑜伽的基础建立在古印度哲学上，数千年来，心理、生理和精神上的戒律已经成为印度文化中一个重要组成部分。古代的瑜伽信徒发展了瑜伽体系，因为他们深信通过将运动身体和调控呼吸相结合，可以调控心智和情感，保持健康的身体，提升自我感知力，帮助人类充分发挥潜能。瑜伽，历史悠久，是易于掌握的技巧，可提高人们生理、心理、情感和精神方面的能力，是一种身体、心灵与精神和谐统一的运动方式，包括调身的体位法、调息的呼吸法、调心的冥想法等。对于修习者来说，练习瑜伽是通往良好精神世界的重要工具。

瑜伽的好处不胜枚举。瑜伽能加速人体新陈代谢，去除体内代谢废物，由内及外地修复形体、养护容颜；瑜伽能培养优雅气质、练出轻盈体态；还可能增强身体力量和肌肉弹性，使身体四肢均衡发展，身心获得愉悦；并且能提高人的免疫力，促进血液循环，修复受损组织，使身体组织得到充分的营养，预防和缓解多种身心相关的疾病症状，如抑郁症的身心不适、背痛、肩痛、颈痛、头痛、关节痛、失眠、消化功能紊乱、痛经、脱发等；瑜伽还能调节心血管系统，改善血液环境，促进内分泌平衡，使内在充满能量；最重要的是瑜伽能消除烦恼，释放身心，调养心神，使人全身舒畅，心绪平静，思想冷静，以达修身养心之目的；可以提高人的专注力，是大部分抑郁症患者最佳休息法、锻炼法；可以让患者跳出心灵的限制，从而更好地回归角色，并坦然迎接生活中的一切挑战。

长期无法排解的压力会使人患上抑郁症，因而减压是治疗抑郁症的关键所在。多项研究表明，瑜伽可以改善背痛、柔韧性和核心力量，并且不会产生副作用或影响抗抑郁药物的作用。此外，习练瑜伽可有效减小压力和焦虑，改善情绪。研究已经证实这些改善与γ-氨基丁酸（γ-aminobutyric acid，GABA）的变化存在一定关联，GABA是一种氨基酸，可在人的中枢神经系统中充当神经递质，负责阻断神经冲动，告诉相邻神经细胞不要“引发”或传输冲动。当体内GABA水平较低的时候，人的神经元可能会频繁且轻易地引发冲动，导致焦虑症、癫痫、头痛和认知障碍等症状。习练瑜伽可以让大脑的GABA水平上升，进而缓解应激反应、振奋情绪、改善身体功能。

抑郁症患者可以尝试通过习练瑜伽的方式来改善自身症状。瑜伽的练习包括体式、呼吸和冥想，以下是针对抑郁症患者习练瑜伽的一些建议。

1.关于体式练习，应注意：①体式应当快速而流动，较难的力量、平衡、倒置体式可以停留保持，以提升专注力，保持不分心，让大脑一直集中在身体的觉知上；②多做打开胸腔的体式，以舒畅情志，让自己增加自信，同时更好更深入地保持呼吸；③通常抑郁症患者不具备一定的瑜伽基础，肌肉力量较弱且较为紧张，为保证安全，在练习时可以用辅具和艾扬格的方式；④坚持每周参加2~3次正式的瑜伽课，在家练习时运动强度不宜过大。

2.关于呼吸练习，应注意：①患者应重点关注强调呼吸控制技巧的瑜伽课，并且每次练习结束时应尽量放松和深呼吸；②长期练习瑜伽会让呼吸变得深长、均匀、缓慢，呼吸缓慢可以最大程度地让大脑平静下来，抑郁症状也会随之得到缓解；③可选择的清凉式呼吸法有嘶式呼吸控制法（Sitkari）和卷舌式呼吸控制法（Sitali）。

3.关于冥想练习，应注意：①在抑郁症发作时，练习瑜伽冥想会很大有帮助，当大脑无法停止转动的时候，用静坐冥想的方式关注你身体的觉知，将注意力放在当下；②可选择的冥想法有OM冥想、脉轮冥想、循环冥想等。

第四节　音乐疗法

一、现代音乐疗法

音乐疗法是利用音乐、节奏治疗身心疾病的一种方法，通过生理和心理两方面途径来治疗疾病。一方面，音乐声波的频率和声压会引起生理上的反应；另一方面，音乐的频率、节奏和有规律的声波振动是物理能量，适度的物理能量会引起人体组织细胞发生和谐共振现象，使颅腔、胸腔或组织产生共振，这种声波引起的共振现象，会直接影响人的脑电波、心率、呼吸频率等，进而影响人的情绪、精神。

音乐疗法主要针对身、心方面“有需要”进行治疗的个案，对其“需要治疗”的部分，进行“有计划”“有目的”的治疗，以利用音乐促进健康是消除心身障碍的辅助手段。根据心身障碍的具体情况，可以适当选择音乐欣赏、独唱、合唱、器乐演奏、作曲、舞蹈、音乐比赛等形式。心理治疗家认为，音乐能改善心理状态。音乐作为一种治疗媒介，可以抒发感情，促进内心感受的流露和情感的相互交流。

音乐疗法是古老的治病方法之一，现今也有越来越多的医疗人员发现声音在调整身心平衡方面的功效。量子力学已经证明了宇宙万物都是由振动的波构成，人体也不例外。声音是最重要的一种振动能量，由此产生其他形态的振动。不同能量场的振动会产生不同的效果，而且任何振动波都会对我们的身心造成影响。

音乐是颐养心神、祛病延年的一剂良药。当人处在优美悦耳的音乐环境之中时，神经系统、心血管系统、内分泌系统和消化系统的功能都能得到一定程度的改善，特别是对于抑郁症患者。音乐可促使人体分泌一种有利于身体健康的活性物质，可以调节体内血管的流量和神经传导。良性的音乐能提高大脑皮层的兴奋性，改善人的情绪，激发人的感情，振奋人的精神，有助于消除心理、社会因素所造成的紧张、焦虑、忧郁、恐怖等不良心理状态，提高人的应激能力。

二、音乐疗法与精神疾病

从80年代开始，精神病学也进行了关于音乐对精神病康复的临床研究。在起初阶段大多采用单纯聆听的形式，称为“被动聆听”或“被动感受”；后来发展到既聆听又主动参与的形式，如包括简单乐器操作训练，还有综合性音乐活动，如可以选择按乐理知识学习、乐曲赏析、演唱歌曲、音乐游戏、音乐舞蹈等。由于音乐的形式各异及作用深度不同，人们对其的认识也有所差异，但人们仍普遍认为综合性安排的效果比单听音乐更好。音乐疗法对具有淡漠、退缩及思维贫乏等阴性症状者有较好效果，其中有少数试行于抑郁症、神经症或其他心身疾病患者，也有报道认为其作用不持久。音乐疗法的疗程一般为1~2个月，也可以3个月为一个疗程，每周5~6次，每次1~2小时。在具体实施时，如何选择音乐是一个关键问题，原则上应选择适合患者心理（尤其是情绪方面）、病情的音乐；然后编制设计，规定出一系列适用的音乐处方，再加上更深入的研究讨论，以促成相对统一的定式、规范。至于音乐治疗的作用机理，目前尚未明了。适用的音乐在心理上能起到调动和激活潜在情绪、提高兴趣和爱好以及促进思维联想等作用，是一种较好的辅助心理疗法。

三、治疗方案

音乐疗法主要分为体感共振和高频疗法两部分。

1.体感共振 体感共振由体感音乐、治疗方案和体感音响设备三部分组成。体感音乐是一类特殊制作的、富含低频的、以正弦波为主的治疗性乐曲。根据治疗目的不同，选择的体感音乐乐曲也会有所差别。治疗方案是在临床研究的基础上确定的，其内容包括治疗对象身心状态评估、体感音乐的选择和确定音量、振动强度和治疗时间及疗程等。体感音响设备主要包括音源和分频—放大—换能装置，主要为床、床垫、台、椅和沙发等，其效用是使人在聆听音乐的同时身体也能感受到音乐声波振动。体感音响设备不同，其音乐声波频率范围和振动强度有所差别。

近年来，多国将音乐疗法广泛用于综合医院临床，特别是在治疗抑郁症和焦虑症方面，并且指出音乐疗法在临床上适用于身体健康的恢复、改善和维持。音乐疗法临床的有效性是从心理和身体两方面进行临床评价的，确立音乐疗法为一种临床治疗手段。

体感振动的原理是人类对于声音的感受源于振动。一般情况下，音乐通过增幅器放大信号后从扬声器发出，再经过空气振动到达人的耳膜。人类可以听到的音乐低音部分一般为50~150Hz。低于10Hz的振动一般伴随着自然灾害发生，如地震、海啸、山崩、火山爆发等现象的振动均为含有3~6Hz的低频波。自然界的有些动物可以感知低频波，但人类已失去这种功能。人类通过身体可以感受到的音乐振动称为“音乐体感振动”，其范围为16~20000Hz。20~50Hz的低频部分使人的重低音感大大增强，伴随着振动感和冲击感给人以极其强烈的临场感。同时，20~50Hz频率范围的音乐最能够给人以心理和生理愉悦的快感和陶醉感，因为音乐的低音部分是单调的、重复的，近似1/f2的振动，给人以安全舒适感，这种感觉存在于人的潜意识中，如人类心跳的频率近似1/f2的振动，胎儿感受着母亲心律振动而生长发育，这种健康母亲的体感振动使婴幼儿感到安全舒适，虽然这种体感振动的记忆伴随着婴儿的出生和成长而渐渐淡化，但它将永远遗留在人的潜意识中，当婴幼儿哭闹的时候，一旦被母亲抱起来，母亲的体感振动会使婴幼儿感到安全舒适，便立刻平静下来。同样，当成人焦虑不安或抑郁时，这种音乐体感振动也会使人感到安宁。

2. 高频疗法 高频疗法是根据法国著名音乐学家阿尔弗雷德·托马提斯的理论制作而成，其在研究中发现，经过接收高频率声音听觉训练的人，不但学习能力能得到加强，其精神、情绪也变得比以前高昂。人耳中有非常多可接收高频率声音的感官器官（听感细胞），高频率声音作为听觉信息被传送到大脑，并使脑神经得到调节。当人接收更多高频声音时，大脑也就会随之接受良性刺激，从而人的精力也得到提升，这一现象被称为“耳能量”，意即一种来源于耳的能量。但这种疗法只适用于两岁及以上人群。

高频声音会刺激耳道（耳中统管运动能力的器官），帮助人提高运动能力，比如当运动失衡症患者的耳被“调理治疗”后，他们就开始有能力抓到运动中的球体，或是学会骑自行车等。高频音乐疗法对自闭症、抑郁症、多动症、阅读困难症，特别是抑郁症患者的治疗有效，他们中的大部分在视觉和听觉方面都有一定的缺失。

高频音乐疗法通过空气振荡刺激耳部听觉系统和人体骨骼传导两种方式刺激大脑，虽然不能在短时间内使患者痊愈，但却能大大改善抑郁症患者的精神状态和生活质量。由于患者的患病时间、程度和个体差异，调理结果也不尽相同，但是坚持一段时间之后便可看到高频音乐疗法的显著效果，如下所示。

（1）改善睡眠质量。高频音乐疗法可使抑郁症患者更快地进入深度睡眠状态，做梦、失眠、早醒、惊醒、不明原因突然醒来等状况出现的频率明显降低，甚至很少出现，大大提高了患者的睡眠质量。

（2）恢复自尊、自信。抑郁症患者常缺乏自信和自尊，对他人过分依赖，好思虑，多愁善感，软弱等。经过一段时间的高频音乐调理，患者能够不同程度地恢复自信和自尊，不再妄自菲薄、自暴自弃。

（3）保持良好情绪和良好心境。抑郁症患者有很多表现为表情淡漠、无精打采、困倦、易流泪等。经过高频音乐疗法的调理，患者阴郁的心情得到改善，能更好地融入社会，正常地与他人交流。

（4）改变认知。抑郁症患者通常对日常活动缺乏兴趣，对各种娱乐或别人觉得愉快的事情体验不到快乐。经过高频音乐疗法治疗后，患者能恢复对外界事物的兴趣并积极参与，且能够充分体验到其中的乐趣，享受愉快的心情。

（5）改变行为。抑郁症患者通常意志力较低，很难专心致志地工作，有的甚至连起床洗漱的能力都没有。经过调理，患者能够恢复正常的行为能力，更容易且能更长时间地集中精力，专心工作、学习。

抑郁症患者无时无刻不被自卑、孤独、沉闷等消极情绪折磨，承受着很大的痛苦，这种痛苦无法用语言和行动表达或发泄出来。当他们通过视觉和听觉受到外界的刺激时，会出现许多莫名其妙的反应，患者很难意识到这些反应，但这些反应会越来越明显，有些反应甚至会伤害自己，伤害身边的亲人。可见视觉或听觉刺激是导致抑郁症、使其加重的重要因素，视觉系统和听觉系统都直接联系大脑，距离大脑最近，视觉和听觉刺激能够最快且极大地作用于大脑。虽然视觉系统和听觉系统都具有一定的过滤能力，但是高频声音除了通过振动耳膜传递信息，还可通过骨骼传导，不经过过滤直接作用于大脑和其他重要的神经系统。事实上，抑郁症患者莫名其妙的情绪和异常的行为，也可能是因为经骨骼传导的不良声音刺激了大脑，使大脑不断地产生焦虑情绪，因此治疗方案中可以选择高频音乐疗法刺激听觉系统来达到辅助治疗疾病的目的。

四、五行音乐

除了现代对音乐疗法的开发应用，其实在中医学巨著《黄帝内经》中就有关于五行音乐的记载："肝属木，在音为角，在志为怒；心属火，在音为徵，在志为喜；脾属土，在音为宫，在志为思；肺属金，在音为商，在志为忧；肾属水，在音为羽，在志为恐。"角、徵、宫、商、羽五音合称为"天五行"。在对疾病的治疗上，中医五音疗法有着悠久的历史和完整的体系，数千年来一直为医家和学者所重视。古有云"百病生于气，止于音"，充分说明了音乐对人们健康的重要性。历史上用音乐治病的例子也不在少数，如宋代文学家欧阳修曾勤于政事，过于忧心，导致形体消瘦，医治数次无效，而后每日听古曲《宫声》数次，心情逐渐由忧郁转为愉快，不药而愈。

中医与中国传统音乐文化均是在中国传统文化土壤中孕育而成的，二者基于共同的哲学基础。古代音乐五音调系统在五行学说的指导下应用广泛，通过运用不同音阶音色来影响情志，从而作用于五脏，改善健康，是为"中医五音疗法"。五音是中国传统音乐文化的重要元素，有广义和狭义之分。广义上的五音是指常人能听到的所有声音，如《灵枢·脉度》中的"肾气通于耳，肾和则耳能闻五音矣"；狭义的五音是指古人对五声阶名的称谓，即宫、商、角、徵、羽五个音阶，就是《周礼·春官》中的“皆文之以五声，宫、商、角、徵、羽”。五音疗法的“五音”正是从狭义角度进行命名的，即音乐简谱里的“3、5、1、2、6”五个音。

抑郁症属于中医“郁证”的范畴，情志不畅是其主要诱因。《素问·举痛论》曾指出：“余知百病生于气也，怒则气上，喜则气缓，悲则气消，恐则气下……惊则气乱……思则气结。”可见早在几千年前古人就已认识到情志异常是疾病发生的一大诱因。研究发现，音乐可以通过其特定的节奏、音节、和声等起到影响身心的作用。

五行音乐疗法是在《黄帝内经》的五行理论的基础上，将五脏、五志与五音形结合所形成的一种物理疗法。《内经》认为：“宫音悠扬谐和，助脾健运，旺盛食欲；商音铿锵肃劲，善制躁怒，使人安宁；角音调畅平和，善消忧郁，助人入眠；徵音抑扬咏越，通调血脉，抖擞精神；羽音柔和透彻，发人遐想，启迪心灵。”

角音对应“肝木”，具有复苏万物、激发生机的作用，聆听角音可舒畅肝气，进而调节全身气机，使人在白天振奋精神，促进代谢，夜晚好入眠，因此可以用于缓解各种类型的抑郁症。

徵音对应“心火”，旋律是热情的、向上的，具有鼓舞阳气向上的作用，聆听徵音可有效调节心的功能，通畅气血筋脉，又因“火生土”，故兼可助脾胃运化，可以作为心脾两虚型抑郁症患者的辅助治疗。

宫音对应“脾土”，具有生化万物、培育生命的作用，此旋律平和庄重，有助于协调、稳定全身气机，常听此音者，可助脾胃恢复正常的升降功能，用于辅助治疗因服用抗抑郁药物引起的恶心呕吐症状。

商音对应“肺金”，旋律是肃降的、宁静的，有助于收敛全身的气机，因“金克木”“金生水”，故常听商音还可平降肝气、滋养肾阴，可用于辅助治疗自汗、盗汗等肺气不足、气血耗散的表现，也可用于辅助治疗头晕胀痛、目眩耳鸣等肝肾不足的表现。

羽音对应“肾水”，此旋律流畅如水，是柔和的、通透的、润下的，有助于调节肾与膀胱的功能，收藏气机，因“水生木”“水克火”“肾通脑”，故常听此音可助肝阳，制心火，使思维清晰、透彻、深远，进而启迪心灵，可用于辅助治疗心烦、多梦等症状。

那么生活中的五行音乐有哪些？可参考表6–1。

表6-1 五行音乐代表曲目汇总

五行音乐	对应五脏	五行归属	代表曲目
角音	肝	木	《春风得意》《江南丝竹乐》《江南好》《霓裳曲》《草木青青》《一粒下土万担收》《红河的春天》《列子御风》《庄周梦蝶》《绿叶迎风》《行街》《胡笳十八拍》《春之声圆舞曲》
徵音	心	火	《步步高》《紫竹调》《浏阳河》《喜相逢》《出水莲》《渔舟唱晚》《春节序曲》《狂欢》《樵歌》《渔歌》《采茶舞曲》《苏武牧羊》《花节序曲》《茉莉花》《小白菜》《花好月圆》《金蛇狂舞》《百鸟朝凤》《梁祝》《二泉映月》
宫音	脾	土	《光明行》《赛龙夺锦》《空山鸟语》《黄庭骄阳》《红旗颂》《彩云追月》《平湖秋月》《良宵》《秋湖月夜》《草原之夜》《霸王卸甲》《满庭芳》《闲居吟》《高山流水》《马兰开花》《月儿高》《梅花三弄》《平沙落雁》《姑苏行》《二泉映月》《广陵散》
商音	肺	金	《长清》《鹤鸣九皋》《阳关三叠》《哀乐》《阴司腔》《将军令》《潇乡水云》《慨古吟》《广陵散》
羽音	肾	水	《昭君怨》《寒鸦戏水》《飞花点翠》《乌夜啼》《雉朝飞》《小河淌水》《寒江残月》《春江花月夜》《江河水》《嘎达梅林》《鹧鸪飞》《汉宫秋月》《塞上曲》

第五节 膳食调养

一、饮食营养

（一）营养与食材

抑郁症的产生除了与睡眠不足、长期生活压力大、情绪管理不佳有关外，还与膳食有密切关系。研究表明，饮食是影响个人情绪较大的方式之一。合理选择饮食能够很好地养护正气，改善症状，调畅身心，舒缓压力，预防抑郁。

抑郁症患者可食用的食材有很多，谷物类包括全谷米、大麦、小麦、燕麦等；蔬菜中胡萝卜、菠菜、扁豆、冬瓜、苦瓜、南瓜、百合、山慈菇、水芹等都有很好的抗抑郁作用；水果类有苹果、桂圆、莲子、梨、香蕉、大枣、山楂、樱桃等；肉类中有鹅肉、鸽子肉、火鸡肉、猪心、猪肝、猪血、兔肉等；海产品中有蟹、虾、海蜇、牡蛎肉等；另外，各种蛋奶类食品也有都利于改善抑郁。

从现代营养学的角度来看，抑郁症患者在日常饮食中，可以适当地进食糖类食品、蛋白质类食品、脂肪类食品，多吃含钙食物，同时注意补充镁。那么不同的营养素对改善抑郁症的作用又有何不同呢?

糖类通过提高脑部色氨酸的含量，对脑部起到安定的作用。当人感到紧张焦虑的时候可吃糖类来缓解情绪；当人感到疲惫，希望能振作精神时，可多吃些富含蛋白质的食物。相关食材包含五谷及其副产品、瓜类和含高纤维多糖蔬菜与水果等。食用多糖类（复合糖类）不足可造成5-羟色胺的流失，产生抑郁表现。

氨基酸对振奋人的精神起着十分重要的作用，许多蛋白质都能够抗抑郁。如色氨酸可形成血清素和褪黑激素，增加5-羟色胺的合成，缓解抑郁症状。牛奶、牛肉、火鸡肉、鸡肉、鱼肉、扁豆、豌豆、药用酵母、花生、黄油、坚果和大豆等食品中含有较丰富的色氨酸。白氨酸可制造生长激素以及甲状腺素，从而缓解抑郁，香蕉、奶制品、火鸡肉等都是富含亮氨酸的食品。酪胺酸也是改善脑功能所需的物质，它能在脑部转化成去甲肾上腺素，从而提升正面的情绪，富含酪氨酸的食物有马铃薯、红薯等。

B族维生素可帮助人体代谢氨基酸。维生素B6是维持身体机能正常所必需的物质，主要存在于豆类、鱼肉、猪肉、牛肉、鸡蛋、牛乳、香蕉、紫菜、香菇等食物中，是缓解紧张情绪的维生素，有利于改善抑郁症状。患有严重抑郁症者要在医生指导下使用维生素B6注射液。烟碱素（维生素B3）及烟碱硫胺在肝脏（特别是猪肝）、肾、瘦肉、小麦、胚芽、酵母、黄豆及花生中含量丰富，可改善脑部的血液循环。胆碱及肌醇或卵磷脂对脑部功能及神经冲动之传导很重要，适用于抑郁症患者。富含胆碱的食物有鸡蛋、肉、豆类等，富含肌醇的食物有肝脏、啤酒酵母、白花豆、牛脑、牛心、葡萄柚、葡萄干、麦芽、花生等，富含卵磷脂丰富的食品有蛋黄、大豆、猪肝、蘑菇、花生和核桃等。

镁和钙有镇定作用，是神经系统的必需物质，其中镁和钙的嵌合体形式作用最大。乳类食品中含钙量较丰富，海产品及豆类也是良好的钙来源，镁的最佳食物来源为坚果、豆类、海产品、肉类、动物内脏及煮熟的绿色蔬菜等。抑郁症的发生与人体内锌的含量不足有密切的联系。科学研究发现，往往缺锌的人容易患抑郁症。婴幼儿抑郁症的发生大多由于缺锌导致。各种海产品的锌含量相当丰富，牡蛎的锌含量最高，肉类、蛋类、动物肝脏及乳制品等食品的含锌量也十分丰富。

（二）烹饪方式

各种食物在烹调加工过程中，由于热、碱、空气等的作用，或多或少都会损失部分营养素。特别是水溶性的无机盐和维生素，如果烹调不当，就会受到很大损失。因此，如何合理烹调以避免食品中营养素的大量损失，是保证食物营养的重要环节。

1.动物性食品在烹调过程中除维生素外，其他营养素含量变化不大。肉类食物采用急火快炒的方式维生素损失较少，挂糊和勾芡也可以减少营养素的损失，且能增加食品的色、香、味。

2.从保护维生素的角度，面食以蒸、烙、烘较好，油炸和水煮较差，煮面条、馄饨、水饺时，应尽量食用面汤，不要浪费汤中的无机盐和维生素，同时面汤还可有助于面食的消化。

3.新鲜蔬菜，加工时先洗后切，切好后尽快烹调，不要放置过长时间。炒菜时宜用急火快炒，以最大程度保留维生素C。蔬菜应现炒现吃，尽量不要隔餐、隔夜食用，放置过程中也会使维生素C被氧化破坏。做汤菜时应等水沸后再放入蔬菜，沸水煮数分钟即可食用，吃菜时最好连汤一起食用，尽量减少维生素C的损失。

（三）通过饮食来缓解不良反应

1.针对便秘的饮食建议 解决便秘困扰最好的方法是从饮食以及生活习惯等方面来改善，而不是长期依赖药物。养成每天规律如厕的习惯，适度运动以促进血液循环，增加肠胃蠕动可有效缓解便秘。针对因服用抗抑郁药所导致的便秘，编者提供以下几项饮食建议。

（1）多喝温开水。每天一定要摄取足够的水分，才能预防大便过于干燥形成便秘。

（2）早上起床一杯温开水加几滴柠檬汁，以刺激肠胃蠕动。

（3）多食新鲜蔬菜及水果，尤其是高纤维食物。

（4）白米中加入甘薯或芝麻同煮食用。

2.针对口干的饮食建议

（1）多喝温开水、淡茶、果汁、豆浆、牛奶等流质食物，以养阴润燥。

（2）饮食宜清淡而富有营养，如可进食豆腐、黑豆、芝麻等食物，少食辛热油炸食物，如羊肉、狗肉、韭菜、荔枝等。

（3）适当食用能润燥的食物，可防燥邪伤害，如蜂蜜、雪梨、百合都能滋润咽喉。

（4）常食富含维生素A和维生素C的食物，如胡萝卜、猪肝以及多种新鲜蔬果。

（5）不吃或少吃过油、过甜、过辣、过咸等对胃肠刺激过大的食物。

3. 针对胃肠道不良反应的饮食建议

（1）饮食要多样化，注意肉、鱼、蛋与豆制品的搭配。

（2）食品要细、软、少渣，少量多餐，以减少食物对胃黏膜的刺激。

（3）吃饭时应细嚼慢咽，避免食用生冷、油煎、酸辣、硬质等对胃肠刺激较大的食物。

（4）应忌香烟和酒。

（5）症状重，呕吐严重者可暂时禁食，同时应大量补充糖盐水，饮食以米汤、藕粉、稀粥等流质食物为主。病情好转后可适量食用面条、软饭、蒸鸡蛋等，饮食方式为少食多餐。

4. 针对失眠的饮食建议

（1）心脾两虚型抑郁症伴有失眠者，平日注意摄取具有补心安神、促进睡眠作用的食物，如核桃、百合、桂圆、莲子、红枣、小麦、鸡蛋黄、蜂蜜、猪心、猪肝、阿胶、归参炖母鸡、地黄鸡等。

（2）日常膳食应以清淡易消化、平补者为主，如鱼、肉、蛋、奶、谷类、冬瓜、苹果、橘子等。

（3）胃不和则寐不安。晚餐不可过饱，睡前不宜大量进食，不宜大量饮水，否则可能导致腹胀或夜尿增多而影响睡眠。

（4）少吃油腻、煎炸熏烤食品，避免吃辛辣、有刺激性的温燥食品，如浓茶、咖啡、胡椒、辣椒等。

二、食疗

食疗又称为药膳，药膳中包含传统中药的成分，具有药物的性能与功用，因而具有治疗作用，素有“药补不如食补”“药食同源”的说法，药膳取药物之性味，用食物之朴实，食借药势，药助食力，以达防病治病、强身健体之目的。

（一）四季食疗原则

1.春季 一年之计在于春。春天气候温暖，正值人体阳气生长之际，宜补气、行气，以协助机体正气的生发，调畅气机，温养肌肤，润泽皮毛，卫护肌表，调节体温，抗御外邪。

（1）增加营养。意在及时补充人体因春季逐渐增加的活动而耗损的能量，以满足机体活动的需求。扶养正气，防受外邪。平日饮食可适当增加蛋白质、糖类和维生素的摄入量。

（2）减酸增甘养脾气。《素问·脏气法时论》云："肝苦急，急食甘以缓之。""肝色青，宜食甘，粳米、牛肉、枣、葵皆甘。"根据中医的五行学说，春宜补肝，为度夏而宜养脾。肝色青，宜食甘，如大米、牛肉、大枣等。甘入脾，食甘可养脾。因此春季宜适当食甘味食物，以生补脾气。

（3）食性不宜温热。《素问·宣明五气》云："辛走气，气病无多食辛。"春天气候温暖，根据用温远温的原则，食性不宜温热，少食辛辣之物，以免助阳外泄。不可温上加温，以致热邪积于内，损及机体脏腑功能活动，故不宜进食过热食物。

（4）饮食宜清淡。春日阳气生发，需要补充足够的能量。但因受上一年冬日的寒冷之气影响，人体正气潜藏于内，脏腑功能不够旺盛，脾的运化功能尚未达到最佳状态，故宜清淡饮食，减轻脾的运化负担。再因春木旺，芳香可助脾气，故宜食用花茶、芫荽等具有清香气味的食物，忌油腻厚味、煎炸、坚硬不易消化之食物。

（5）不宜过食酸。《素问·生气通天论》中记载："味过于酸，肝气以津，脾气乃绝。"春日宜升发，不宜收涩，酸味主收涩，故不宜多食；且过食酸则可致使肝木之气淫溢而大盛，继而克伐脾土，使脾气亏损。

故春日食疗养生宜平补，以防助阳生火之弊。抑郁症属于中医"郁证"范畴，与肝之升发、条达功能有密切关系，因此抑郁症患者应十分注重春日的食疗养生。

2.夏季 夏日属火，气候炎热，易损正气，人体喜凉，需要清补。在《素问·四气调神大论》中载有"春夏养阳"之说，故不宜贪凉饮冷，以防伤阳。

（1）清心祛暑，清热解暑。《素问·脏气法时论》云："心苦缓，急食酸以收之。""心色赤，宜食酸，小豆、犬肉、李、韭皆酸。"夏季五脏属心，心在液为汗，夏日易流汗，流汗过多则涣散在外，故喜凉，宜食酸以收敛汗液，如小麦、猪肉、李子、芹菜等，故宜清补。食物以性寒凉味酸为宜，不吃辛辣温燥之食品。但亦不宜过度贪凉饮冷，以免过度伤阳而致内生疾病。

（2）清热利湿，生津止渴。夏日流汗多，易因津液消耗过多而伤心气，故宜生津止渴；因长夏之日，暑邪易夹湿，故应清热利湿、清暑化湿。《素问·脏气法时论》云："心欲软，急食咸以软之，用咸补之，甘泻之。"故夏日如果流汗过多导致心气涣散者，宜饮食适当浓度的咸味，如食用西瓜时蘸少许盐巴正是此意。《素问·生气通天论》又云："味过于咸，大骨气劳，短肌，心气抑。"故饮食不宜过咸，以防心气受抑，导致高血压等心血管疾病。《素问·脏气法时论》曰："脾欲缓，急食甘以缓之，用苦泻之，甘补之。"长夏五脏属脾，宜淡补，脾恶湿，宜食味甘性微寒凉的食物以清暑生津。

（3）健脾养胃，补气益阴。一方面因夏日汗液等体液流失过度，故人体急需补充营养物质和津液；另一方面因暑、湿气候的影响而造成脾胃正气不足，故应健脾养胃，饮食宜清淡、松软易消化，应以汤、羹、汁等汤水较多的膳食为主，少吃或不吃油腻厚味、油煎之膳食。每餐进食量不宜过多，应以少量多餐为原则。

（4）不宜食苦。《素问·生气通天论》云："味过于苦，脾气不濡，胃气乃厚。"因味苦之食物能泻、能燥、能坚，在脾胃功能本就因暑湿之气而运化不及的夏日和长夏之日更不宜多食用，否则易损伤脾胃功能。

3.秋季 秋日属金，金气肃降，气候凉爽，易燥，需要润养。

（1）养肺平补，润燥生津。秋季五脏属肺，此时人体以肺主收敛为特征。因此在秋季，正常体质者应以养肺平补为宜。燥为秋令之主气，不管是正常体质者，还是虚证、实证体质者，秋令之燥气对其均有影响，因此秋季可多进食润燥生津之品，如百合、蜂蜜等。在《素问·脏气法时论》有记载："肺欲收，急食酸以收之，用酸补之，辛泻之。"秋季欲收，故可顺应四季，食当季的水果，因水果味酸甘，酸可收，甘甜可缓、润，如梨、柚子等。"肺色白，宜食苦，麦、羊肉、杏、薤皆苦""肺苦气上逆，急食苦以泄之"，故秋季可适当进食一些苦味食物，如柚子等水果本身除了酸甜滋味，还带有丝丝苦味，蜂蜜柚子茶尤其适合秋季食用。

（2）味宜辛甘，滋阴补气。若有秋燥之征象者，食物味宜辛，以散肺气之郁。温燥初起者，食物性味宜辛凉或辛甘凉，以清肺热，润其燥；凉燥初起者，食物性味应辛温或辛甘温，以散寒润燥。燥证后期（寒或热已解）应养肺平补。有肺脾气虚征象者，或累及其他脏器出现气阴征象，应辨证予以补气、补阴或气阴俱补之品。

（3）不可过食辛辣。因“味过于辛，筋脉沮弛，精神乃央”，过食辛辣易伤津液而导致燥邪内生。因此薄荷饮适合在初秋饮用，深秋可食用枸杞芝麻玉竹粥。不可过多食用辣椒、煎炸、厚味之品。

4.冬季 冬日属水，气候寒冷，宜藏，需要温补。

（1）补肾填精，宜为温补。肾属水，为人体的根本所在，是人体生命活动的源泉，其滋五脏之阴气，发五脏之阳气。故冬季饮食当以补肾温阳、培补本元、强身健体为首要原则。《黄帝内经》中提到“秋冬养阴”，指的是因冬季若食用过多性温热的食物易伤阴，故要注意滋养阴液，也要忌过于寒凉之品。

（2）连续进补，量宜适度。只要对人体的体质类型辨证明确，整个冬季都可以对证适当进补，必能增强体质，促进健康。

（3）适量进补辛苦味。“肾欲坚、急食苦以坚之、用苦补之，咸泻之”“肾苦燥，急食辛以润之，开腠理，致津液，通气也”“肾色黑，宜食辛，黄黍、鸡肉、桃、葱皆辛”，肾主藏，苦味能坚，适量食用苦味食物可坚阴固藏；秋季多燥，但冬季燥性更强，因冬季阳气收藏，此时气不通，津液不流动，腠理闭，汗极少，皮肤干燥，适当进食辛味之品可通气，润养肌肤，燥湿相因如水火互济的关系，如此便可保持皮肤不干不湿的动态平衡状态。此类食物包括小米、鸡肉、桃子、葱等。

（二）古书中的食材

在《神农本草经》中所载的365味药物中，属五谷家畜、菜蔬果品者达数十味；有些草木类药品，如茯苓、枸杞子、人参等，亦可用作食材。其他古书中也有许多关于药食两用食材的记载。以下列举几味常见食材。

1.牡蛎肉 牡蛎肉能治疗失眠烦热、心神不安。《医林纂要》认为牡蛎肉“清肺补心，滋阴养血”。崔禹锡在《食经》亦载其可“治夜不眠，志意不定”，故神经衰弱、夜寐不安之人食之颇宜。

2.黄鱼 失眠之人宜常煮黄鱼食，崔禹锡在《食经》中记载石首鱼“主下利，明目，安心神”。石首鱼即黄鱼，故不寐者宜食之。

3.桑椹 桑椹既能补血，又能安神。《随息居饮食谱》载桑椹可“滋肝肾，充血液……聪耳明目，安魂镇魄”。它适合心血不足、心神失养所致的神经衰弱、失眠之人服用。心脾两虚型抑郁症伴有严重失眠者可常食桑椹。

4.大枣 大枣是老百姓眼中的补血佳品，除此之外还能益气、养心、安神。古代医家常用之治疗虚证，如《备急千金要方》中孙思邈用大枣20枚同葱白7茎煎服，治“虚劳烦闷不得眠”，相当于西医学所说的神经衰弱失眠症。《本草汇言》中还指出：“治惊悸怔忡，健忘恍惚，志意昏迷，精神不宁，或中气不和，饮食无味，百体懒重，肌肉羸瘦，此属心、脾二脏元神亏损之症，必用大枣治之。”这些都是虚证的表现，均宜食用大枣以养心脾、安神志。经常服食大枣，对于虚证抑郁症患者大有益处。

5.莲子 莲子有养心、镇静、安神之效。《神农本草经》中称它可“主补中，养神，益气力”。清代黄元御说它能“养中补土，保精敛神”。本品适宜脾肾虚者，可与芡实、糯米同煮稀粥吃。清代养生学家曹廷栋在《老老恒言》中亦云：“莲肉粥，补中强志，兼养神益脾。”民间常用安神的验方，如用莲子30个，加盐少许，水煎，每晚睡前服。本品适合抑郁症属心脾肾不足者食用。

6.小米 小米又称粟米，味甘咸，性凉。陈粟米味苦，性寒。李时珍在《本草纲目》里记载小米可“治反胃热痢，煮粥食，益丹田、补虚损、开肠胃”，其功用在于“健脾、和胃、安眠”。

7.小麦 小麦有养心神、益心气的作用，尤其适宜妇女心神不安、失眠者，或喜悲伤欲哭、数欠伸者（即中医所称的妇人脏躁病）食用。古方有甘麦大枣汤，以小麦60g，大枣15枚，甘草10g，用水3碗，煎至1碗，睡前1次服完。

8.黄花菜 黄花菜是萱草的花蕾，萱草又称为忘忧草。《博物志》记载：“萱草，食之令人好欢乐，忘忧思，故曰忘忧草。”历代文人墨客在诗词中也常将萱草作为解忧忘忧的象征，汉代蔡琰的《胡笳十八拍》有“对萱草兮忧不忘，弹鸣琴兮情何伤”的诗句。《本草求真》有言：“萱草味甘而气微凉，能去湿利水，除热通淋，止渴消烦，开胸宽膈，令人心平气和，无有忧郁。”可见萱草的解郁安神功效是从古至今皆有记载。中医学认为它有解郁除烦、养心安神的功效，适用于心神不宁、烦躁失眠、胸膈烦躁等病证。

（三）抑郁症食疗方

1.主食类

（1）大枣粥

①配方：大枣10枚，茯神15g，小米100g。

②制法：先煮大枣及茯神，去渣，后下水煮粥。

③功能：益气养胃，安神定志。

④主治：适合抑郁症见心脾两虚证表现者，如神疲乏力，面色萎黄，失眠心悸，精神恍惚等。

⑤说明：温食。四季皆宜。

（2）糯米麦粥

①配方：糯米50g，小麦60g。

②制法：糯米、小麦米煲粥后，加糖适量。

③功能：益中气，暖脾胃，养心神，敛虚汗。

④主治：小儿脾胃虚弱，妇女心神不宁、夜睡不熟、神经衰弱。

⑤说明：调味服用。四季皆宜。

（3）小米龙眼粥

①配方：龙眼肉30g，小米50~100g，红糖少许。

②制法：龙眼肉与小米煮粥。

③功能：补血养心，安神益志。

④主治：适合各类型抑郁症，见心脾两虚表现者尤宜，如郁郁不欢、心慌、胸闷、失眠、健忘、神疲、懒言等。

⑤说明：粥熟，调入红糖，空腹服。四季皆宜。

（4）羊骨粥

①配方：羊脊骨1对（打碎），陈皮10g，良姜10g，草果6g，生姜6g，大米100g，盐少许。

②制法：先将羊脊骨与诸药同煮，去渣。入米、盐煮粥，分数次温服。

③功能：补肾阳，强筋骨，理气化痰，温中止呕。

④主治：阳虚证，可见腰膝酸软，胃脘冷痛，反胃呕吐，肢冷畏寒等表现，可用于肾阳亏损型抑郁症。

⑤说明：冬季尤宜。

（5）甘麦大枣粥

①配方：小麦60g，大枣15枚，甘草10g。

②制法：先煎甘草，去渣，后入小麦及大枣，煮粥。

③功能：益气，宁心，安神。

④主治：脏躁，症见精神恍惚，时常悲伤欲哭，不能自持，或失眠盗汗，舌红少苔，脉细而数。心神惑乱型抑郁症可用。

⑤说明：空腹食用。四季皆宜。

（6）枸杞芝麻玉竹粥

①配方：枸杞子30g，玉竹30g，黑芝麻50g，糯米100g，冰糖适量。

②制法：先将黑芝麻炒香备用，玉竹、枸杞子用纱布包扎，入水煎1小时后去药包，加入糯米煮粥，黑芝麻研成细末，放在一起煎煮，加入冰糖，待粥煮稠后即可食用。

③主治：肝肾不足证，如病后体弱及中老年人肝肾不足、大便燥结、须发早白者，以及因服用抗抑郁药和抗精神病药所致的便秘、眼睛干涩、月经量减少等症者尤宜食用。

④说明：适合长期服用。四季皆宜。

（7）参苓粥

①配方：人参5g，茯苓20g，生姜3g，粳米100g。

②制法：将人参、生姜切成薄片，茯苓捣碎，浸泡半小时后煎煮45分钟，取汁后加入粳米同煮成粥，分2次食用。

③功能：健脾养心，益气补血。

④主治：抑郁症属心脾两虚者，可见心悸、睡眠不足、健忘、纳呆、便溏、消瘦等症状。

⑤说明：四季皆宜。

（8）小麦红枣粥

①配方：小麦100g，粳米100g，大枣20枚，龙眼肉30g，白糖或红糖适量组成。

②制法：先将小麦淘洗干净浸泡膨胀，粳米、大枣洗净，龙眼肉切成细丁，同放入锅内，共煮成粥，粥成后加入糖。每日分2次食用。

③功能：养阴血，益心气，安心神。

④主治：抑郁症患者见心气不足表现者，如惊悸不安，心烦失眠，悲伤欲哭等症。

2.素菜类

（1）蒸龙眼肉

①配方：龙眼肉50~100g。

②制法：龙眼肉置碗内，隔水蒸熟。

③功能：补心安神，益脾养血。

④主治：抑郁症属心脾两虚者，可见心悸，眠浅，健忘，面色萎黄等症状。

⑤说明：四季皆宜。

（2）莲子银耳汤

①配方：莲子9g，山药15g，银耳6g，鸡蛋1~2个，砂糖适量。

②制法：莲子浸后去皮、心，银耳发好。前3味共煎，熬煮0.5~1小时，熟后打入鸡蛋，调入砂糖。

③功能：养心补脾，益肾涩精。

④主治：辅助治疗抑郁症属脾肾不足者，除抑郁症状外，还可见腰酸膝软，男子遗精，夜尿多，失眠多梦，纳食不香，大便稀溏，舌色淡或淡暗，苔白等表现。

⑤说明：每晚服1剂。四季皆宜。

（3）黄花菜蛋花汤

①配方：干黄花菜50g，鸡蛋1个，调味品适量。

②制法：将干黄花菜用温水泡软洗净。锅内放适量水，烧开，入黄花菜，略煮，将鸡蛋打碎，氽入，再煮至水沸后，加适量调味品即成。

③功能：解郁安神。

④主治：辅助治疗精神抑郁症患者、更年期综合征者患有的心神不宁、烦躁、失眠等症。

⑤说明：佐餐或单食均可。四季皆宜。

（4）萱草忘忧汤

①配方：干黄花菜20g，合欢花10g，蜂蜜30g。

②制法：干黄花菜事先泡好洗净，将之与合欢花同置锅内，加水适量，煎煮30分钟，取汁，加入蜂蜜，睡前温服。

③功能：除烦解郁，安神益智。

④主治：辅助治疗抑郁症见虚烦不安、忧郁不乐、夜不能眠、注意力难以集中、记忆力下降者。

⑤说明：睡前温服。四季皆宜。

3.荤菜类

（1）赤豆黄雌鸡

①配方：黄雌鸡1只，草果6g，赤小豆30g，生姜3片。

②制法：将赤小豆洗净，鸡去毛及内脏，洗净血水，四味同熬煮至熟。

③功能：温中益气，行水利尿。

④主治：可用于抑郁症见肾阳亏损表现者，如眼睑肿胀，或全身水肿，腰以下肿甚者，小便不利，大便质稀，舌色淡，舌形胖，苔薄白。

⑤说明：空腹饮汤食肉。四季皆宜。

（2）杜仲狗肉

①配方：狗肉300g，杜仲10g，调料各适量。

②制法：狗肉洗净切块，用黄酒、盐腌渍15分钟，杜仲用水浸泡，加入狗肉、姜、葱，上屉蒸1.5~2小时，捡去杜仲。

③功能：温肾阳，暖腰膝。

④主治：可用于抑郁症见肾阳亏损表现者，如手足不温，喜温食，口不渴或渴喜热饮，腰膝冷痛，老年男性可见夜尿多、遗精、阳痿，女子可见闭经、月经量少色暗淡等。

⑤说明：食肉饮汤。冬季尤宜。

（3）大蒜羊肉

①配方：羊肉200g，大蒜4瓣，调料各适量。

②制法：羊肉洗净，煮熟切片，大蒜捣烂，同放大盘中，加适量熟食油、酱油、精盐等拌食。

③功能：温肾助阳。

④主治：适合抑郁症见肾阳亏损表现者，如手足不温，畏寒喜暖，腰酸膝冷，男子夜尿频、阳痿者，女子可见闭经、月经量少色暗淡等。

⑤说明：四季皆宜。

（4）怀山枸杞炖猪脑

①配方：猪脑1具，怀山药30g，枸杞子10g。

②制法：加水适量，炖汤食。

③功能：滋肝肾，益精血，明目，安神。

④主治：适合抑郁症见肝肾阴虚表现者，如头晕头胀，目眩眼花，偶感头重脚轻，耳鸣，腰酸，舌色淡红，苔薄白或少苔等。

⑤说明：四季皆宜。

（5）莲子蛋

①配方：莲子90g，鸡蛋2个，冰糖适量。

②制法：鸡蛋煮熟去壳；莲子浸泡后去皮、心，加水煮熟，入鸡蛋、冰糖，文火煮10分钟。

③功能：养心益肾健脾。

④主治：适合抑郁症见心脾肾皆不足表现者，如失眠多梦，遗精，带下清稀量多，食欲不振，大便溏泄等，也可用于日常食疗。

⑤说明：日1剂，分2次服。四季皆宜。

（6）灵芝黄芪炖肉

①配方：灵芝、黄芪各15g，猪瘦肉100g。

②制法：猪肉洗净，切块；灵芝、黄芪装入纱布袋内，扎口，与肉加水同炖至熟烂，入适量食盐调味。

③功能：健脾安神，补肺益肾。

④主治：适用于慢性肝炎，食欲不振，体虚乏力，神经衰弱等症，适合抑郁症见肺脾肾均不足表现者，如易感外邪，体虚神疲，眠浅易醒，头晕目眩，纳食不香，舌色暗淡等。

⑤说明：饮汤食肉。四季皆可食用。

（7）天麻炖甲鱼

①配方：甲鱼1只（约450g），天麻15g，葱、姜、调料各适量。

②制法：甲鱼宰杀，沸水烧烫后刮去泥膜，挖净体内黄油，用甲鱼胆在壳背上涂1周，腹盖向上，置器中，天麻片、葱、姜覆盖其上，加黄油适量，加盖后隔水炖1.5~2小时。

③功能：滋养肝肾，平肝潜阳。

④主治：适用于高血压、肝炎等，适合抑郁症见肝肾阴虚、肝阳上亢表现者，如血压高，头晕目眩，头重脚轻，手足偶感颤动，舌色红，少苔或苔薄白等。

⑤说明：食时蘸麻油或随喜好调制蒜泥等调味汁。冬季尤宜。

（8）夏枯草煲猪肉

①配方：夏枯草20g，猪瘦肉50g。

②制法：猪肉切薄片，夏枯草装纱布袋中，扎口，同放锅中，加水，文火炖至肉熟烂，弃药袋，调味。

③功能：清肝热，散郁结。

④主治：适用于抑郁症见肝经有热或肝阳上亢表现者，如头晕头胀，目眩耳鸣，面色红，舌色红或红绛，苔黄或黄白相间等。

⑤说明：食肉饮汤。日1剂，分2次。夏季尤宜。

（9）龙眼猪心

①配方：猪心1个（约200g），龙眼肉20g，生姜15g，肉汤100mL，调料适量。

②制法：龙眼肉用温水洗净，生姜洗净剁成姜末，葱洗净切成葱花，猪心洗净对剖成两块；猪心放蒸碗内，放入龙眼肉及精盐、料酒、酱油、胡椒、花椒、肉汤，大火上笼蒸40分钟；取出猪心，切薄片，装入盘中；再将蒸碗内的原汁倒入锅内，下姜末、葱花、味精调味，用淀粉勾清芡，放香油起锅，淋于猪心片上。

③功能：健脾养心安神。

④主治：惊悸，自汗，不眠，健忘。适用于抑郁症见心脾两虚表现者，如心悸心慌，气短胸闷，自汗乏力，眠浅甚至不眠，健忘，面色萎黄，舌色淡，苔薄白。

⑤说明：佐食或单食。四季皆宜。

（10）莲子猪心

①配方：莲子15g，猪心1具。

②制法：莲子浸泡后去皮、心，猪心洗净，用竹片刮开，放莲子，扎口，置砂锅内煮至猪心熟烂，调入少许盐和味精。

③功能：养心安神，健脾益气。

④主治：青少年膳食保健。可用于多种抑郁症。

⑤说明：食猪心、莲子，饮汤。四季皆宜。

（11）人参鸡汤

①配方：人参15g，母鸡1只，调料各适量。

②制法：鸡剁块，投入瓦罐内，放人参，加水，隔水炖1.5小时，待鸡八成熟时，加适量的葱、姜、料酒、胡椒粉调味，炖至鸡肉烂熟，调入味精、盐。

③功能：补中益气，养心安神。

④主治：劳伤虚损，气衰血虚，体倦健忘，心悸失眠。适合抑郁症见心脾两虚表现者，如体虚乏力，眠浅健忘，心悸心慌，舌淡，苔薄白等。

⑤说明：每服1小碗，食肉喝汤，连服3~5天。冬季尤宜。

（12）二冬甲鱼汤

①配方：甲鱼1只，天冬、麦冬各15g，枸杞子5g，百合10g，火腿50g，调料各适量。

②制法：甲鱼去头、内脏、爪、尾，洗净入锅，加水煮沸后用文火煮20分钟取出，剔去上壳和腹甲，切成小块，与诸药同放锅中，加清汤、火腿、绍酒、葱、姜，炖煮至甲鱼烂熟。

③功能：滋阴养血，补益肝肾。

④主治：适用于抑郁症见肝肾阴虚表现者，如头晕目眩，咽喉干痛，健忘耳鸣，心烦低热，夜间盗汗，手足心汗出，舌红苔薄白或少苔。

⑤说明：饮汤食肉。冬季进补尤宜。

（13）当归生姜羊肉汤

①配方：羊肉300g，生姜20g，当归20g，胡椒5g，桂皮10g，食盐、花椒粉各适量。

②制法：先将羊肉洗净切成块煮熟，当归、桂皮洗净用纱布包好，放入砂锅中，再放入羊肉、羊肉汤、生姜、胡椒，文火炖两小时后，取出纱布包，加入花椒粉、食盐调味即可食用。

③功能：温阳散寒，养血补虚，通经止痛。

④主治：不仅适合肝脾肾阳虚者，还是年老体弱、病后体弱、产后气血不足者之滋补佳品。可辅助治疗抑郁症性欲或性功能低下或月经不调者。

⑤说明：冬季尤宜。

（14）人参杜仲炖鸡肉

①配方：人参10g，杜仲30g，桂皮10g，黑胡椒5g，老母鸡半只，各种调料适量。

②制法：将药材与老母鸡一并放入汤锅内，加清水和葱、姜、精盐、料酒

等，慢火炖1小时以上，以鸡肉熟烂为度。

③功能：补肾助阳，温中健胃。

④主治：辅助治疗抑郁症的疲乏无力、食欲下降、性欲减退等症状。

⑤说明：佐食或单食。冬季尤宜。

（15）炖牛肉

①配方：牛肉500g，柚子1只，黄酒、红糖适量。

②制法：牛肉500g，柚子1只切碎，加入黄酒、红糖适量，蒸至烂熟。

③功能：开胃，安神。

④主治：抑郁症早期，情绪不宁，食欲不佳。

⑤说明：佐食或单食。四季皆宜。

（16）桃仁鸡丁

①配方：鸡肉100g，核桃仁25g，黄瓜25g，葱、姜及各种调味料适量。

②制法：先将鸡肉切成丁，用调味料上浆；黄瓜切丁，葱、姜切好备用；核桃仁去皮炸熟；炒锅上火加油，将鸡丁滑熟，捞出控油；原锅上火留底油，煸葱、姜至香，下主辅料与调味品，最后放桃仁，然后勾芡装盘即成。

③功能：健脾补肾，益气养血。

④主治：适合抑郁症见脾肾不足引起的纳食不佳，腰酸耳鸣，体虚乏力，舌淡，苔薄白等症，对于产后抑郁症尤其适合。

⑤说明：佐食或单食。四季皆宜。

4.茶饮类

（1）麦芽山楂饮

①配方：炒麦芽10g，炒山楂15g，红糖适量。

②制法：取炒麦芽、炒山楂加水两碗煎煮30分钟取汁，加入红糖调味即可。

③功能：消食化滞，健脾开胃。

④主治：改善抑郁症患者的食欲不佳表现。

⑤说明：饭前、饭后均可饮用。四季皆宜。

（2）麦冬玉竹决明茶

①配方：麦冬30g，玉竹30g，决明子10g，蜂蜜适量。

②制法：将决明子在锅内炒黄后捣碎，麦冬、玉竹加水浓煎，冲泡杯中的决明子和蜂蜜，加盖静置10分钟后饮用。

③功能：养阴润肠。

④主治：服用抗抑郁药所致的口干、便秘等症状。

⑤说明：不拘时间，代茶频饮，每日数次。四季皆宜。

（3）橄榄萝卜饮

①配方：橄榄300g，萝卜500g。

②制法：取橄榄与萝卜加1000mL水，中火烧开改文火煮15分钟即可。

③功能：宁心安神。

④主治：抑郁症见心火亢盛所致的心烦、急躁、易怒等表现。

⑤说明：不拘时间，代茶频饮，每日数次。四季皆宜。

（4）罗布麻茶

①配方：罗布麻3~10g。

②制法：将罗布麻放入瓷杯中，以沸水冲泡，密闭浸泡5~10分钟。

③功能：平肝潜阳。

④主治：适合抑郁症见肝阳上亢引起的头痛眩晕、头昏脑涨、烦躁、失眠、肢体麻木、小便不利等症。

⑤说明：不拘时间，代茶频饮，每日数次。四季皆宜。

（5）菊花绿茶饮

①配方：菊花3g，槐花3g，绿茶3g。

②制法：将以上三者放入瓷杯中，以沸水冲泡，密闭浸泡5~10分钟。

③功能：清热平肝潜阳。

④主治：适合抑郁症见肝阳上亢引起的头痛目胀，眩晕耳鸣，心中烦热，口干口苦，急躁易怒，小便短黄等症。

⑤说明：不拘时间，代茶频饮，每日数次。夏季尤宜。

（6）人参茶

①配方：人参3g，黄芪12g，炒白术9g，甘草6g。

②制法：将以上四者放入瓷杯中，以沸水冲泡，密闭浸泡5~10分钟。

③功能：健脾益气。

④主治：适合抑郁症见脾胃虚弱引起的纳食不香、体倦乏力、失眠健忘等症。

⑤说明：不拘时间，代茶频饮，每日数次。四季皆宜。

（7）安神茶

①配方：半夏6g，茯苓9g，酸枣仁30g，黄连3g。

②制法：将以上四者放入瓷杯中，以沸水冲泡，密闭浸泡5~10分钟。

③功能：健脾养心，养肝安神。

④主治：适合抑郁症见心神不安者。

⑤说明：不拘时间，代茶频饮，每日数次。四季皆宜。

（8）石菖蒲茶

①配方：石菖蒲12g。

②制法：将石菖蒲放入瓷杯中，以沸水冲泡，密闭浸泡5~10分钟。

③功能：化痰，祛秽，安神。

④主治：抑郁症出现失眠，头昏蒙，舌苔白腻等症状。

⑤说明：不拘时间，代茶频饮，每日数次。四季皆宜。

（9）百合茶

①配方：百合20g。

②制法：将百合放入瓷杯中，以沸水冲泡，密闭浸泡5~10分钟。

③功能：养阴安神。

④主治：适合抑郁症见阴虚有热之心悸心烦，神志恍惚，眠浅易惊，舌红少苔等症。

⑤说明：不拘时间，代茶频饮，每日数次。四季皆宜。

（10）薄荷饮

①配方：薄荷10g，冰糖适量。

②制法：将薄荷用开水冲调，加适量冰糖。

③功能：疏肝气，醒神志。

④主治：可用于各种抑郁症。

⑤说明：不拘时间，代茶频饮，每日数次。四季皆宜。

（11）竹茹芦根茶

①配方：竹茹30g，芦根30g，生姜3片。

②制法：上药水煎。

③功能：安中，降逆，止呕。

④主治：适合抑郁症见脾胃气机失调、升降失常引起的呕吐。

⑤说明：不拘时间，代茶频饮，每日数次。四季皆宜。

（12）橘朴茶

①配方：橘络3g，厚朴3g，红茶3g，党参6g。

②制法：上四味共制粗末，放入茶杯中用沸水冲泡10分钟即可。

③功能：理气和中，化痰安神。

④主治：适合抑郁症见气滞痰凝引起的急躁易怒、咽中异物感、胃脘不舒、舌色淡红、苔薄白或白等症。

⑤说明：不拘时间，代茶频饮，每日数次。四季皆宜。

三、注意事项

抑郁症病因复杂，会给社会、家庭带来极大的负担。对于抑郁症患者来说，除了要及时接受治疗之外，也要重视日常生活的饮食护理，那么抑郁症饮食需要注意哪些问题呢？

1.不能喝酒 酒类自然是最严格的禁品，也就是说抑郁症患者应尽量不喝酒。饮酒过量会使人更加情绪低落，所谓借酒消愁愁更愁，过度喝酒会抑制食欲，不仅造成营养不良，有损身体健康，还会加重抑郁病情，因此抑郁症患者需注意远离酒精。按中医学理论来说，酒类多为寒湿之品，抑郁症患者长期肝气不舒，寒湿日久极易化热，即产生寒湿兼见热象，甚至成瘀的病理现象，故不宜饮酒。

2.不能喝浓茶与咖啡 茶和咖啡对于抑郁症患者来说也应尽量避免。咖啡因摄取太多会加重抑郁症。茶、可乐和咖啡都会加重抑郁症患者的失眠症状，因此患者在睡觉前必须要严格禁止饮用茶、可乐或咖啡等“兴奋剂”饮料。中医学认为，茶和咖啡类容易使抑郁症患者亢奋，阳气上浮，不容易下潜。

3.少食加工食品和过于甜腻的食物 食用过多高脂肪食物可能增加抑郁症的发生率，这类食品包括汉堡包、薯条、炸鸡等。抑郁症患者缺乏食欲，消化吸收差，食用过于甜腻的食物会加重脾胃负担。而多吃含钙食物，可增进食欲，促进消化吸收，易使人保持愉快的情绪，因此抑郁症饮食需要注意远离加工食品和甜腻食品。中医学认为，加工食品和过甜的食物容易滋生肥厚物质，使脾气不运，痰湿内蕴，土反侮木，肝气更加郁结。

4.餐前不宜过度用脑 如果餐前用脑过度，进餐时容易情绪激动、愤怒，因此进餐前20分钟，可以听轻音乐、听相声、看画报，以保持轻松愉快的心情。

5.进餐时不宜谈论不愉快话题 在进餐时谈论使人愤怒或悲伤的话题不仅影响进餐情绪，不利于患者的饮食营养，还易于导致患者病情复发。

6.进餐后不宜立即参加体力劳动 进餐后胃肠血供丰富，以便消化吸收食物，若不休息片刻再进行体力劳动，则会导致血液分流四肢，影响消化吸收功能，不利于疾病的康复。

7.饮食不宜过于素淡 研究表明，血清胆固醇低于正常者，出现抑郁症状的相对危险性明显增高。胆固醇过低可使脑内血清素再摄取速度加快而引起抑郁，特别是老年人的胆固醇会随年龄增高而下降，脑内血清素再摄取速度也相应增快，因而容易产生抑郁症状。血清胆固醇源于膳食，即膳食胆固醇的多少决定了血清胆固醇的高低。营养学研究表明，胆固醇只见于动物食品，植物只含植物固醇，如谷固醇、豆固醇等。只有吃动物类食品才能获取胆固醇，故抑郁症患者平日应适当进食肉类。

8.不宜偏食 长期偏食容易导致营养不良。抑郁情绪导致营养不良，营养不良又会反过来加剧抑郁情绪。偏食还导致氨基酸不平衡，缺乏色氨酸是诱发抑郁症的重要原因，因此宜多补充富含色氨酸的食物，如花生、黑大豆、南瓜子仁、鱼片等。

第六节 起居调摄

一、日常起居

抑郁症患者五脏六腑多虚弱，防御外邪之力不足，故其居住环境应尽量保持整洁舒适，湿温度适宜，注意避风寒，慎起居。

芳香之品具有醒脾之功，也有开窍、提神、醒脑、镇静、清凉之效。闻芳香之气味可快速让人产生快乐的感觉，具有沁人心脾的作用，这是口服药物和注射药物无法比拟的。当人心情愉悦，身体气机通畅时，人的能量会大增，进而有助于疾病往好的方面发展。换言之，通过闻芳香之品来调心，通过调心来调身。因此不论是抑郁症患者还是正常人，都可以在居住环境中添置或随身携带一些香囊，里面装上芳香醒神开窍的药物，如薄荷、冰片、白芷、麝香、艾叶、苍术、檀香、石菖蒲等，都是有益无害的，但应注意备孕及孕妇需注意排除禁忌药。

室内可摆放一些新鲜芳香的花草以愉悦心情，鲜亮的颜色也能帮助患者走出抑郁症的灰色世界。一般人眼里的世界是应该五彩缤纷的，而对于抑郁症患者来说，灰色才是主导色。现代心理学及医学研究表明，人体对色彩有一种神奇的感觉差异和情绪效应，通过应用颜色对人体生理和心理的作用，可以达到治疗疾病的目的。色彩疗法能够科学地营造一种适宜的彩色环境，有益于身心健康，对于许多慢性病患者，这是一种重要的非药物疗法。例如，绿色对人的视觉神经最为适宜，它是草木的颜色，使人产生凉爽清新之意，给人生命活力的感受，并有振奋人心的效果，绿色的环境可降低人的皮肤温度，使人血流速度减缓，心脏负担减轻。卧室内采用淡绿色的壁灯，淡绿色的被子，可以使人情绪安静，对改善睡眠有很大的益处。橙色是一种极易感染人的暖色，给人厚实、温暖、热情的感觉，能消除抑郁沉闷的情绪。粉红色会使人的肾上腺素分泌减少，使人肌肉放松，有平息雷霆之怒的奇妙功效。琥珀色氛围是精神疾病患者理想的医疗环境，具有安适宁静的力量。因此，抑郁症患者的居住环境中可以多一些鲜艳的色彩，在某种程度上可以为其带来舒适的视觉感受，起到疗养疾病的作用，促进身心康复。

患者应该养成良好的睡眠习惯。早醒甚至彻夜不眠是抑郁症的典型表现。人的睡眠缺失，身体无法储存能量，白天的活动在不断地消耗人的能量，抑郁症患者一直处于能量耗损的状态，日久脏腑功能渐衰，心神不得休养，抑郁症的病情会日益恶化。因此，对于患者来说，睡眠是极其重要的，不能忽视。为了改善睡眠，患者在寻求医疗手段进行干预之外，患者还可以通过养成良好的日常生活习惯来改善睡眠，例如跑步、瑜伽、太极拳、站桩等，以调和营卫、调畅气血、安神助眠。白天多晒太阳，尽量不饮咖啡、浓茶等刺激性的饮品，抄读《金刚经》，睡前泡脚，这些方法也有助于改善患者的睡眠状况，进而改善抑郁症状。并且患者尽量在晚上10点之前关闭各种移动设备并躺在床上，以更好地酝酿睡意。

二、调畅情志

中医病因学中有“千般疢难，不越三条”的观点，即致疾病发生的原因不外乎三种：即内因（七情过激所伤）、外因（六淫侵袭所伤）、不内外因（房室、金刀、跌扑损伤、中毒）。抑郁症的发生多由七情过激所致，七情包括了喜、怒、忧、思、悲、恐、惊情志的变化。人们在日常生活中时常会出现七情变化，这种变化是人对外界客观事物的不同反映，属正常的精神活动，也是人体正常的生理现象。然而突然发生的、强烈的或长期持久的情志刺激会影响到人体的正常生理功能，使脏腑气血功能发生紊乱，导致疾病的发生，正如“怒伤肝”“喜伤心”“思伤脾”“忧伤肺”“恐伤肾”。人的精神状态反映了人的精神心理活动，而精神心理活动的健康与否直接影响着精神疾病的发生发展，不良的精神情志活动是精神疾病发生的关键。因此，中医学认为精神活动与抑郁症的关系十分密切，把抑郁症的发生归结为七情所致不无道理，那么调神养生对抑郁症患者来说就显得格外重要。抑郁症患者可按照以下几方面来调畅情志。

（一）制定细节的、明确的目标

大部分抑郁症的患者定的目标都太宏大或太模糊，比如“我想要快乐起来”“我想要摆脱孤独感”；而正常人会说：“我打算每周给我好朋友打两个电话。”前者令人觉得有负担；而后者让人更有掌控感，事实上也更容易完成。

当抑郁发作的时候，患者容易深陷迷思，所有糟糕的念头都一并而来：比如“我完蛋了”“我再也好不起来了”“我很糟糕，我怎么才能好起来”等。大多数人都有过这样的自我怀疑，甚至是无比绝望的情绪。若此时给自己一个更具体的、更生活化的目标，会更容易被抑郁症患者接受并完成，从而提高自我认同感，比如说去写一篇文章，或者买一个拖把，跟朋友约一个饭局等。

（二）做些事情，或是冥想

人在抑郁状态下，很容易在消极的想法里面沉迷深陷，就像踩着转轮的小老鼠，欲逃而不能。很多研究证实，在这样的情形下，练习冥想或转移注意力会很有帮助。当大脑无法停止转动的时候，把注意力放在身体上，比如摸一下身边的物体、动动脚趾头、去散步等，其目的是关注自己身体的感觉，将注意力放在当下。

（三）创造“安身之处”

人在抑郁状态下，很难回忆起快乐的感受，而此时的建议是给自己创造一个情绪上的“安身之处”。有的治疗技术会让患者在冥想的状态下，回忆或想象一个让自己感到舒适、安全、快乐的环境，这个环境可能是你小时候居住的房子、山清水秀的野外、年幼时好朋友的家，甚至是你想象出来的能让你舒服和快乐的环境。但重要的是，你念头里面要有这样一个地方，这个地方能够给你带来好的感受。当抑郁侵袭的时候，你可以偷偷跑“回去”休息一下，积攒能量。

第七节 家庭护理

一、温馨及安全的休养环境

当抑郁症患者发病时，除了个人无法控制自己的低落情绪之外，病情较重时患者心中还时常产生不同程度的无价值感，觉得一切不好的事情皆因自己而起，认为自己不值得被尊重、被关怀，更严重的时候甚至会认为家人甚至宠物都不再喜欢自己。此时作为患者的家人不应对其疏忽或漠视，这对他来说是更重的打击，会带给他更深的痛苦，对抑郁症的治疗和康复都是极其不利的，也会对本病的护理造成更大的困难。因此，家人更多的理解、关怀与支持对抑郁症患者本人来说是极重要的，但是这种理解、关怀与支持不应让患者本人觉得是负担，不应该只在患者发病时才出现，而是让患者感觉到自己一直以来都是被尊重、被关怀、被爱护着的。从某种角度来说，这是家庭护理的优越之处，并且家庭的照料免去了患者对医院等新环境的适应过程。

抑郁症患者的家中可以摆放一些看起来充满生机的摆饰，如五颜六色的花草、水果，明亮新颖的画作等；经常开窗通风，让更多的阳光洒进屋子，患者阴郁的情绪会被明媚的阳光冲散；患者家中可以视情况养宠物，它们也是家人，从某种程度上说，于患者也是一种陪伴，无声的陪伴可能让患者更容易接受；家人用心做的营养美食，香味充满整间屋子，即使患者因服用药物而没有胃口，闻到这些香味也能让患者感到幸福满足。温馨的家庭环境能让患者更能体会到生活的美好，抑郁的心境也会慢慢开朗起来，这是医院环境取代不了的。

自杀是抑郁症患者最危险的表现。因此家属应密切关注抑郁症患者的安全问题。家属可以经常检查患者身上及床上是否存留药物、绳子、刀片等危险物品，或患者书写的字条或遗书等；对于有严重轻生观念及行为的患者，家属应极其关注，外出或如厕时需有人陪伴；家属每次应叮嘱患者服药，并检查患者的服药情况，同时也要注意检查患者的口腔，严防患者发生积藏大量药物一次吞服而造成自杀等严重不良后果的情况；在药物起作用和患者情况有所好转时，家属也不要放松警惕，因为有些患者在病发的时候往往没有精力去实施自杀计划，而在精力恢复之后，也随时有可能实施轻生行动，或者因为有些患者可能会通过表现出好转的假象来让外人放松警惕从而实施自杀计划；如果不能与患者很好地沟通，家人也可通过与患者沟通较密切的朋友联系来了解患者的想法。在环境安全方面，家庭因为没有防范的设备与条件，家人也不如护理人员有护理经验，所以相对比不上医院，必要时需要选择住院治疗。

二、保证患者的治疗和护理

接受专业的治疗是抑郁症患者最需要的。作为患者家属，应按医嘱督促其按时、按量服药治疗，除此之外也可按本书中的中医调理章节的治疗或康复方法辅助患者治疗，切不可不管不顾。若患者不愿意配合治疗，家属应在接到医院的住院通知时要求陪护，并说服患者及时住院治疗。已治愈的患者仍需维持一定用药量以巩固疗效；较轻的或慢性的患者，也需在专科医院或社区门诊医生指导下服用适量的药物；某些躯体疾病合并抑郁症状的患者，需在医生指导下坚持服用躯体疾病治疗药物和适量抗抑郁药；服用精神科或其他药物所致情绪抑郁的患者，应在医生指导下调整用药种类或剂量；若家属在家庭护理过程中遇到困难，应带患者在专科门诊复查或在所在社区的医护人员指导下妥善解决，如上门咨询或在医护人员入户服务时提出请教和帮助等。

充足的睡眠有助于改善抑郁症状。为保证一定的睡眠，患者可遵医嘱适量服用一些安眠药物。家属应做好睡眠护理与妥善给药工作，切忌让患者大量或长期固定服用一种药物，以防对患者的健康不利或产生药物依赖等不良后果。

在家庭环境中，抑郁症患者的饮食营养可得到保障。家属在为患者准备一日三餐时，更加注重食材营养与性味的搭配，也能帮助患者养成良好的饮食习惯，有助于改善抑郁症病情。

三、帮助患者适应日常生活

家属不应怀疑自己对患者所进行的开导和疏通工作能否对其产生影响，而是应该长期地、持续地帮助患者缓解痛苦，帮助患者增进后者与他人之间的交流，帮助患者融入社会生活，借社交与沟通打开患者心结，改善抑郁症状。

家人与亲友的体贴与支持能让患者感受到他是被家庭、社会认可的一员。保证患者的基本生理需要是建立家庭、社会与患者之间正常关系的桥梁。家人应尽到督促患者不要蓬头垢面，不得绝食与轻生，不得回避社交活动等的责任，即以正常人标准要求患者。患者要通过个人努力和家属帮助来达到这一标准。家属或亲友最了解患者以前的生活习惯、个性和兴趣，也更容易发现他的需要和面对的困难，并能设法给予满足需要或解决困难，防止其自卑、失望等消极心理的加重。

家人和亲友与患者的接触与沟通，以及患者基本的社交活动是其不可缺少的。当人处于抑郁状态时不愿意与他人的接触，因此家属可为患者安排此类家庭或社会生活内容，如聚餐、家庭出游等。患者在有效沟通与社交中能体会到乐趣，渐渐燃起愿意与他人相处的欲望。虽然刚开始时，患者的改变可能极小、极慢，但这些微小的改变，慢慢会影响患者的情感与行为，进而改善病情。

四、主动了解患者心理

没有经历过抑郁症的人，很难理解抑郁症患者的心理。原因有很多，其中一个原因是当患者一开始向别人倾诉的时候，并没有得到理解和支持。那么作为陪伴者，我们可以如何了解患者的心理呢?

1.语言表达 在与患者沟通时陪伴者应注意语言的表达方式。当患者在倾诉抑郁情绪时，陪伴者尽可能不说“你的遭遇我也经历过呀，我懂你”，或者“你怎么会抑郁呢?你明明很开心呀”“压力大是现代人的常态呀，自己调整调整就好了”等类似的话，否则患者可能更不愿向人倾诉。这些话语可能对于普通人来说很平常，但是在抑郁症患者听来，是指责性的、不真诚的语言，患者会觉得自己是脆弱的，认为别人都可以处理好的情绪，自己却处理不好，这是一种无能的表现。患者觉得别人无法理解自己，渐渐地便选择不向别人倾诉。因此，转变一下语言的表达方式便显得尤为重要。作为陪伴者，我们可以以询问或者猜测的方式与患者沟通，例如“你哪里觉得不舒服?可以和我说说吗?要不要陪你去看看医生”“如果感到痛苦，咱们可以先休息一段时间，我陪着你”“虽然你很痛苦，我却帮不了你，但是我一直都在，需要的时候请随时找我”等。

2.好的陪伴 在抑郁症患者最无助的时候，家人朋友的陪伴是支持他们坚持下去最强大的力量。好的陪伴是聆听、情绪照顾、赞美、认可、表达爱。当身边的人向我们倾诉抑郁情绪的时候，请认真地听他们诉说，即使只是聆听，不给予回应、评价，但在一定程度上了解他们的心理，于他们而言也是理解和安慰；陪伴者可留意患者的精神、情绪与行为变化，当患者感觉到压力时，陪伴者可以帮他们消除压力的来源，为他们掩饰为难之处，照顾他们的不良情绪；当患者出现悲观念头时，陪伴者也不要过于担忧，尽可能保持淡定，这能让患者感觉到安全与稳定，会更愿意向陪伴者倾诉自己；患者的每一次勇敢尝试，若能得到来自身边人的赞美与认可，他们会更加愿意去打开自己的内心，让更多的爱与阳光照进自己阴郁的心；陪伴者对患者充分表达爱，即使此时的患者可能无法给予相应的爱，但也会心生感动，心存感激，得到慰藉，进而会愿意向亲近的人表达内心的想法。

3.良好沟通 有些患者可能不愿意向家人倾诉，而更愿意向亲近的朋友或者医生等专业人士诉说自己的病情。家人可以反思自己是否给患者营造了一个温馨安全的家庭环境，与患者之间的沟通是否存在问题，能否在家庭关系上做出一些改进，除此之外，也应与患者的朋友、治疗的医生等沟通以及时了解患者的病情，特别是关于患者的安全问题，以便及时应对。

4.网络动态 有些抑郁症患者由于在现实生活中找不到宣泄口，会更愿意通过网络虚拟世界来宣泄情感。因此，陪伴者可以通过关注患者的网络动态来了解其心理，尤其是患者安全问题方面，可以从QQ空间、微信朋友圈、网页浏览记录等网络动态中获取相关信息。

5.相应治疗 轻微的抑郁表现只需适当的心理调适便可缓解。对于相对严重的抑郁症患者来说，求助医生等相关专业人士是必要的，作为陪伴者能做的就是陪伴患者配合相关的治疗工作，主动关心劝解，稳定其情绪，当患者症状有所好转时，帮助他们分析病情，使其认识到当下的状态表现。对于恢复期的患者，我们要帮助其分析发病诱因，树立战胜疾病的信心，巩固疗效，预防复发。

五、关于父母与孩子

父母是孩子的第一任教师，对孩子的潜在影响极大。幼儿在周岁时便与母亲建立了紧密而牢固的联系，与父亲及其他关系亲近的人也有亲密行为，同时记忆力、想象力、思考能力逐步形成雏形，对事物充满好奇心，模仿能力也迅速增长，已经初步具备喜怒哀乐的情感活动。在此时期，幼儿若能得到正确的引导，会有助于幼儿良好心理素质的形成；但若引导不当，则可能发展成一个有心理缺陷的人。

有许多孩子可能从小就很懂事，但他们的心理并非是健康的。原因可能是他们希望通过自己的懂事来获取父母亲的关爱，而很多时候父母没有尽到自己爱护、陪伴孩子的责任，得不到父母关爱的孩子内心是脆弱的、缺乏安全感的，极容易受到外界刺激的影响，也为抑郁症的发生提供了条件。因此当孩子需要陪伴的时候，父母可以尽量在孩子身边，但是这种陪伴是可以给予彼此空间的，即在同一空间里，父母和孩子可以做不同的、但都是自己喜欢做的事。孩子不会永远是孩子，他会成长，最终独当一面，而这种可以给予彼此空间的陪伴可以培养孩子的独立性，他并不因为自己与众不同而感到困扰，相反地，因为心中有自己热爱的东西，他的内心不会孤独，当然发展成为抑郁症患者的可能性更是微乎其微。但若父母为孩子操持一切，甚至认为孩子生来就是他们的附属品，这对父母和孩子来说都是心理压力、精神负担。在这种环境下，孩子学不会长大，父母学不会放手，或者完全否定孩子的价值，对于心灵本就脆弱的孩子来说，他们找不到自己的价值，从而代偿性地想要让自己变成别人眼中成功的样子来获取关爱、陪伴、尊重，然而究其原因，可能是他们并非拥有一颗强大的心灵。

因此，我们会发现生活中那些常常面带笑容、成绩好的孩子更容易抑郁，而他们更应引起父母的关注。当发现孩子有抑郁倾向，父母不应该讶异，应该试着从自己身上找原因，此时父母的陪伴除了陪伴喜乐，还有陪伴痛苦、陪伴平淡，即使什么话都不说，但是在同一空间里做着不同的事，不以抑郁后的孩子为异常之人，可能就是对他们最大的陪伴、安慰与爱。

孩子如此，大人亦如此。人内心的真正需求是活成自己想要成为的人。这种内心需求并非是物质上的，而是精神上的。当这种需求与外在社会对人的要求出现冲突的时候，这种需求难以得到满足，他们会渐渐地觉得自己的世界里充满了压力，压力大到无法承受时，便出现抑郁症状。对于抑郁症患者来说，他们深受自责、自罪心理的折磨，以及内心无法满足的需求，此时的他们最需要的只有陪伴，而身边的人能做的也只有陪伴。他们可能更想听到的是“他们可以做什么”，而不是“他们不该做什么”。因为他们一直压抑着自己内心最真实的想法，而去满足别人的设想，活成别人眼中的“好人”（代指一切大多数人认为的正面的事物）。而别人对他们的这种正面的评价或许对他们来说也像石头一样，压得他们喘不过气来。正面的评价并非会带来良好的结果，当它无法给人带来正面效应的时候，便是束缚。因此，陪伴者应允许患者做最真实的自己，允许他们说出内心最真实的想法，并不予评判。

六、充分利用护理资源

抑郁症患者居家护理的护理资源并不局限于家庭的人、财、物。家属陪同患者前往专科门诊时，医生会对患者的护理内容及方法提出要求和指导；在社区门诊时也有医护人员提供咨询和帮助；入户服务的护士会检查和指点患者的家庭护理工作；不少专科医院会举办精神卫生知识讲座；社区会进行各种类型的健康教育活动，一些社区还将会开设康复站或俱乐部、职业训练机构等。家属应充分利用这些条件，选择患者适宜参与的活动，并鼓励患者积极参加，以提高家庭护理效果。

第七章　患者日常生活建议与自我调节

第一节　与患者的相处

生病不仅会给患者带来痛苦，也会影响家人和朋友。很多时候，抑郁症患者没有意识到自己的行为会对别人造成影响，或许已经意识到并十分自责，但是无法控制自己的行为。当听到家人或者朋友得了抑郁症，家人和朋友没有流露出不可思议的表情就是对他最好的安慰。这并非让家人对患者不管不顾，而是通过表现得像他只不过得了一场感冒一样，来让患者觉得自己并非异类。因为患者经常自责，认为自己生病会连累家人。要知道患者已经鼓足了勇气迈出寻求家人、社会帮助这一步。作为家人或朋友，应该让患者感觉到，无论是重病还是健康，家人都会一直陪伴，会帮助他走出抑郁。

抑郁症患者趋向于对负面事件看得过重而对正面的经历视而不见，他们习惯于过度自责，经常感到自己没有价值，他们比任何时候都需要支持型的朋友和家人，社会的关心与支持有助于患者康复。因此，作为家人或朋友，应该给他比以往更多的关心，帮助患者更多地参与到社会生活中，例如给他们打慰问电话，邀请他们去看电影、听音乐会、看球赛等。当然，家人和朋友也不用对抑郁症患者的拒绝而表现恼怒，在某种程度上，这会给患者造成心理负担，不利于本病的康复。

另外，作为家属和朋友的自己不要因此而陷入抑郁。陪伴者可以从事自己日常的活动，万万不可认为“此时的自己应该和患者一样抑郁”。

那么，家人和朋友应该怎么做才能帮助抑郁者渡过难关呢？以下是几点建议。

一、日常看护

1.督促治疗 作为患者的家人和朋友，我们可以督促其积极配合治疗。接受专业的治疗是抑郁症患者最需要的，我们可以鼓励患者坚持治疗。其中包括督促患者遵医嘱服用医生开的处方药，药物见效可能耗时数周，如果几周后无明显疗效，可以提醒患者告知医生并遵医嘱调整剂量或者寻找不同治疗方法，切不可放任患者中断治疗；提醒患者定期复诊，即使患者的情况有所好转，也要督促患者复诊并接受相应的治疗；可为患者提供药物治疗之外的辅助治疗方法，如针灸疗法、心理疗法、音乐疗法等，在患者接受治疗时，家人或朋友可陪伴患者共同参与，以提高总体疗效。

2.饮食营养 在饮食上，家人或朋友可以用能够改善抑郁症状的食材为患者做一些营养均衡的美食，如牡蛎肉、黄鱼、小米、大枣、黄花菜等。同时陪伴者可以帮助患者养成一日三餐与家人朋友共进的习惯，餐桌上的话题也尽量保持愉悦欢快。若是患者胃口不佳，不要强迫他们吃饭，可以鼓励他们："没关系，咱们下次可以试着多吃一点。"

3.家庭环境 温馨和谐的家庭环境对抑郁症患者有极大的改善作用。从家中摆设到家人的陪伴、看护都可在一定程度上影响患者的病情，因此为患者营造一个充满阳光与爱的家庭环境可有效改善患者的忧郁症状。

4.生活习惯 在患者愿意的前提下，家人和朋友可以帮助他们培养一日三餐与朋友家人共进、每天进行30分钟有氧运动、每天晒30分钟太阳等良好的生活习惯。这些生活习惯不仅能改善身体功能，而且能缓解抑郁情绪。

二、安全问题

自杀是抑郁症患者最危险的表现，家人或朋友在生活中要密切关注抑郁症患者，特别是有自杀观念与行为的患者。

1.收起危险品 家属尽量将刀片、绳子等危险品收放在隐蔽的地方，对于有严重轻生想法及行为的患者，其外出或如厕时需要有人陪伴。

2.服药时看护 在患者用药初期，家人或朋友应多加看护以及时给予帮助。

3.观察其动态　自杀在实施前往往会有一些线索，例如平时说的话、说话的语气、网上的动态等可能会有一些轻生内容；患者的神情表现可能是极其平淡、眼神呆滞、毫无生气，甚至绝望、时常痛哭等；患者上网浏览的内容可能会有“最轻松的死法”等搜索记录；在遭遇上，患者近期可能发生了一些不好的事情，但是不主动向家人倾诉，选择一个人承担，如此遭遇可能会让患者想不开，如果患者拒绝交流，可以与他们亲近的人保持联系，从对方的口中得到更多相关信息，以防意外发生；有些患者在实施计划前会给别人好起来的假象，以使对方放松警惕，故即使患者有好转的迹象，家人或朋友也应时刻注意。

4.必要时就医　当患者向我们诉说自杀念头或实施自杀计划被发现时，我们可以告诉他：“没关系，如果这样的方式能让你好受一些，那就轻一些，尽量不要弄出血。”让他们慢慢转换宣泄的方式，并及时将其送往医院治疗。

三、在相处中不要做的事

1.不强加信念　在与抑郁症患者相处时尽量不要将自己的信念强加于他，比如“你必须要……”即使在督促患者治疗时也应以温和劝说为主。

2.不忽视患者　当抑郁症患者尝试向身边的人倾诉的时候，请多些聆听，不要无视对方、自说自话或避开抑郁症话题。抑郁症患者尝试着表达自我，是释放负能量的过程，若被忽视或否认，他们可能会更自闭，将负面的东西都藏起来，抑郁症状会越来越严重。

3.不随意评价　抑郁症患者的内心其实很脆弱，别人不经意间说的话都有可能会影响他们，因此不要随意评价抑郁症患者，此类评价包括“你就是懒”“你就是闲得慌”“矫情”“做作”等，这些负面的评价对于普通人来说可能不会太在意，但对抑郁症患者来说就是毒药。

4.不否定患者　比如“你怎么这点事都做不好”“你没有抑郁症”等。任何人都无法真正了解别人，因此也请不要决绝地否定别人。我们无法完全了解抑郁症患者的感受，也不应以衡量普通人的标准去对待他们，更不要否定他们真真切切的痛苦。

5.不强行正能量　“你要开心呀”“生活多美好”“你要努力呀”抑郁症患

者道理都懂，也很想让自己好起来，可是抑郁中的他们难以感受得到，此时正能量的话语若非发自内心，或许对患者来说帮助不大的语言，甚至可能会起到适得其反的作用。

6.不给其压力 “我们都是为了你，你不要想不开”“你怎能这么自私”，患者身边的家人朋友希望通过这些话能让患者重视自己的价值，但是这样的表达方式会让他们感觉到压力，甚至陷入更深的焦虑、自责、自罪当中。

7.不过分热情 作为患者的家人、朋友，不应试图开导、说教和医治患者，或者认为自己的不断询问甚至寸步不离能让患者的病情好转。这样的方式可能会让患者难以接受，会让患者觉得自己并非“常人”。

四、在相处中可以做什么

1.共情与换位 在与抑郁症患者相处时，陪伴者尽可能站在对方的角度去体会他们的感受，去思考他们行为背后的原因。患者本身也会为说了让人难过的话或做了不负责任的事而感到痛苦，但是他们难以控制自己的情感。作为家人朋友的我们可以尝试着不要将这些话或这些事放在心上。我们可以说：“我不一定能完全理解你的感受，但是这种情绪是没关系的。”

2.诉说与倾听 患者若是愿意诉说，我们尽可能认真聆听，不打断，不评价，并及时给予语言和行动上的反馈，引导患者诉说更多心中的不适、压抑等负能量的东西。作为倾听者，在听到这么多负能量的内容后也可以通过大喊、向外宣泄等方式来排解，不要憋于胸中以生抑郁。

3.态度真诚不敷衍 抑郁症患者的情感细腻敏感，因此在与他们相处时请尽量不敷衍，不说谎，对他们的需要及时给予回应，用行动来表现真诚与关心，而不只是单纯地用语言表达。尽量不说像“我知道你很难过”“我理解你的感受”这样的言语，因为没有经历过抑郁症的人，无法理解患者的心理。

4.肯定个人价值 抑郁症患者往往认为自我价值低，当他们敢于尝试做些改变或者给予别人帮助的时候，陪伴者应真诚地向他们表达自己内心的激励、感激，对患者的行为与价值给予充分的肯定。我们可以对患者说“你已经很棒了”“你没有错”“辛苦你了”等言语。

5.给予患者空间 每个人都是独立个体，需要一定的自我空间，即使是需要人陪伴的抑郁症患者也不例外。陪伴是在同一空间下，允许别人做自己想做的事，也允许自己做自己想做的事，这样的相处方式会让患者更加舒适。像“我会陪着你”“我在”“需要时请叫我”等，这些话都能给患者带来安慰。

6.减少患者压力 患者往往不会主动告诉别人自己的压力，但是与抑郁症患者亲近的人可以感受得到他们压力的来源，此时陪伴者可以帮患者远离一切产生压力的事情，让他们好好休养，帮助患者掩饰他们的不堪、为难。这份理解与帮助可能会让患者感激许久。类似话语有“没关系的”“有我在”等。

7.适当向其输入 抑郁症患者虽然都很能理解其他抑郁症患者的感受，并相互鼓励，但是他们的大部分精力都已被疾病耗损，很难再向外输出，此时陪伴者可以适当地向他们推荐健康快乐的内容，例如悦耳的音乐、幽默的文字、让人眼前一亮的图片、美味的食物等，而非与抑郁相关的内容。因为情绪会传染，若是被输入负面情绪，反而不利于病情的发展，尤其是自杀、自残，更会引起模仿行为。

8.调适自身状态 抑郁症患者的状态在不断地变化，与其相处的方式也需及时改变。因此我们可以培养对患者情绪、思维的感知力，仔细观察体会，并根据他们的实际动态，做出适当的自我调整，让彼此相处愉悦。

9.给予希望 抑郁症患者是极其悲观的，很难感受到生命中的阳光与希望。朋友家人可以邀请患者看日出、晒太阳、观察新生的人、事、物，并对患者多加鼓励。类似的话语有“你会慢慢好起来的”“等你慢慢好起来，我们可以一起去……”等。

五、作为陪伴者，请重视自己

1.持久备战 大多抑郁症患者会长时间经受疾病的折磨，作为陪伴者，也要把自己的身体调适好，做好持久战的准备。

2.顺其自然 病程漫长，患者的状态会反反复复，时好时坏，陪伴者不抱过多期待，也不被影响，顺其自然，以不变应万变。

3.调适情绪 在患者病情发作的时候，陪伴者要学会调适自己的心情，告诉自己患者只是在释放负面的能量，不要被患者影响，更不要与其争辩。

4.稳定自己 陪伴者的表现也会影响到患者。我们稳定的表现于患者而言会起到榜样作用，让他们感受到安全与稳定。如果我们被患者影响，患者会更难受、自责和自罪，感觉自己拖累了重要的人。

5.释放垃圾情绪 任何人都可能会受别人的情绪影响，陪伴者受到患者不好情绪影响时，要学会释放垃圾情绪，方法和时间因人而异，如在空旷处大喊出心中的不快、收拾屋子、丢掉垃圾、适当运动等，如此才能保持更好的状态来陪伴患者，绝不能将负面情绪压埋心中，否则久易生郁。

6.相信希望 陪伴者应始终相信，滴水能穿石，乌云背后是阳光。只要我们不放弃患者，竭尽所能地，真心诚意地帮助患者，相信患者会康复就是最大的希望，病魔在一切希望面前都会退却。

第二节　患者寻求理解

大多数抑郁症患者是不被理解的。人们不理解抑郁症患者，主要有两个原因。其一，抑郁症的痛苦情绪与普通的心情不好不同，一般人的郁闷心情经过一段时间的沉淀或转移注意力的方式可得到缓解，而抑郁症患者的抑郁情绪的出现没有明显的征兆，并且很难自行缓解，当抑郁发作的时候，患者会出现无力感，很想摆脱这种难受的情绪，但是不知该从何处入手，想要寻求帮助，但是不知该如何让别人帮助自己。其二，抑郁症的痛苦是隐蔽的，如果抑郁症患者本人没有说自己深陷痛苦之中，周围的人几乎无法看到他的痛苦，轻度和中度的抑郁症患者平时可以正常上班、上学，必要时他们也会如常人般与别人沟通交流，甚至是谈笑风生，但是他们的内心到底有多痛苦，除本人外，无人知晓。

未曾经历过抑郁症痛苦的人无法感同身受，家人和朋友们也可能由于不理解，无意中给患者带来更多痛苦的感受。他们可能会觉得，患者太脆弱，一点挫折都受不了，其实只有患者才知道，并不是不能承受挫折，而是一直在承受。抑郁症患者内心很希望得到家人朋友的理解、帮助，当他们倾诉情绪时，得到的并不是自己想要的支持、理解与关爱的时候，他们连诉说的勇气都会消失。患者并不想成为别人的负担，可是当自己抑郁发作而又无力应对的时候，还是希望能得到别人的帮助。

因此，除了家人朋友主动了解抑郁症患者之外，患者本人也可以通过以下方式，尝试着让别人理解自己、帮助自己。

1.保持平静 批评、指责不利于患者病情的改善和恢复，也不利于别人来理解患者本人。当患者情绪激动时，别人首先关注的是患者的情绪，而忽略了患者想要传达的信息，因此，在与人沟通的过程中患者应保持平静的态度。必要时，患者可以提前把自己想要说的话提前练习一遍，去掉过多的情绪化的表达。

2. 了解他人　当他人表示不理解时，患者可以平静地问别人为何不相信自己抑郁了，只有明白了别人的顾虑和想法，患者才能针对性地提供信息。在沟通的过程中，患者尽可能采用开放性的问题进行询问，例如“能否告诉我你的想法”“你是如何看待我患了抑郁症这件事的”“你对抑郁症的理解是什么”等。即使他人的想法很令人费解甚至荒谬，也不急于反驳。

3. 有的放矢　在弄清问题的关键后，患者便可有的放矢了。若对方不相信抑郁症是一种疾病，患者可以通过科普文章、视频资料让他人了解抑郁症是影响人类健康的不可小觑的疾病；若对方难以想象抑郁症患者的感受，患者可以用类比等表达方式来帮助对方理解，可以让周围有过情绪障碍的人来现身说法，目的是将自己当时心中所经受的痛苦和对情感支持的渴求表达出来；若对方认为心理疾病是神经病，会让他觉得莫名恐惧，患者可以把抑郁症正常化，让对方理解，抑郁症和感冒一样是可被探知、被治疗的，并非玄幻；若家人朋友认为患者是在责怪他们，认为抑郁症是因他们而起，患者要做的事帮他们消除顾虑，让他们明白责怪不能解决任何问题，反而会阻碍病情康复，以及让他们明白患者只是想要得到他们的支持、理解与帮助。

4. 清晰表达　患者可以将自己的痛苦与挣扎更加清晰地表达出来。也许有些患者因为自尊心和羞耻感，不愿意让别人知道自己的失败和无力。然而患者需要明白的是，患上抑郁症并非无能的表现，相反敢于暴露自己的软弱是勇敢的表现。若是无法当面说出口，患者可以用写信、发信息等方式，清晰地、平静地、不夸张地将自己的心理表达出来。若面对的家人朋友偏情绪化，可以选择与他们讲科学、摆道理。

5. 明确需求　患者要明白自己的需求，如果患者不清楚地表达自己需要的帮助与支持，别人将无从得知。“如果你关心我，就应该知道我在想什么”这种想法于患者而言并无益处，所以患者要明确表达自己的需求，并且了解对方是否有能力满足自己的需求，例如“你可以陪我去一趟医院吗”“你能拥抱我一下吗”“你可以告诉我，我对于你来说很重要吗”等。

患者要知道的是，人们大多都希望自己能为朋友或家人付出一定程度的理解、支持与帮助。患者需要做的是，帮助身边的人来了解自己的需要，减少他们认知上的阻碍，以助改善病情。

第三节　患者自我调节

一、调整和改变

抑郁症的发生只是提醒患者要改变自己。

产生抑郁情绪的原因多种多样，但大致可以归结为心理、生理、社会三大方面。解决问题的前提是知道问题出在哪里，要走出抑郁，首先需要知道自己抑郁的原因，抑郁之后的我们会发生的变化。知道了问题所在，自己才能知道如何调整。

引发抑郁的心理因素主要是个人脾性。每个人都有自己的性格，不同的性格会让我们的想法、情感表达方式以及行为表现完全不同。这些是引起抑郁的重要因素，也会造成抑郁的不同表现。同时抑郁情绪也会反过来影响我们的想法、情感表达方式、行为表现等，使不良情绪进一步加重恶化。例如，不善言谈的人什么都压在心里，容易产生抑郁情绪，而抑郁又会使人更加沉默寡言，与人交谈更加感觉困难。

引发抑郁的生理因素有很多，抑郁情绪所导致的躯体症状更是数不胜数，抑郁情绪越严重越持久，躯体症状也随之变得更加顽固。例如，长期失眠容易引发抑郁，而抑郁情绪又会使失眠加重。

引起抑郁情绪的社会问题更是复杂多样，例如突如其来的打击、长期得不到解决的问题、恶劣的生活环境、家庭矛盾和冲突等。而抑郁情绪又会让我们与人交往更加困难、家庭矛盾激化、工作学习变得困难。

心理、生理、社会三个方面，不仅是引发抑郁情绪的因素，也是抑郁情绪的外在表现，而抑郁情绪又会加剧这三个方面的变化，这是一种恶性循环。因此患者可以从这三个方面来进行调整、改变，从而让自己的生活、工作回到良性循环的轨道上去。

困扰我们的问题数不胜数，似乎需要改善的方面有很多，但是如何找到一个突破口呢？其实各种因素是相互作用、相互影响的，只要其中的任何一个方面有所改善，剩下的其他方面也会慢慢随之改变。抑郁情绪常让我们感到力不从心，突然制定太多目标反而会因为无从下手而感到压力，抑郁情绪可能会更加严重。因此我们可以挑一个自己觉得最容易、最有把握的，也可以从最严重、最紧迫的问题开始，视个人的具体情况而定。但总体上要知道，需要改变的是自己。

生活外部事件不受我们控制，改变内心的想法相对来说比较容易。因此我们可以尝试从思维模式或日常生活习惯开始着手，先处理好眼下的问题。只要我们开始改变，就会发生一系列连锁反应，这些反应我们无法估计，也无需估计，关键的是踏出改变的第一步。抑郁会让我们自我评价过低，对未来不抱希望，但是我们不应该被抑郁蒙蔽了眼睛，应该相信自己的努力是能够获得成效的，相信自己的潜力是无穷的。

改变的效果会随着时间愈发清晰明朗，在改变的过程中我们会遇到各种困难。以前不好的思维模式和日常生活习惯已经存在已久，难以改变，解决方法就是养成新的良好的思维模式和生活习惯，要不断地重复新习惯，让新习惯代替旧习惯。走出抑郁的过程，也就是自我调整和改变的过程，也就是自我完善和成长的过程，而改变和成长所带来的痛苦，可能会比抑郁本身带给我们的感受更为强烈。在改变的过程中，总会伴随着消除旧习惯，建立新习惯的痛楚，这种自身变化所带来的痛楚，这就是成长。

成长，是需要付出代价的，但这个痛苦的代价，值得我们去承受。我们在孕育一个新的自我，就必然要承受这“孕育之苦”。为了全新的自我以及美好的未来生活，这些痛苦不算什么。

二、思维的禁锢

大部分人都习惯于旧习惯，不愿成长。因为我们没有以崭新的、有效的观念态度和行为习惯来替代陈旧的、有害的想法和做法，按部就班、因循守旧，重复着那些让我们抑郁的思维方式和行为方式，那么一切自然维持现状，难以摆脱抑郁困境。

我们不应被负性思维所禁锢。负性思维是指有针对性、有选择性地只看到问题的负面，对正面的思维情绪视而不见、听而不闻；负性思维是从悲观的、消极的角度看待问题；负性思维是不客观的、片面的、武断的、夸张的、偏激的，从这种思维角度看待问题只有最糟糕的，让我们误以为这些负面的东西才是真实的，所以需要摆脱这种思维的束缚。

当各种消极的想法出现时，是无法阻止，但不要过于纠结其中。负性思维若不加以识别，而是继续沉溺其中，会使这种观念变得更加根深蒂固。当习惯成为自然，惯性思维就会出现。惯性思维也就是习惯化思维、自动化思维，是一种思维定式，它常常是“隐身”的，进行“暗箱操作”，让我们在不知不觉中被它捆绑住时还浑然不知。当我们遇到事情，脑海中立即出现的某种消积想法的时候，要学会喊“停”。要学会换种方式思考问题，并且尝试让自己冷静，学着换位思考、反向思维，慢慢走出固定的思维模式。

三、积极的暗示

给自己积极的心理暗示。每天允许自己有一个积极的想法，做一些快乐的事情，这些都是积极的心理暗示。当自己无法给自己正能量的时候，可以请求家人、朋友给予鼓励，让他们带自己去做一些积极的事情。虽然一开始我们积极的态度不是很强烈，但是持续和频繁的心理暗示也能慢慢实现积极心理。

情绪不以人的意志为转移。当抑郁情绪来临时我们应该主动营造积极乐观的氛围，即使不能亲临大自然感受欣欣向荣的生命力，也可在家中置办一些花花草草，或者聆听美妙的音乐，或者观看欢乐的影视作品，或者参加一些体育运动、集体活动等，即使心中可能会觉得与自己的抑郁情绪所表现出的想法不同，但这是在积极地面对情绪，一切都会迎刃而解。

每个人都希望能够过得开心，那么能让自己满心欢喜的因素是什么呢？每个人对快乐的定义不一样，我们的思维判断会影响到我们的情绪感受和行为反应。不同的想法会引起不同的情绪反应，烦恼还是开心，只在于自己是如何理解的。正如“半杯水”的生活，我们应该把精力放在“我还有半杯水”“有水总比没水好”上面，珍惜并享受已经拥有的，积极快乐的生活；而不应该把眼光放在“只有半杯水”“少了半杯水”上面，患得患失，闷闷不乐。

我们的思维方式和行为反应会受情绪的影响，同时，不同的思维判断会产生不同的情绪感受，不同的行为反应也会影响到情绪。一个长期抑郁的人，往往他的眉头紧皱、嘴角下垂、眼皮耷拉，走路总是低着头，缩着肩膀，步履沉重拖沓。相关研究发现，这样的行为表现很有可能会加强引起这种行为的情绪，越是低头，越容易抑郁，而当我们抬头挺胸，提醒自己展开眉心、嘴角上扬、眼带笑意时，会改善我们的抑郁情绪，就像当我们以这样的姿态拥抱阳光的时候，阳光也会走进我们阴郁的内心。

适当的抑郁情绪可以增强人的抗压能力，激发人的创造力，使人们更加坚韧、从容及成熟地面对和处理生活中的突发与不幸事件。但持续和过度的抑郁会让人悲观失望，兴趣丧失，痛苦不堪，甚至产生轻生厌世的情绪。因此，我们并非要彻底排除抑郁情绪，也不是完全控制自己的负面情绪，而是将各种情绪调整到一个相对平衡的状态。

思维模式的改变、不良情绪的调节、人际交往的改善等各种调整与改变，都要求我们要采取真真切切的行动。想要走出抑郁，既要有心，也要有技。只有行动起来，一切才会慢慢好起来。本书中没有详细的计划表，因为每个受抑郁情绪影响中的人都不一样，只有自己才会制定出适合自己的计划，并且一定要付诸执行，否则再漂亮的计划表都无法改变自己的处境。

四、爱自己，并给予

负性思维会让我们缺乏自信，这应该是抑郁症患者都需要面对和解决的问题。自我评价过低、自责、内疚，以悲观消极的眼光看人生，这些似乎是抑郁症患者的“共性问题”。过于在意他人对自己的看法、对现实生活感到失望、为不可预知的将来感到担忧，包括“我能好吗”的疑问，都与缺乏自信有关。建立自信对于抑郁症患者的康复有重要作用。患者要相信自己，多跟自己说一些鼓励的话，凡事尽量往积极的一面考虑，具有积极的行为，多关注自己的优点，同时也接受自己的缺点，甚至可以将这些缺点转变成优点，渐渐找到自信，尝试着用这样的方式来找回快乐的感觉。当慢慢自信起来，学着爱自己的时候，会觉得自己有越来越多的能量，甚至可以去给予别人正面能量。

给予会让人幸福。当我们深受抑郁情绪所扰时候，可以尝试参加一些公益活动，通过帮助别人这种方式来将幸福放大。在公益组织中，除了能收获当一个给予者的快乐，也能感受到别人的正能量。

抑郁症患者的心理、思维方式、行为表现都在受抑郁情绪影响，也就是说除了情绪低落，还会伴随着失眠、饮食不佳、精神恍惚等表现。这些症状无法避免，要学会接受，并努力进行调整、改变。若执着于生命中的痛苦，我们会一直痛苦；若专注于喜悦，我们会发现生活中的美好，似乎经历并不重要，重要的是如何看待生命。

编者借此书，愿每一位读者保持对生活的希望，接受抑郁，走出抑郁。

附录　抗抑郁药物使用简表

分类	药名	用途	副作用	注意事项
三环类抗抑郁药（TCA）	米帕明（imipramine，丙咪嗪）	各种类型抑郁症（迟滞性尤宜），对儿童遗尿症亦有效	①抗胆碱能副作用*；②抗组胺副作用*；③偶见白细胞减少	①高血压、动脉硬化、青光眼、严重抑郁症患者慎用；②癫痫患者忌用；③孕妇妊娠初期忌用；④忌与升压药同服；⑤服用量较大时需监测白细胞、肝功能
	氯米帕明（clomipramine，氯丙咪嗪）	各种类型抑郁症（伴见激越、强迫、恐惧症状者尤宜）	①治疗初期可见抗胆碱能副作用；②中枢神经系统副作用*；③偶见癫痫发作、心电图异常、肝损害	①严重心脏病、癫痫、青光眼、尿潴留及对TCA过敏者忌用；②肝肾功能严重不全，心血管疾病患者慎用；③忌与MAOI合用（停用MAOI两周后才可用本品）；④转躁狂倾向时应立即停药；⑤用药期间不宜驾车、操作机械或高空作业；⑥孕妇慎用，哺乳期忌用，老年患者宜从小剂量缓慢加量；⑦服用量较大时需监测肝功能
	地昔帕明（desipramine，去甲丙咪嗪）	各种类型抑郁症（伴见慢性疼痛症状者尤宜）	抗胆碱能副作用、镇静作用不如米帕明明显，其他均参考米帕明	舍曲林可强化地昔帕明的抗抑郁作用和不良反应

续表

分类	药名	用途	副作用	注意事项
	阿米替林（amitriptyline）	各种类型抑郁症（伴见激越症状、睡眠障碍者尤宜）	①镇静作用和抗胆碱能副作用*较强；②中枢神经系统副作用*；③易诱发癫痫；④记忆力减退、转为躁狂状态、过敏性皮疹、性功能减退、肝损害等	①青光眼、前列腺肥大、老年患者不宜；②心血管疾病患者慎用TCA；③孕妇慎用，哺乳期忌用；④儿童6岁以下忌用，6岁以上酌情减量使用
	多塞平（doxepin）	各种类型抑郁症（伴焦虑、恶劣心境障碍、慢性疼痛症状者尤宜）	与阿米替林相同	与阿米替林相同
	马普替林（maprotiline）	老年抑郁症	①初期可见抗胆碱能副作用*；②中枢神经系统副作用*（尤其注意是否出现自杀倾向）；③皮疹、直立性低血压等	①忌与MAOI合用（停药两周后才可使用本品）；②转躁狂倾向时应立即停药；③用药期间不宜驾车、操作机械或高空作业；④孕妇慎用，哺乳期、6岁以下儿童忌用；⑤老年、6岁以上儿童患者宜从小剂量缓慢加量；⑥不宜与氟西汀合用
单胺氧化酶抑制剂（MAOI）	吗氯贝胺（moclobemide）	抑郁症（TCA或其他药物治疗无效者，伴见睡眠过多、食欲和体重增加的非典型抑郁或轻型抑郁或焦虑抑郁混合状态者尤宜）	①轻度抗胆碱能副作用*；②偶见皮疹、昏迷、肝损害等	①躁狂症、嗜铬细胞瘤、甲状腺功能亢进的患者，对本品过敏，儿童，哺乳期忌用可待因、右美沙芬等中枢性镇痛药；②肝肾功能严重不全者、孕妇、老年人慎用；③忌与其他抗抑郁药同时使用（其他抗抑郁药换用本药时，应先停药两周，氟西汀停药4周后再用本药）；④转躁狂倾向时应立即停药；⑤用药期间不宜驾车、操作机械或高空作业
选择性5-羟色胺再摄取抑制剂（SSRI）	氟西汀（fluoxetine）	各种类型抑郁症（伴见强迫症状者尤宜）	①常见胃肠不适症状；②中枢神经系统副作用*	①孕妇、哺乳期、儿童慎用；②忌与MAOI合用（停用本药4周后才可换用MAOI）

分类	药名	用途	副作用	注意事项
	帕罗西汀（paroxetine）	各种类型抑郁症（伴强迫症状、惊恐症状、激越症状、社交焦虑症状者尤宜）	①轻度胃肠不适症状*；②中枢神经系统副作用*；③迅速停药会出现撤药反应，如睡眠障碍、激惹或焦虑、恶心、出汗、头昏等	①对本药过敏者忌用；②忌酒；③余同氟西汀
	氟伏沙明（fluvoxamine）	各种类型抑郁症（伴见强迫症状、激越症状、躯体形式障碍症状*者尤宜）	①、②、③同帕罗西汀	①忌与MAOI合用（先停用MAOI两周以上才可用换用本品，停用本品两周以上才可换用MAOI）；②对本药过敏者、哺乳期、儿童惊痫发作者忌用；③肝肾功能异常者、癫痫患者、老年人慎用；④忌酒；⑤用药期间不宜驾车、操作机械或高空作业
	舍曲林（sertraline）	各种类型抑郁症（伴见强迫症状、激越症状、躯体形式障碍症状*者尤宜），包括儿童青少年	①、②、③同帕罗西汀；④偶有皮疹、性功能减退；⑤大剂量会诱发癫痫	①对本药过敏者忌用；②孕妇、哺乳期、老年人慎用；③忌与MAOI合用（先停用MAOI两周以上才可用换用本品，停用本品两周以上才可换用MAOI）
	西酞普兰（citalopram）	各种类型抑郁症（伴惊恐症状的抑郁症患者尤宜）	①初期可见抗胆碱能副作用*，但随着抑郁症状改善，不良反应也会消失；②罕见癫痫发作	①忌与MAOI合用（可导致高血压危象），停用MAOI两周后才可使用本药；②孕妇、哺乳期、转为躁狂状态者忌用；③儿童、肝功能异常者慎用；④对驾驶及操作机械能力影响轻微，但仍应注意
	艾司西酞普兰（escitalopram）	重度抑郁症、广泛性焦虑障碍	①初期可见轻微副作用，常见恶心、头痛、头晕、多汗、口干、睡眠时间少、性功能减退等症状；②罕见癫痫发作	①忌与MAOI合用（可导致高血压危象），停用MAOI两周后才可使用本药；②孕妇、哺乳期慎用

续表

分类	药名	用途	副作用	注意事项
选择性5-HT及NE再摄取抑制剂(SNRI)	文拉法辛(venlafaxine)	低剂量用于非典型抑郁，中高剂量用于难治性抑郁症、或抑郁症伴见激越症状者	①疗效优于或与米帕明相当；②起效更快；③胃肠道副作用*；④中枢神经系统副作用*；⑤性功能障碍*；⑥副作用的发生与剂量有关；⑦中至高剂量时血压可能升高	①缓释胶囊应按时与食物同食；②忌与MAOI同用；③服药期间定期监测血压，若血压持续升高应立即减量或停药；④妊娠期、哺乳期妇女忌用；⑤有躁狂、惊厥和癫痫、眼压升高或急性窄角青光眼患者慎用；⑥忌饮酒；⑦用药期间不宜驾车、操作机械或高空作业
	度洛西汀(duloxetine)	重度抑郁症(伴见神经性疼痛者尤宜)	①常见不良反应：恶心、口干、便秘、食欲不佳、疲劳、嗜睡、出汗等；②可能导致血清转氨酶升高	①对本品过敏者、活动性闭角型青光眼患者忌用；②忌与MAOI同用
去甲肾上腺素能及特异性5-HT能抑制剂(NaSSA)	米氮平(mirtazapine)	各种类型抑郁症(伴见焦虑、失眠、激越症状者尤宜)	①不易引起激越、消化道副作用等；②常见副作用有镇静、嗜睡、头晕、疲乏、食欲与体重增加，当每日剂量≥15mg时不易引起镇静和嗜睡；③不会引起性功能障碍；④较少发生直立性低血压、躁狂、惊厥、震颤等症状	①忌饮酒；②忌与地西泮和其他抗抑郁药同用(MAOI停药两周以后才可用本药)；③严重心、肝、肾功能障碍者，白细胞计数较低者(若出现发热、喉咙痛、或其他感染症状应立即停药，并查血)，妊娠期、哺乳期妇女、儿童慎用；④青光眼、眼内压升高、糖尿病、黄疸患者忌用；⑤用药期间不宜驾车、操作机械或高空作业
$5\text{-}HT_2$受体拮抗和再摄取抑制剂(SARI)	曲唑酮(trazodone)	轻、中度抑郁症(伴见失眠、焦虑、性功能障碍症状者)	①对中枢神经系统没有兴奋作用；②常见副作用有抗胆碱能副作用*；③少见直立性低血压、心动过速、静坐不能、过敏反应、贫血、排尿异常、性功能障碍、月经异常等副作用，极少数会出现骨骼疼痛、多梦等	①忌饮酒，忌与中枢神经系统药物同用；②对本品过敏者、严重心脏病者、有意识障碍昏迷不醒者忌用；③若需换用MAOI，应与本品应间隔两周以上；④宜餐后服用(空腹服用会加重头晕)；⑤用药期间不宜驾车、操作机械或高空作业

续表

分类	药名	用途	副作用	注意事项
	奈法唑酮（nefazodone）	抑郁症伴见迟滞或睡眠障碍者	①副作用同曲唑酮，但镇静作用、直立性低血压较曲唑酮轻；②疗效与米帕明相当；③较少出现肝衰竭、肝坏死等副作用	参考曲唑酮的注意事项
去甲肾上腺素及多巴胺再摄取抑制剂（NDRI）	安非他酮（amfebutamone，bupropion，丁胺苯丙酮）	各种类型抑郁症（伴嗜睡、认知缓慢甚至痴呆患者尤宜），还可用于注意缺陷障碍、戒烟、兴奋剂的戒断和渴求	①较少影响性功能、心血管功能；②抗胆碱能副作用*轻微；③常见轻中度的副作用有胃肠道副作用*症状，出汗乏力、乳房肿胀感、失眠等	①伴有精神病性症状的抑郁症不宜使用本品；②癫痫、惊厥发作者忌用；③妊娠期、哺乳期妇女忌用；④儿童（18岁以下）慎用；⑤忌与MAOI合用
5-羟色胺部分激动剂-再摄取抑制剂（SPARI）	维拉佐酮（vilazodone）	成人重度抑郁症	①常见腹泻、恶心、呕吐、失眠等副作用；②可能有出血风险，与阿司匹林、非甾体抗炎药、抗凝剂等药物同用者应注意	①癫痫发作者慎用；②忌与MAOI合用（间隔14天以上）；③妊娠期、哺乳期妇女、儿童慎用；④不宜空腹给药
5-羟色胺调节/激动剂（SMS）	沃替西汀（vortioxetine）	重度抑郁症	①可能有出血风险，与阿司匹林、非甾体抗炎药、抗凝剂等药物同用者应注意；②常见恶心、便秘、呕吐等副作用	①妊娠期、哺乳期妇女忌用
其他	噻奈普汀（tianeptine）	各种类型抑郁症	①副作用比传统MAOI少，常见轻度胃肠道副作用、失眠、体重增加、激惹、紧张等；②对性功能影响小	①妊娠期、哺乳期妇女、儿童（15岁以下）忌用；③忌与MAOI合用，④全身麻醉手术前24或48小时停服本品；⑤忌突然停药，需在7天以上逐渐停药；⑥用药期间不宜驾车、操作机械或高空作业

续表

分类	药名	用途	副作用	注意事项
	阿戈美拉汀（agomelatine）	成人抑郁症（伴见性功能障碍、失眠、焦虑者尤宜），对季节性情感障碍也有效	①抗抑郁、抗焦虑、调整睡眠节律及生物钟；②常见副作用有头晕、头痛、多汗、背痛、睡眠障碍、胃肠道副作用*等；③有一定肝损害作用，应注意监测肝功能（治疗的第6、12、24周）	①伴老年痴呆的老年抑郁症患者忌用；②乙肝、丙肝病毒携带者/患者、肝功能损害者忌用；③儿童（18岁以下）、妊娠期妇女慎用；④半乳糖不耐受者慎用；⑤忌与氟伏沙明、环丙沙星合用；⑥忌饮酒
	氟哌噻吨美利曲辛（flupentixol-melitracen，deanxit，黛力新）	轻中度抑郁症（或伴见焦虑、疼痛等症状）	①无改善精神病作用；②在推荐使用剂量下，可能会出现一过性不安和失眠，也可见头晕、视觉功能障碍、胃肠道副作用*等症状；③可能会改变胰岛素和葡萄糖耐量，糖尿病患者使用本品需遵医嘱调整降糖药的剂量	①对美利曲辛、氟哌噻吨或本品中任一成分过敏者、昏迷状态者、恶病质者忌用；②心血管功能障碍者、器质性脑损伤者、甲状腺功能亢进者、肝病晚期者、重病肌无力者、过于兴奋者慎用；③忌与MAOI同用（间隔两周以上）；④治疗期间，有自杀倾向者不应得到大量药物，以免顿服自杀；⑤全身麻醉手术前两天以上停用本品；⑥定期监测心理、神经状态、血细胞计数和肝功能等；⑦关注患者的静脉栓塞症状，鼓励患者多活动；⑧用药期间不宜驾车、操作机械或高空作业

注：

①抗胆碱能副作用：包括口干、皮肤干燥、面色潮红、视物模糊、心悸、心慌、消化不良、便秘、尿潴留、头晕、兴奋、烦躁、惊厥等表现。

②抗组胺副作用：包括镇静、嗜睡、疲劳、乏力、大汗等，少数可见兴奋、激越、焦虑、失眠、肌肉疼痛等表现。

③中枢神经系统副作用：包括嗜睡、震颤、头晕、失眠、兴奋、焦虑等表现。

④胃肠道副作用：包括食欲不佳、恶心、呕吐、腹泻、便秘等表现。

参考文献

1.王刚，胡昌清.抑郁症的防治与调理［M］.石家庄：河北科学技术出版社，2016.

2.邵金凤，谭子虎.抑郁症的中医调补［M］.武汉：湖北科学技术出版社，2010.

3.郭国际，唐大中，郭菲.同济健康咨询 抑郁症防治［M］.武汉：湖北科学技术出版社，2012.

4.陈夷，陈小雨，宋宝林.点压手穴治病绝招［M］.北京：中医古籍出版社，2009.

5.金宏柱.推拿学基础［M］.上海：上海中医药大学出版社，2000.

6.杜爱华等.抑郁症用药与配餐［M］.长春：吉林科学技术出版社，2008.

7.包祖晓.抑郁症诊治心悟［M］.北京：人民军医出版社，2014.

8.温木生.中国穴位灸疗大全［M］.赤峰：内蒙古科学技术出版社，2016.

9.许凤全.中医特殊治疗抑郁症［M］.北京：人民军医出版社，2015.

10.木碗.走出抑郁的泥潭［M］.北京：经济管理出版社，2009.

11.张秉琪.走出抑郁症［M］.北京：人民军医出版社，2011.

12.施仁潮，徐珊.家庭食疗600问［M］.杭州：浙江科学技术出版社，1996.

13.许志强，徐伦山.神经内科学临床速查手册［M］.北京：人民军医出版社，2012.

14.赵靖平，瞿金国.精神科常见病用药［M］.北京：人民卫生出版社，2017.

15.［美］Aaron T. Beck.抑郁症［M］.北京：机械工业出版社，2014.

16.［英］津德尔. 西格尔.抑郁症的正念认知疗法［M］.西安：世界图书出版公司，2017.

17.［美］米娜. M.魏斯曼.人际心理治疗指南［M］.杭州：浙江工商大学出版社，2018.

18.刘定一总.现代大学体育 武术 五禽戏 八段锦［M］.北京：北京体育大学出版社，2008.

19.易鹏.太极拳文化与功法习练［M］.北京：高等教育出版社，2017.

20.王会儒.瑜伽与健康［M］.上海：上海交通大学出版社，2015.

21.陶功定.心理治疗系列丛书 实用音乐疗法［M］.北京：人民卫生出版社，2008.

22.梁繁荣，王华.针灸学［M］.第4版.北京：中国中医药出版社，2016.

23.吴明霞.快速取穴彩色图解［M］.福州：福建科学技术出版社，2009.

24.杜渐，孔军辉，杨秋莉.情志相胜干预抑郁症机理的理论探析［J］.中国中医基础医学杂志，2020，26（6）：739-741.

25.刘思宇，黄文雅，朱安宁，等.《千金方》十三鬼穴治疗神志病浅析［J］.中华中医药杂志，2020，35（3）：1395-1398.

26.卢永屹.围绝经期抑郁症的中医治疗进展［J］.江西中医药，2019.50（7）：73-76.

27.王祖红，郭春艳，李艳，等. 十三鬼穴配合养心安神针法治疗顽固性失眠30例临床观察［J］.云南中医中药杂志，2017，38（8）：66-68.